The Theory and Practice of Chinese Geriatric Medicine

中国老年医学理论与实践 2017

主　编　卢长林　俞梦越

北京大学医学出版社

ZHONGGUO LAONIAN YIXUE LILUN YU SHIJIAN 2017

图书在版编目（CIP）数据

中国老年医学理论与实践 2017/卢长林，俞梦越主编.
—北京：北京大学医学出版社，2016.10
ISBN 978-7-5659-1465-2

Ⅰ.①中… Ⅱ.①卢…②俞… Ⅲ.①老年医学
Ⅳ.①R592

中国版本图书馆 CIP 数据核字（2016）第 217477 号

中国老年医学理论与实践 2017

主　　编：卢长林　俞梦越
出版发行：北京大学医学出版社
地　　址：（100191）北京市海淀区学院路 38 号　北京大学医学部院内
电　　话：发行部 010-82802230；图书邮购 010-82802495
网　　址：http://www.pumpress.com.cn
E - mail：booksale@bjmu.edu.cn
印　　刷：北京佳信达欣艺术印刷有限公司
经　　销：新华书店
责任编辑：高　瑾　畅晓燕　　**责任校对**：金彤文　　**责任印制**：李　啸
开　　本：889mm×1194mm　1/16　　**印张**：11.5　　**字数**：340 千字
版　　次：2016 年 10 月第 1 版　2016 年 10 月第 1 次印刷
书　　号：ISBN 978-7-5659-1465-2
定　　价：108.00 元

编者名单

主　编　卢长林　俞梦越

副主编　刘德平　羊镇宇　王　征

编　者　（按姓名汉语拼音排序）

蔡绮哲　（首都医科大学附属北京朝阳医院）
陈　红　（北京大学人民医院）
陈冠群　（台北振兴医院）
陈佳纟　（首都医科大学附属北京朝阳医院燕达院区）
丁荣晶　（北京大学人民医院）
董建增　（首都医科大学附属北京安贞医院）
封国生　（首都医科大学附属北京朝阳医院）
高国峰　（中国医学科学院阜外医院）
高润霖　（中国医学科学院阜外医院）
关文亘　（中日友好医院）
郭静萱　（北京大学第三医院）
郭素峡　（无锡市人民医院）
郭炜华　（首都医科大学附属北京同仁医院）
郭宗兰　（首都医科大学附属北京朝阳医院）
何冀芳　（首都医科大学附属北京朝阳医院）
侯娜莉　（枣庄市立医院）
贾燕珺　（首都医科大学附属北京朝阳医院燕达院区）
雷警输　（首都医科大学附属北京朝阳医院燕达院区）
李　璐　（枣庄市立医院）
李　晓　（北京大学人民医院）
李惟铭　（首都医科大学附属北京朝阳医院）
李忠佑　（北京大学人民医院）
梁金凤　（首都医科大学附属北京朝阳医院）
刘　兵　（北京医院）
刘　健　（北京大学人民医院）
刘　宇　（首都医科大学附属北京朝阳医院）
刘德平　（北京医院）
刘利鹏　（枣庄市立医院）
刘秋云　（首都医科大学附属北京朝阳医院）
卢长林　（首都医科大学附属北京朝阳医院）
吕秀章　（首都医科大学附属北京朝阳医院）
马长生　（首都医科大学附属北京安贞医院）
马新美　（枣庄市立医院）
钱海燕　（中国医学科学院阜外医院）
仁　晖　（北京大学人民医院）
任景怡　（中日友好医院）
宋　菲　（中国医学科学院阜外医院）
宋俊贤　（北京大学人民医院）
孙　昊　（首都医科大学附属北京朝阳医院）
孙玉杰　（北京大学人民医院）
唐其东　（广东省第二人民医院）
唐熠达　（中国医学科学院阜外医院）
王　广　（首都医科大学附属北京朝阳医院）
王　凌　（枣庄市立医院）
王　征　（北京大学第三医院）
王贵松　（北京大学第三医院）
王红石　（首都医科大学附属北京朝阳医院）
王佳尧　（首都医科大学附属北京朝阳医院燕达院区）
王乐丰　（首都医科大学附属北京朝阳医院）
魏　阳　（枣庄市立医院）
魏雅楠　（北京大学第三医院）
吴　虹　（首都医科大学附属北京朝阳医院）
吴永健　（中国医学科学院阜外医院）
武振林　（首都医科大学附属北京朝阳医院燕达院区）
夏　昆　（首都医科大学附属北京朝阳医院）

熊玮珏　（北京大学人民医院）
徐　立　（首都医科大学附属北京朝阳医院）
徐　欣　（无锡市第二人民医院）
羊镇宇　（无锡市人民医院）
杨进刚　（中国医学科学院阜外医院）
杨新春　（首都医科大学附属北京朝阳医院）
杨瑶琳　（广东省第二人民医院）
杨跃进　（中国医学科学院阜外医院）
杨中甦　（首都医科大学附属北京朝阳医院）
俞梦越　（中国医学科学院阜外医院）
曾学寨　（北京医院）
张　华　（枣庄市立医院）
张大鹏　（首都医科大学附属北京朝阳医院）
张海澄　（北京大学人民医院）
张海华　（中国医学科学院阜外医院）
张建军　（首都医科大学附属北京朝阳医院）
张永泉　（枣庄市立医院）
张智勇　（首都医科大学附属北京朝阳医院）
钟光珍　（首都医科大学附属北京朝阳医院）
朱桂启　（枣庄市立医院）
诸葛瑞琪（中国医学科学院阜外医院）

序

近四十年来，我国经济、社会和文化等各方面均取得了长足进步，生命科学和医疗卫生事业也不断发展，人民平均寿命显著延长。目前我国60岁以上人口已达2.2亿，占总人口的16%，占全世界老龄人口的1/5，是全球唯一老龄人口过亿的国家。由于人口老龄化进程加快和不良生活方式的负面效应持续积累，使我国具有心血管病危险因素的人群显著增多，心脑血管病发病率及死亡率均呈增长趋势，心血管病死亡率居疾病死因第一位。可见，目前我国心血管疾病的防控形势极其严峻，而心血管病的主体人群是老年人，因此老年人的心血管病防治显得尤为重要。

由于政府高度重视，学界积极投入，近年来我国老年医学领域，包括流行病学调查、预防、诊断和治疗等诸多方面都取得了显著进展，出台了多部相关指南或专家共识，使得老年疾病患者的临床诊治具有更强的针对性和可操作性。同时，新的理念、技术如精准医疗、大数据和“互联网＋”等以前所未有的态势给老年疾病的防控带来深刻变革和巨大影响，从而使我们对老年疾病的认识更趋全面，诊断更加精确，治疗更加个体化，最终使老年疾病防治体系更加规范和完善，患者预后大大改善。

随着海峡两岸医药卫生交流协会老年医学专业委员会的成立，海峡两岸老年医学领域的专家学者有了一个可以相互交流合作的良好平台。由于医疗卫生政策存在差异，两岸在老年疾病的诊治上各有长处，借助协会这一平台，业内专家可以积极交流、凝聚共识。在此基础上，由卢长林、俞梦越教授主编，刘德平、羊镇宇和王征教授任副主编，由诸多奋战在临床一线的协会中青年专家委员执笔编著而成的《中国老年医学理论与实践2017》一书问世了。该书内容上注重实践，深入浅出，突出可操作性，具有专业、简明、实用等特色，是一本颇具参考价值的老年医学专业用书，希望对广大老年医学专科医师、心血管内科医师、全科医师和研究生们有所裨益！

祝贺《中国老年医学理论与实践2017》出版，此书是全体参编人员为海峡两岸老年患者的献礼，以期造福广大老年患者。故乐为作序。

国家心血管病中心

中国医学科学院阜外医院

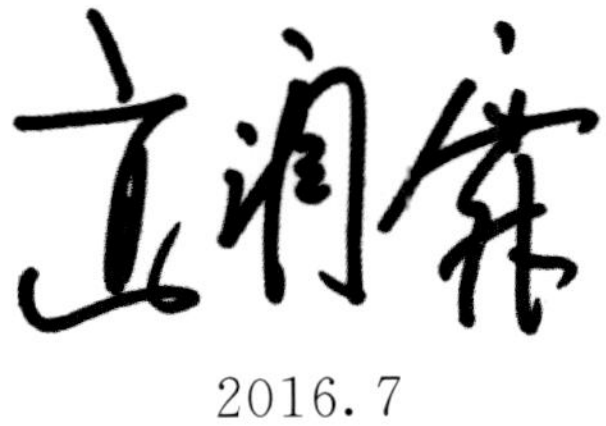

2016.7

前言

中国自古具有尊老、敬老之传统。孔子心中的理想社会当是“老者安之，朋友信之，少者怀之”，把敬老养老作为理想社会的首要目标；孟子则以“老吾老以及人之老……”充分肯定了我国关爱老年人的传统美德。当前，我国已经进入老龄化社会，老年人的医疗、养老等社会问题是目前亟待解决的重要社会问题。近年来国家出台了多项政策，推动老年健康产业的发展。老年医学，作为服务于老年人的专门学科，处在一个爆发的拐点，老年医学在未来将具有非常广阔的发展空间。

但是，当前我国老年医学的发展极度不平衡，在很多医疗机构中，都处于边缘地位或模糊地带，甚或是处于空缺状态。从我国医学教育的设置上即可看出，本科教育中根本没有设置老年医学专业；研究生教育中，仅有的几个老年医学专业也无规模，甚至很多这个专业的学生走上工作岗位后也不能安心工作；在继续教育方面，也缺乏适合的培训教材，用以提高从业人员水准。反观国外，在欧洲，大多数国家的本科教育和研究生教育中均设立老年医学专业，部分还设立了老年医学专业执业资格证制度。仅就教育培训而言，我们的发展已远远落后于欧美国家，更难以满足我国快速老龄化中凸显的老年人群医疗保障问题。

我们成立海峡两岸医药卫生交流协会老年医学专业委员会的初衷在于打造海峡两岸老年医学学者交流的高水平平台，汇聚两岸致力于老年医学健康事业的医学专家，全方位推进老年医学与国际接轨，进而加强老年医学的规范化、标准化建设，为我国不断深入的老龄化进程提供更好的科学保障。台湾、香港等地较我国其他地区更早地进入老龄化社会，各方交流也更宽泛与深入，在应对老年人健康问题上，积累了丰富的经验，深化双方交流与合作，对促进老年医学的全面发展大有裨益。

为了更好地促进海峡两岸老年医学专业的交流，我们通过定期举办专业会议、高峰论坛等面对面形式加强双方沟通，并且以文章、书籍的形式来分享两岸专家的研究成果，此为本书成书由来。书中汇集了海峡两岸暨香港、澳门多位专家心血之作，佳作纷呈，读来让人手不释卷，击节不已。本书更得到著名学界泰斗高润霖院士的高度评价，百忙之中为本书作序。

诚然，本书是我们的雏鹰初啼，且编写时间紧张，难免有疏漏和不当之处，敬请广大同道不吝赐教，给予匠正为盼。

首都医科大学附属北京朝阳医院

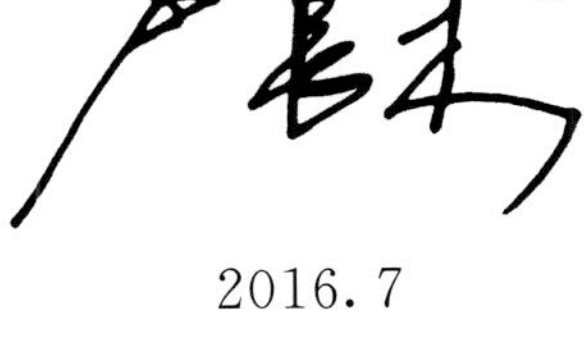

2016.7

目 录

第一章　老年医学进展与展望

老年医学是研究老年人疾病相关的临床医学、康复治疗学、社会心理学和预防医学的多学科交叉融合的学科。传统观念上，老年医学的主要内涵是：①健康管理、疾病预防；②照护不治之症和残疾患者的最大自主独立性，使其能够回归社会和家庭；③全面关怀和支持临终患者。其特点是以人为本，重点关注人体整体功能状况，研究衰老与疾病的关系和多病共存的相互关联。随着全球老龄化程度的加剧，老年人的健康管理问题凸显，更多的目光聚焦于老年健康相关产业；且随着大数据时代的到来和互联网的广泛应用，老年医学的前景越来越宽阔，兼具丰富的多样性与复杂性。新形势下如何应对这一严峻的挑战是摆在所有医疗工作者，尤其是老年医学从业者面前的重大课题。

一、现状：全球老龄化加剧

联合国将老龄化国家定义为一个国家60岁以上老年人口达到总人口数的10%，或65岁以上老年人口占人口总数的7%以上。在2005年底全国人口抽样调查显示，我国65岁以上人口占总人口数的7.7%，已经成为人口老龄化国家。而我们的近邻日本，2005年65岁以上老龄人口占总人口的20%；预计到2030年，日本老龄人口的比例则进一步增加至32%；到2050年，日本老龄人口将上升至令人难以置信的41%。当前，中国社会老龄化以每年860万人的速度递增，据全国老龄工作委员会预测，到2020年中国60岁以上的人口约为2.43亿，2025年会超过3亿。老龄化进程与家庭小型化、空巢化相伴。

二、对老年群体再认识

其一，典型的老人并不存在。随着社会的发展，尤其是获取信息渠道的极大扩增，老年人群体特点更加多样化，越来越多的老年人开始更为积极的“老龄化”。年老并不意味着依赖他人。对老年人最常见的歧视性偏见是，认为他们必须依赖他人或者是一种负担。这在就诊于老年医学专科的人群中需要进行仔细甄别。随着全球人口整体寿命的延长，老年期的划分也发生了变化。按照目前的标准，老年期间大致分为三个阶段。第一个阶段，65～74岁，我们称早老年，这一阶段大多数老人躯体功能良好，生活完全自理，能够积极参与社会及社交活动。第二阶段，75～84岁，我们称中老年，这一阶段很多老人躯体功能开始退化受损，日常生活需要借助拐杖、助步器、助听器等辅助设施，生活已难以全部成功自理。第三个阶段，85岁以上，我们称高龄老人，这一阶段很多老人躯体功能大部分丧失，长期卧床，生活无法成功自理，生活品质无从谈起。

其二，老年人可以对经济做出更多贡献。例如，英国2011年的研究估计，通过税收、消费和其他有经济价值的活动并扣除养老金、福利和卫生保健等支出，老年人对社会经济的净贡献为近400亿英镑，而到2030年将达到770亿英镑。同时，老年人还可以通过很多无法用经济方法衡量的方式（为社会）做贡献，如在面临压力的时候为他人提供精神支持，或对具有挑战性的问题提供有益指导。政策的制定应该注重培养老年人发挥多重贡献的能力。在我国，也有“家有一老，如有一宝”的古谚，指的就是老年人丰富的人生经验在面对复杂问题、应对多重压力方面的无形价值。

其三，人们主观认为老年人需求的不断增加将导致持续的卫生保健支出的增长。但事实上，无论寿命如何，卫生保健费用最高的阶段往往是在生命的最后一两年。

其四，70岁是不是新的60岁。相比其他针对老年人的偏见，这是一种积极的预判。虽然强有力的证据显示老年人的寿命正逐渐增长，但是寿命的延长并不等于在70岁时仍旧具有60岁的生活质量。

其五，全球的社会结构变动对不同老年人组成的影响。与城镇化和全球化相伴随的是人口流动的加剧和劳动力市场的放开。对于拥有理想的技能和财务灵活性的老年人来说，这些变化为他们创造了新的机会。我国正在实施的延长工作、延迟退休制度正是基于这一事实。但是，缺乏社会适应能力，或者留守于较贫穷农村地区的老人，则可能由于传统的家庭养老与社会养老制度无法顺利衔接，失去传统上可以帮助他们的家庭结构和社会保障网络，陷入老无可依的窘境。

其六，新技术对养老制度的影响逐渐显现。在人口老龄化加剧的同时，科技发展也在不断刷新人们的观念，也在创造着前所未有的机遇。例如，网络可以让距离遥远的家庭成员保持关联，提供相关信息指导老年人进行自我照护，或为护理人员提供支持。辅助性设备如助听器比过去的功能更强大，同时也更容易负担。一些可佩带的设备为健康监测和个性化卫生保健提供了新机会。

最后，从全社会层面上，不能片面地将用于老年人口的支出认为是消费，而应当将其看作是一种远期投资，虽然近期收益不明显，但养老体系的建立、医疗观念的更新，在未来，老年产业的发展甚至可以成为撬动经济发展的重要增长点。

三、老龄化的应对策略

（一）应对策略之一：老年医学模式转变

现代老年医学在理念上已经实现了从“疾病为中心”到关注“整体功能的理念”转变。

传统医疗观念中，当一位高龄老人就诊时，从头到脚，我们可以发现多达几十种疾病。头部有脑动脉硬化、脑萎缩、痴呆、帕金森病、脑白质病变等，眼部有黄斑变性、白内障、视力下降、视野缺损，肺部有结节、支气管扩张等，心脏有瓣膜退行性变、舒张功能减低，骨骼肌肉系统有肌肉萎缩、骨质疏松、骨关节炎，血液代谢方面有血脂、血糖、血尿酸升高，腹部有脂肪肝等疾患。此外，可能还有抑郁、焦虑、睡眠障碍、营养不良等各种健康问题。

从功能独立，到衰弱，再到残障（失能），这是每个人在步入老年后的必经之路。我们希望做到提高、改善或者至少维持功能存在，使衰弱的老人尽量晚地进入残障阶段，尽可能长地维持躯体及认知功能，即“成功老化”。对于老年医疗工作者，我们的重要工作就是提供“代偿”。这要求我们对老人情况的评估要更多地从国际疾病分类（ICD）向国际功能情况分类（ICF）转化。

借助“老年综合评估（comprehensive geriatric assessment，CGA）”的方法[1]，可以部分实施这种转化。从 Dorothea Barthel 于 1955 年创建 Barthel Index 评估表，到 CGA 作为老年医学临床应用中一种广泛应用的监测工具，这种全面评价老年人健康状况的方法已经为越来越多的从业者和患者所接纳。老年综合评估（CGA）关注的是老年人全面的健康和功能问题，从医学问题、躯体和认知功能、心理状态和社会支持等多层面对老年患者进行全面的评估。1988 年提出老年评估的概念，经过 20 多年的发展及循证医学支持，CGA 已成为现代老年医学的基石之一，是老年人群进行诊疗的重要内涵，同时也是老年医学专业医生必须掌握的核心工具。通过 CGA，可以发现老年个体不同维度的问题，从而制订全面的个体化的干预策略，从以“疾病为中心”转变为“患者为中心”的诊疗模式，在医疗决策过程中，CGA 起到了非常重要的作用。

（二）应对策略之二：老年医学管理模式的转变

由于老年人群的特殊性，在不同的疾病阶段，需要不同的疾病管理模式。在不同的疾病阶段[2]，老年人的健康管理可以分为急诊医疗服务、中期康复医疗服务和长期照护医疗服务。

1. 老年急诊医疗服务。采取多学科团队服务（interdisciplinary team work）的方式，对急性患者给予全面的精神心理和体能评估，掌握患者的疾病、智能、精神和肢体功能状况。主要由老年急重症监护单元（acute care of the elderly unit，ACEU）完成。

2. 老年病的中期医疗（intermediate care）。在老年患者慢性病的亚急性发作期、急性病后期治疗及医学康复阶段称为中期医疗，是经过医院治疗而病情进入相对稳定的一个阶段。这一时期，患者逐渐从疾病中恢复，一方面要延续原疾病治疗方案，另一方面为避免功能下降和残障早期实施康复训练。

3. 老年病的长期医疗照护（long-term health

care)。这是指由于疾病致残或导致功能下降，长期需要在生活上和医疗上由专业护理和康复师进行功能康复。

几种不同的诊疗模式分别应对老年病的不同发病情况。管理方式的核心之一是多学科管理[3]。多学科管理方式不同于传统的会诊制度。在具体操作中，根据患者的临床“共病”情况，成立相关具有针对性的学科团队，团队成员包括医生、护士、临床药师、营养师、康复师等，根据患者具体情况，可能还会有口腔科医师、精神心理科医生的加入。多学科管理以老年综合评估作为基础，确定详细的治疗目标，并进行针对性治疗。另一种方式为老年医疗连续性服务（continue care）。连续医疗服务是老年医疗中的主要部分，包括分布合理的老年科、老年病医院、康复医院等各级医疗机构以及能够深入老人家中的社区医生或者家庭医生。连续医疗服务对老年人的健康状态进行及时监督，根据病情轻重缓急进行分级分类转诊。由澳大利亚首先实施的综合评估单元照护模式是整个连续医疗服务环节中的一个重要进步[4]。综合评估单元照护模式是一个多学科综合的早期康复干预模式。该模式将老年人的照护措施早期应用于住院患者、急症患者等，并在病情稳定的情况下尽快进入临床照护管理流程。该模式有五个关键成分：关注高风险的患者；以患者为中心关注评价和照护；协作和跨学科的服务过程；在老年专科医师和全科医生参与下实施诊断和照护计划；基于连续性照护服务的流程，积极进行治疗和照护服务的管理和协调。综合评估单元照护模式的临床流程为：①为老年人提供快速、早期的康复服务；②增加整个医院对老年住院患者的照护能力；③改善与其他专家和全科医生的联系；④完善出院计划，与社区照护部门和以门诊为主的服务机构取得联系。

（三）应对策略之三：老年人健康管理形式的改变

老年医学和老年健康服务业是为“夕阳人群”服务的“朝阳事业”[5]。大数据时代的到来加速了老年健康产业进入“互联网+”模式。近年来提出的智慧养老概念是指利用信息化手段、互联网、物联网技术，研发面向居家老人、社区的物联网系统和信息平台，并在此基础上提供实时、快捷、高效、低成本的物联化、互联化、智能化的养老服务[6]。另外，还有层出不穷的智能可穿戴设备、健康检测设备、行为监控系统等智能终端设备，可以将收集到的老人信息上传到云平台，通过计算分析统计，将数据结果分类，分别发送给老人家属、社区管理机构以及医疗机构。在未来老年人健康管理的方式将发生极大改变。

智慧养老集慢病管理、预警机制和生命体征监测几方面于一体。老年医疗连续性服务是一种模式上的改变，虽然目前更多的是一种概念，或仅有一些试点（例如我国的乌镇智慧养老综合服务平台），但从长期发展来看，必将成为老年人长期照料体系的重要组成部分。在我国，2013 年被称为养老元年，包括养老地产、养老保险等多种养老概念提出，进一步丰富了老年医养融合的模式。在将来，医疗或者健康服务的内容将非常宽泛，上至健康教育等科普，下至医疗随访，患者的康复、慢病管理、养老社区的建立均包含在内。

四、老年医学的未来发展预期

老年医学早期是一种多学科融合形成的综合学科，或者也可以说是一种边缘学科。但老龄化的加剧凸显老年人的复杂健康问题，传统的医疗模式无法覆盖现在老年人面临的多重健康问题。因此，在更早进入老龄化社会的西方发达国家，对老年医学的医疗模式进行了深入的研究，提出了“罹患疾病假说”，以及以“能力”为核心而非“疾病”为核心的老年健康管理模式，还提出了“成功老化（successful aging）”的健康目标。这些理论逐步进入我国，并为老年医疗从业者所接纳。但我国长期以来的医疗模式均是以疾病中心，以医院为主要组成部分的各级医疗服务机构均是以“疾病”作为主要服务模式进行设计。我国的老年人长期以来接受的也是以疾病的严重程度作为判别健康程度好坏的理念，因此，科学的健康宣传任重道远。此外，科学技术之进步，尤其是大数据时代的到来和互联网技术的应用，对现有的医疗模式是一种巨大的冲击，在未来甚至可能改变整个医疗体制的架构，这种影响将是深远甚至是颠覆性的。因此，我们对老年医学的未来可以有无限的信心和期许。

五、以“能力”为核心的老年医疗健康管理模式的构建

在互联网自媒体圈子里，曾经有这样一个段子

广为流传，“成功的定义之一：……七十岁能自己吃饭，八十岁不尿床”。虽然有些戏谑的成分，但其内核非常明确，老年人的生活能力是决定健康状态、生活质量的主要标志。在年轻人群中，医生可以致力于让患者疾病痊愈，而在老年人群中，多种疾病共存，且多为高血压、糖尿病等慢性疾病，或是脑梗死、心肌梗死等治疗与康复并重的疾病，或是前列腺增生、骨质疏松等随年龄增长伴发的疾患，完全恢复的可能性基本不存在，带病生存是常态。这种情况下，如何避免严重“失能”，让老人能够独立生存将是老年医学专科医生努力的目标。这与我国新医改确定的“以人为本的优质的一体化服务”模式是相吻合的。在这一机制的驱动下，我们将建立以老年综合评估为基础，以“能力”维持为核心的老年医学体系。但从现状来看，尚存在一定难度。如上文所述，现代医院是在传统的医疗模式下，按照人体的器官进行分科，以疾病治疗为导向的体系。传统模式下，能力导向的老年医学体系需要调动多学科的医疗资源，在现有的模式下，只能通过联合会诊的模式来解决，不仅效率低，而且可持续性差，无法对老年患者进行长期的追踪，不利于能力的恢复和长久的维持。但是，完全脱离传统的医院形态而建立独立的老年医学专科，难以调动绑定在医院模式下的医疗资源。因此，当前形势下，探索基于目前医疗模式下的老年医学管理模式是一项重要课题。目前可行的方式多为医院内部建立多学科平台，定期进行多学科查房，商讨目标老年患者的治疗方案，但在后期追踪及健康随访方面仍有较多欠缺。

对合并多种疾病的老人来说，疾病造成的影响是“殊途同归”。疾病的诊断很多，但是他们对老人带来的生活影响，或者说“生活能力”的影响却可以归纳为以下几项，即疼痛、衰弱、失能、卧床等。患者更关注功能是否受损，生活质量是否下降。当老人出现功能受损时，提供各种代偿措施填补已经缺失的功能是老年医学关注的重点。代偿是一种健康权利，涉及各个层面，包括但不限于以下方面：①居住和行动的代偿，让老人无障碍地实现居家养老；②安全和营养方面的代偿；③培训和娱乐方面的代偿。在这一领域，科技创新、互联网思维和分享理念将起到至关重要的作用。

六、老年医疗的重心由机构养老向居家养老转移

在今后的老年医疗体系中，传统的以医院为核心的医疗模式将可能不再是健康服务的核心或主体环节，居家养老体系将是新的医疗模式的中心环节。让老年人少住院，很好地保持他们的躯体、认知功能，让他们在家中颐养天年，并积极参与社会，将是未来社会的趋势。过于强调“机构养老”已经不合时宜，现在应该根据个体需求制订综合方案，帮助老年人恢复和提升生活自理能力，让他们能够在自己家里，独立生活得更长久。

共享经济是目前的大势所趋，在未来老年健康医疗体系中将起到举足轻重的作用。基于大数据的数据分享和医疗合作，大数据时代带来的不仅仅是数据量的大爆发，更是基于大数据下的研究和共享的发展。通过可穿戴医疗设备、远程监护设备，可以获取人体的实时健康数据，这些海量的数据在经过标准化处理后（或是由医疗机构认可的设备获取后），将在医疗健康领域发挥巨大作用。数据经过分享，应用于不同的领域或者老年健康的不同阶段，是分享的核心部分。

在具体应用上，受益最大的应当是老年人群的慢病管理[7]：对共病、衰弱、高龄患者，采用老年综合评估而不是仅针对某一种慢性疾病进行诊治，采用连续的、个体化模式，制订合理的诊疗方案，通过开设老年综合门诊，集中管理这部分患者，减少辗转多个科室的繁琐，减少重复检查、不适当用药的风险。对于病情相对稳定的慢性病患者，通过远程医疗设备、可穿戴健康设备，通过社区医疗机构汇总，由熟悉患者的家庭医师和社区医师负责监控、分析，定期与上级医疗机构进行沟通，定期复诊，随时掌握疾病的进展。在未来，网络医疗将起到支持作用[8]。美国电子病历服务商 Practice Fusion 现在已为 15 万医疗人员服务，提供免费的在线电子病历以及管理患者预约流程。这样医护人员可以跨设备地随时随地记录和查阅病历。通过增加医生获取患者病历的便捷性，更好了解患者的病史、用药习惯等，医生可以更好地跟踪患者的疾病发展，开出更适合患者的综合处方。

综上所述，老年医学是服务于“夕阳人群”的“朝阳产业”，受益于大数据时代和可穿戴健康设备

等的科技发展。老年健康产业具备了爆发式发展的潜力，老年医学作为老年健康产业的核心部分，具备非常光明的发展前景。但我们同样需要看到，基于传统医疗模式下的以医院为主体模式、以疾病为核心的老年医学管理模式，已经成为制约老年医学发展的瓶颈。我们首先需要完成思维模式的转换与升级，建立以“功能/能力”为核心的老年医学管理模式，逐步进行组织架构的优化，将分享的理念应用于老年人群的健康管理中，实现老年人群的居家养老、健康老化和科学养老。

（卢长林　高润霖）

参考文献

[1] 孙倩倩，王双．老年综合评估的临床应用及研究进展．中国老年学杂志，2012，32（2）：660-662.

[2] 陈峥．老年医学进展．北京医学，2014，36（10）：846-848.

[3] Leng Sean X．打破传统亚专科片段医疗服务模式引进现代老年医学观念．Chin J Geriatr，2012，31（1）：7-9.

[4] 黄方，史兆荣．注重循证医学与个体化的有机结合——推进临床老年医学发展．Military Medical Journal of Southeast China，2012，14（6）：528-530.

[5] 赵玉生．老年医学发展现状及展望．解放军医学杂志，2010，35（5）：488-491.

[6] 钱晓明．循证医学与个体化诊疗相结合是现代老年医学的发展趋势．医学研究生学报，2011，24（7）：673-675.

[7] 李小鹰，王建业，于普林．中国老年医学面临的严峻挑战与应对策略．中华老年医学杂志，2013，32（1）：1-2.

[8] 俞国培，包小源，黄新霆，等．医疗健康大数据的种类、性质及有关问题．医学信息学杂志，2014，35（6）：9-12.

第二章　老年高血压的特点及诊治注意事项

随着社会经济和卫生事业的发展，人口老龄化、高龄化已成为全球化趋势。我国第六次人口普查数据显示，≥60 岁人口占 13.26%，≥65 岁人口占 8.87%，我国已步入老龄化社会。流行病学研究显示高血压患病率随年龄增长而增加，2002 年我国卫生部（现国家卫生和计划生育委员会）组织的全国居民营养与健康状况调查[1]显示≥60 岁人群高血压的患病率为 49%，Framingham 心脏研究[2]显示，在 80 岁左右的人群中，75%患有高血压，在年龄>80 岁的人群中，高血压的患病率>90%，美国预防、检测、评估与治疗高血压全国联合委员会第七次报告（JNC7）[3]指出 55 岁血压正常的人，未来患高血压的风险为 90%。随着人口老龄化和高龄化，我国老年高血压的患病人数将显著增加。高血压是导致心脑血管疾病的主要危险因素，是全球范围内的重大公共卫生问题，我国有超过半数的心脑血管病发病与高血压有关。与 60 岁以下的高血压患者相比，程度相似的血压升高，老年人发生心脑血管事件的危险更高，显著增加了老年人发生冠心病、卒中、肾衰竭、主动脉与外周动脉疾病等心脑血管疾病的危险，是老年人群致残和致死的主要原因之一。与中青年患者相比，老年人高血压的发病机制、临床表现和预后等方面均具有一定特殊性。

一、老年高血压的病理生理及临床特点

老年高血压的发生与多种机制有关，包括交感神经系统和肾素-血管紧张素-醛固酮系统过度激活，盐敏感性增加，以及大动脉弹性减低等多个因素。

随着年龄增长，动脉结构和功能发生改变，动脉壁中层弹力纤维减少，胶原纤维增多，钙质沉着，动脉硬化，动脉僵硬度增加，顺应性降低，大动脉弹性储器作用减退，大动脉对血压的缓冲作用减弱，导致收缩压升高，脉压增大。与年轻人相比，老年人的血压曲线形态会发生明显变化，但血压曲线下面积无明显变化或稍有增加。对于年轻人而言，收缩压不太高，舒张压不太低，此时心脏作功相对较少而心脏供血较好；对于老年人而言，收缩压较高，舒张压较低，此时心脏作功相对较多而心脏供血相对不足（见图 2-1）。

正常情况下，由于大动脉具有良好的弹性和扩张性，心脏收缩期时大约 60%的血量贮存在大动脉中，40%血量传输到外周循环，这种大动脉的弹性储器作用起到缓冲血压、减少心动周期中血压波动幅度的效果（见图 2-2）。

青中年高血压发生机制主要是由于交感神经系统和肾素-血管紧张素-醛固酮系统（RAAS）过度激活，外周血管阻力增加，而大动脉弹性储器作用尚好，因此，在收缩期时更多比例的血量贮存在大动脉中，更少比例的血量在收缩期传输到外周循环，因此动脉压力波表现为舒张压幅度增加，脉压减小，临床表现为舒张期高血压（见图 2-3）。

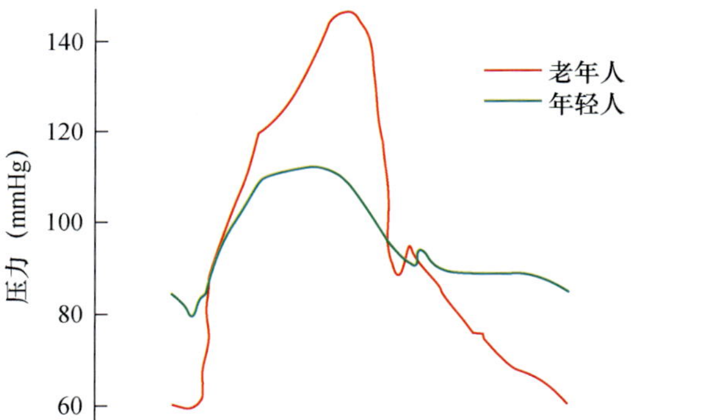

图 2-1　年轻人与老年人的心动周期血压曲线

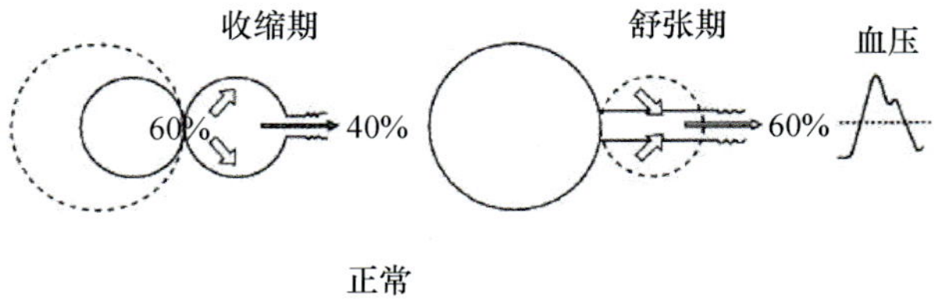

图 2-2　大动脉的弹性储器作用

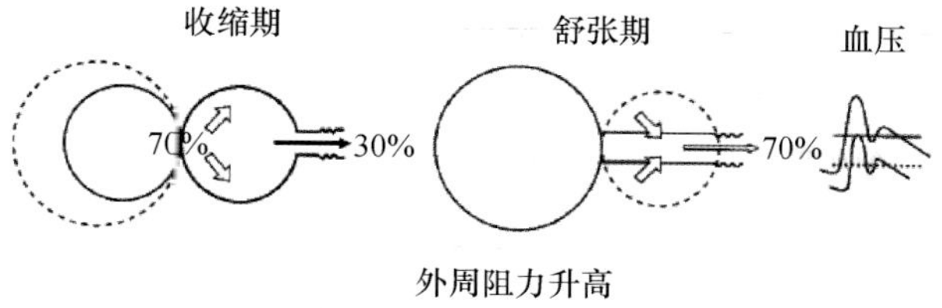

图 2-3 外周阻力升高对血压的影响

而老年人大动脉弹性储器功能减退，在收缩期时更少比例的血量贮存在大动脉中，更多比例的血量在收缩期传输到外周循环，因此动脉压力波表现为收缩压幅度增加，舒张压降低，脉压增大，表现为单纯收缩期高血压（ISH），见图 2-4。研究[2,4]显示 60 岁以上高血压患者中 65%为 ISH，70 岁以上的高血压患者中 90%为 ISH。动脉硬化、动脉僵硬度增大还导致脉搏波速度增快，反射波速度也增快，反射波叠加在前向波上的时相前移，更多成分的反射波叠加在前向波的收缩末期，使中心动脉增强压增大，增强指数增大，导致中心动脉收缩压升高，中心动脉舒张期压力失去了反射波的协同，衰减加速，舒张压降低，中心动脉脉压增大（见图 2-5），研究显示老年人中心动脉收缩压与肱动脉收缩压接近，而青中年人中心动脉收缩压较肱动脉收缩压低 10～15 mmHg（见图 2-6）。中心动脉压是心、脑、肾重要脏器的真正灌注压，与心脑血管事件相关性强于外周血压[5]，中心动脉收缩压升高增加心脏后负荷，导致心室肥厚，心肌耗氧量增加；中心动脉压脉压增大，舒张压下降导致心肌供血减少（见图 2-7），尤其当老年高血压患者并存冠心病时，冠状动脉狭窄远端灌注压会更显著地下降，加重心肌缺血，引发心脏事件。因此，老年高血压治疗应同时关注中心动脉压，选择降低外周血压同时也有益减低中心动脉收缩压、降低脉压的降压药。

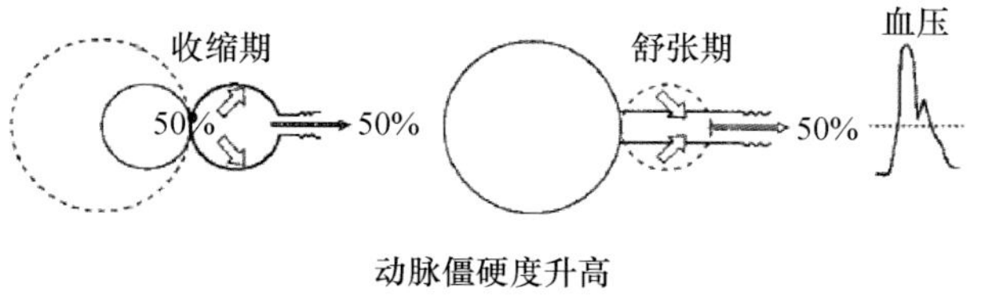

图 2-4 动脉僵硬度升高对血压的影响

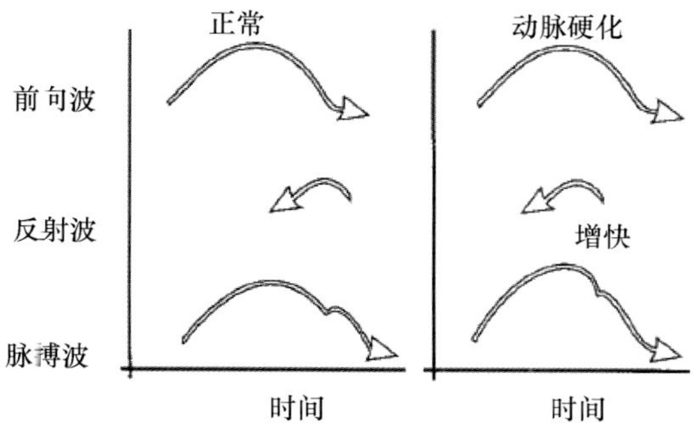

图 2-5 动脉硬化对中心动脉压力波的作用

随着年龄的增长，压力感受器敏感性降低，大动脉僵硬度增加，血管顺应性降低，对血压的缓冲作用降低，自主神经调节功能减退及静脉功能不全等使血压调节能力减低，血压变异性增大，血压随情绪、季节和体位的变化更易出现明显波动，易发生直立（体位）性低血压或高血压，餐后低血压；白大衣高血压也更常见（同时白大衣现象也更明显，即诊室血压往往更显著高于家庭血压）。血压节律异常也更常见，常表现为杓型节律消失，出现极度杓型或反杓型，晨峰高血压或清晨高血压更常见。明显的动脉硬化在血压测量时不能随加压使动脉受压塌陷也导致假性高血压出现。因此，对老年高血压患者进行血压评估时，要注意结合诊室血压、家庭血压及动态血压检查准确评估血压水平及节律，注意体位、餐后血压的变化，治疗过程关注有无低血压症状、重要脏器血供及功能状态。

随着年龄增长，老年人肾功能减退，利钠物质生成减少以及肾内钠/钾 ATP 酶活性降低可减少钠排出，加重全身性钠负荷。动脉硬化导致肾血管阻力增大，有效肾血流量减少导致局部肾素-血管紧张素-醛固酮系统激活，近端肾小管钠重吸收增加，导致容量负荷增高；加上动脉硬化使血管顺应性下降，在摄盐稍有增加时，血压即明显增加。研究显示老年盐敏感性高血压更常见。

老年高血压患者中继发性高血压较常见，评估中注意有无肾动脉狭窄、慢性肾脏疾病、睡眠呼吸暂停综合征及原发性醛固酮增多症等继发原因，并注意有无合用非甾体消炎药、糖皮质激素等影响血压的药物。

老年高血压常并发多种动脉粥样硬化性疾病及糖尿病、老年认知功能障碍、前列腺增生（男性）等多种疾病，常合用多种药物，治疗过程中易发生药物相互作用，增加不良事件的发生。因此应对老年高血压患者进行全面综合评估，制订合理治疗方案。

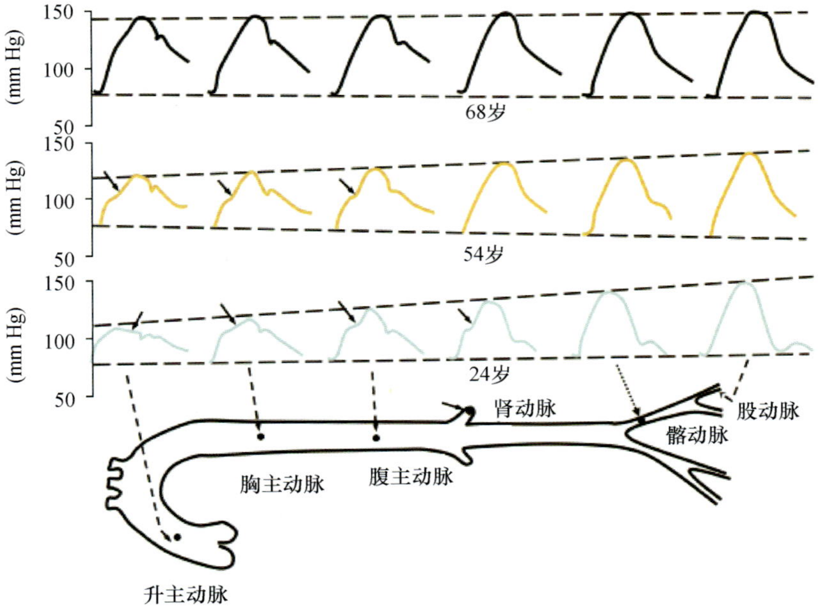

图 2-6 增龄对中心动脉压的影响

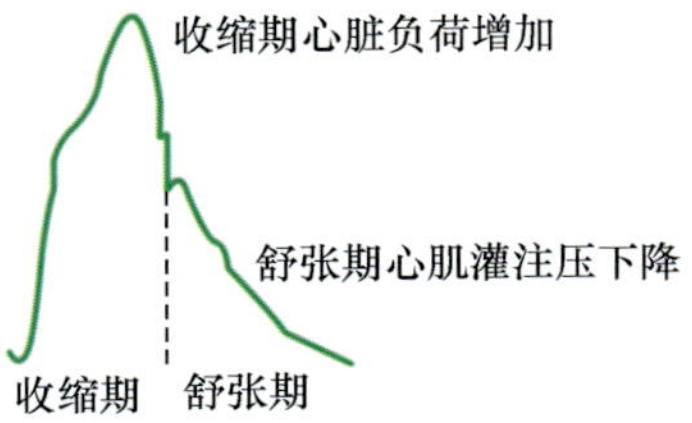

图 2-7 中心动脉脉压增大对心脏负荷及心肌灌注的影响

二、老年人高血压的降压目标值

老年高血压治疗的主要目标是保护靶器官，最大限度地降低心血管事件和死亡的风险。临床试验证据表明[6-9]，对于血压中重度升高的老年患者积极合理的降压治疗可以显著降低心血管事件发生率及全因死亡率，并且在心脑血管病高发的老年人群中降压治疗获益更大。临床试验证据表明[10-11]将老年人血压降至＜150/90 mmHg 显著减少卒中、心力衰竭及冠心病的发生，但血压进一步降低至＜140/90 mmHg 并无更多获益，因此《2013 年欧洲高血压指南》[12]和《2014 年美国成人高血压治疗指南（JNC8）》[13]上调老年高血压治疗靶目标值，与我国指南基本一致。我国《2010 年高血压防治指南》及《老年高血压诊治专家共识建议》[14-15]对于收缩压水平介于 140～149 mmHg 之间的老年患者，首先推荐积极改善生活方式，可考虑使用降压药物治疗，但在治疗过程中需要密切监测血压变化以及有无心、脑、肾灌注不足的临床表现。若患者血压≥150/90 mmHg，应在指导患者改善生活方式的基础上使用降压药物治疗，推荐将＜150/90 mmHg 作为老年高血压患者的血压控制目标值，若患者能耐受可进一步降低至 140/90 mmHg 以下。《2013 年欧洲高血压指南》建议对于老年高血压，当收缩压≥160 mmHg 时即应进行降压药物治疗，＜80 岁的老年高血压患者，如果能够耐受，收缩压在 140～159 mmHg 之间也应该开始降压药物治疗；对于其中收缩压≥160 mmHg 的老年高血压患者，强烈推荐血压降至 140～150 mmHg 之间；≥80 岁初始收缩压≥160 mmHg 的老年高血压患者，只要身体状态和精神状态良好，收缩压可以控制在 140～150 mmHg 之间。JNC8 建议将＜150/90 mmHg 作为老年高血压患者的血压控制目标。JNC8 同时指出，在药物治疗过程中若患者血压降低至＜140/90 mmHg 且患者耐受良好、无不良反应发生，无需停药或降低治疗强度。老年 ISH 患者，在收缩压达标过程中，也要注意避免舒张压降得过低，研究显示舒张压下降过低，发生心血管不良事件风险升高。Hanson 研究[16]显示 ISH 患者，舒张压下降 5 mmHg，心血管事件上升 10%，若舒张压降到 55 mmHg 以下，心血管事件增加 99%。对于≥80 岁的老年人，如果①已合理选择≥4 种降压药物且其剂量合理；②降压药物引起了严重的不可接受的副作用，如导致严重直立性低血压；③在降低收缩压达标的过程中，舒张压已降至 65 mmHg 以下。有上述三种情况之一出现时，则收缩压≥150 mmHg 也是可以接受的。

老年高血压患者降压速度宜缓慢，在非紧急情况下，低龄老年人可在 3 个月内达到血压目标值，高龄老年人达标时间可以更长。如血压>180 mmHg 时，先将血压降至 160 mmHg 以下，如血压在 160～179 mmHg 先降低 10～20 mmHg，如能耐受，再逐步降低。

但血压靶目标值因 2015 年发布的 SPRINT 研究[17]结果又起波澜，SPRINT 研究显示强化降压（收缩压降至 120 mmHg）与传统降压目标（140 mmHg）相比，可使患者的死亡及心血管事件风险分别降低 30%与 25%，并且对于年龄 75 岁以上亚组获益更显著，正因为此研究，2016 年更新的《2016 年加拿大高血压防治指南》推荐将≤120 mmHg 作为部分高危患者（如年龄≥75 岁者）的降压目标值。SPRINT 研究受试者排除糖尿病、卒中、终末期肾病以及近期发生急性冠状动脉综合征或因心力衰竭（心衰）住院等高危患者，故其结论不能简单推广至所有高血压患者。ACCORD 与 SPRINT 研究设计相似却得出了不一致的结论，仍有待于更多的研究来论证；并且进一步提示我们血压靶目标需要根据患者临床特点个体化制定，对于已经发生明显靶器官损害者，在降压治疗过程中应避免血压过度降低（即 J 曲线现象）。特别要注意的是 SPRINT 研究采取了一种非常特殊的方式测量血压，研究使用自动血压测量仪，受试者在无工作人员的房间里休息 5 min 后测量 3 次血压，取平均值。因此，这并不是传统血压测量方法，实际上这种方法测量的血压比传统血压测量方法得出的值往往要低 5～10 mmHg。

三、老年高血压的药物治疗

合理选择降压药物有利于提高老年高血压患者治疗依从性和血压达标率，保护靶器官，降低心血管疾病的发病率及病死率。老年高血压降压治疗的理想药物应符合以下条件：①平稳、有效；②安全性好，不良反应少；③服用简便，依从性好。

在经济条件容许的条件下，最好选用一天一次具有 24 h 平稳降压作用的长效药物，其优点是有助于提高患者治疗的顺从性，能更平稳地控制血压，保护靶器官，减少发生心血管事件的危险性。

老年高血压降压药物宜从老年高血压病理生理机制、降压药作用机制及循证证据来选择，利尿剂、钙通道阻滞剂（CCB）和 RAAS 阻滞剂［血管紧张素转化酶抑制剂（ACEI）/血管紧张素受体拮抗剂（ARB）］是比较适合老年人的降压药物，可以作为老年人降压治疗的基本药物单独和联合使用（不推荐 ACEI 与 ARB 联合）。对某些个体，非传统降压药硝酸酯类可能效果较好[18]。

β受体阻滞剂近年来在高血压治疗中的地位备受争议，氯沙坦钾高血压患者生存研究（LIFE）[19]和盎格鲁-斯堪的纳维亚心脏终点事件-降压分支研究（ASCOT-BPLA）[20]显示β受体阻滞剂阿替洛尔为基础的治疗组在心血管事件保护（特别是脑卒中防治）获益弱于以 RAAS 阻滞剂或 CCB 为基础的对照治疗组，2005 年 Lindholm meta 分析[21]显示β受体阻滞剂与其他降压药相比增加了脑卒中（风险升高 16%）和死亡的风险，并增加了新发糖尿病的风险。因此《英国国家卫生和临床优化研究所（NICE）高血压防治指南》[22]、JNC8 指南建议将β受体阻滞剂从一线降压药物中剔除，不建议将其用于高血压患者的初始治疗选择。

CAFé 研究[5]显示虽然以阿替洛尔为基础治疗组与氨氯地平为基础治疗组间肱动脉收缩压和脉压差异较小，但阿替洛尔治疗组中心动脉收缩压和脉压显著高于氨氯地平治疗组，分析显示这两种治疗方案对中心动脉压的不同影响可以解释研究结果的差异。研究[23]显示不同类降压药物对肱动脉血压和中心动脉血压的降压效应存在显著差异，RAAS 阻滞剂、CCB 对中心动脉收缩压的降压效应强于外周动脉，而β受体阻滞剂降低中心动脉收缩压的效应弱于外周动脉，可能同 RAAS 阻滞剂、CCB 对阻力小动脉重构的有益逆转作用，扩张外周动脉，改善血管内皮功能，降低脉搏波及反射波速度，从而对中心动脉血流动力学产生有益作用有关。传统β受体阻滞剂阿替洛尔减慢心率，轻度收缩外周血管，使反射波叠加在中心动脉收缩期的成分增加，中心动脉收缩压升高，脉压增大，不利于脑卒中的防治。而阿替洛尔为水溶性，半衰期短，增加了血压变异性，β_1 选择性不高而影响糖脂代谢也会影响其疗效。

老年高血压患者动脉僵硬度增加，脉搏波及反射波速度增快，表现为外周动脉及中心动脉收缩压升高，脉压增大，从老年高血压病理生理机制出发宜选择降低外周血压同时有益于降低中心动脉压的药物。meta分析[24]显示：β受体阻滞剂对不同年龄阶段的疗效不同，青中年高血压患者使用β受体阻滞剂的疗效与其他类降压药相似，而在老年高血压中β受体阻滞剂的疗效差于其他类药。因此，老年高血压患者除非有使用β受体阻滞剂的强适应证，否则不建议初始治疗时首选β受体阻滞剂。

四、高龄老年人高血压

流行病学研究表明对于＜80岁的人群，血压水平与心血管病的发病率呈正相关，大量的临床研究已证实降压治疗使＜80岁高血压患者获益，能预防心血管并发症，显著减少卒中、心肌梗死及死亡。但针对≥80岁的高龄老年人血压水平与心血管病的发病率的相关性研究及高龄老年人高血压降压治疗临床研究相对较少。流行病学研究表明，80岁或85岁以上人群血压较高时，生存率更高，这可能是因为较低血压的患者合并了一些疾病如心脏疾患、痴呆及肿瘤导致血压较低并增加死亡率。一些研究在对死亡预测因素进行校正后，血压与死亡的负相关性消失，但另外一些研究仍显示血压与死亡呈负相关。INDANA meta分析[25]收入8个随机对照临床试验中年龄≥80岁的高血压患者亚组，共有1670例患者，结果显示抗高血压药物治疗使致命性和非致命性卒中的发生率减少了34%（$P=0.014$），严重心血管事件和心力衰竭的发生率分别减少了22%和39%，但治疗并不能减少心血管病性死亡，全因死亡有增加趋势。HYVET先期可行性研究（HYVET-PILOT）[26]是国际多中心进行的开放研究，结果显示：在药物治疗组卒中事件减少53%，致死性卒中减少43%，但治疗组死亡率增加，研究表明，1000人年治疗可减少19例卒中事件但增加20例非卒中死亡。HYVET试验[25]是针对80岁以上高龄老年高血压患者的大规模随机、双盲、安慰剂对照临床试验，其结果却与HYVET-PILOT大相径庭，HYVET研究结果提示：高龄高血压患者收缩压≥160 mmHg接受以吲达帕胺缓释片为基础（合用或不用培哚普利）的降压治疗，目标血压水平是150/80 mmHg，可使高龄老年高血压患者获益，使卒中死亡和总死亡的危险性显著下降。HYVET亚组研究结果显示降压治疗并不会增加高龄高血压患者发生痴呆的风险，还可能使患者额外获益。HYVET研究所观察的是身体健康状况良好的老年患者，但对高龄老年高血压患者中体质更虚弱的人群，收缩压＜160 mmHg的降压益处尚不明确；目标血压低于150/80 mmHg数值是否获益还需要进一步研究证实。由于80岁以上高龄老年高血压患者脏器储备功能明显减退，维持内环境稳定的调节能力显著减弱，常合并心、脑、肾疾病及糖尿病等多种疾病，并常使用多种药物，使其治疗更困难，更容易发生药物不良反应。在治疗过程中需要注意评估伴随疾病的影响并加强靶器官的保护，避免过度降低血压。高龄老年高血压患者的降压药物选择应更谨慎，从小剂量开始，遵循平稳、缓慢、适度的原则，尽量减少血压过度波动，在数周甚至数月内逐渐使血压达标，并选择对代谢内环境稳定性影响小的药物，HYVET研究之所以能不同于既往研究取得阳性结果，除与研究人群的临床特征、血压目标为150/80 mmHg外，与治疗组和安慰剂治疗组间血钾、血糖、肌酐和尿酸等代谢性指标无显著性差异也不无关系。

五、老年人降压治疗中应注意的问题

1. 个体化治疗

绝大多数有关高血压的随机对照研究的入选人群的平均年龄在60岁左右，只有少数研究专门探讨老年人，尤其是高龄老年人的降压问题，研究的药物主要为利尿剂和钙通道阻滞剂（β受体阻滞剂和RAAS阻滞剂研究较少），探讨联合治疗方案的对比、不同目标血压值的对比，以及在不同临床情况下如何降压的研究也较少。因此，对老年人的降压治疗，尤其是高龄老年人的降压治疗，目前仍然为经验性的治疗为主。对于具体的老年患者，我们应该充分考虑患者的年龄、靶器官损害、相关危险因素、基础血压水平及患者的耐受情况，以期最大限度地减少靶器官损害，同时又充分保证各个器官的血流灌注，以最大程度地减少由于高血压而导致的心血管事件。

2. 社会心理因素的影响

老年人由于各种原因，可能因为很小的不易觉察的心理波动即会引起明显的血压波动。在询问不少血压波动大的老年人时，他们常常说“生活条件很好”“什么都不缺”“什么都不需要自己做”等。可是，再细问发现，他们的子女多长期不在身边，没人说话，缺少交流，经常失眠，担心自己的身体状况等，从而出现明显的血压波动。对于血压出现明显波动的患者，不能一味地反复换药，应找出波动的内在原因再进行处理。有时心理疏导比药物更有效。

3. 基础血压水平

每个人的基线血压（血压升高前几年的血压）不同，因而其对血压水平的耐受性也不同。长期适应较高血压的患者，如果在短时间内将血压降至正常，患者会出现器官灌注不足的问题。图 2-8 所示为不同个体增龄-血压变化曲线。病例 1 血压为缓慢升至高血压，若短时间内降至正常，则易出现不耐受情况，病例 2 血压攀升较为急骤，短时间降压，患者的耐受性较好。因此，在决定降压治疗时，了解患者的血压变化情况是非常重要的。

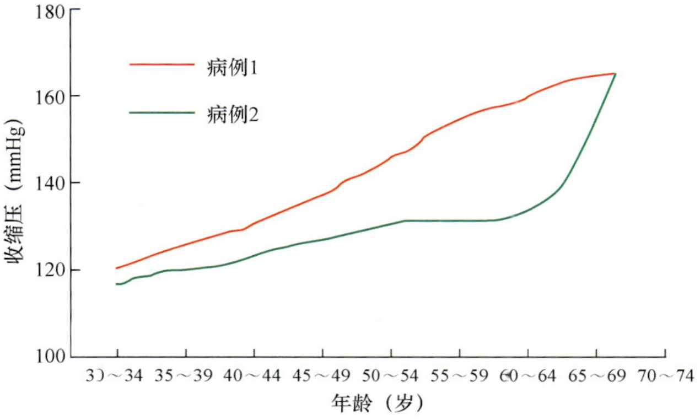

图 2-8 不同个体增龄-血压变化曲线

4. 合并症多

老年高血压患者常伴有冠心病、脑血管病、缺血性肾病、慢性阻塞性肺疾病、糖尿病、前列腺肥大等疾病，同时服用多种药物。若血压长期控制不理想，更易发生或加重靶器官损害，显著增加心血管病死亡率及全因死亡率。

（1）合并左心室肥厚：高血压常会引起左心室肥厚（LVH），出现左心室肥厚之后心脏的供血就会相应增加，部分消耗了心脏的血流储备功能。另外，当血压下降到不太低的水平（如冠状动脉灌注压≤90 mmHg）时即会出现心脏冠状动脉（冠脉）血流的急剧下降，说明其调节功能明显减退；而无左心室肥厚的患者，冠状动脉灌注压降至≤70 mmHg 时才会出现冠脉血流的急剧下降[27]（图 2-9）。因此，对于伴有左心室肥厚的高血压患者在降压时要关注其冠状动脉血流的调节能力。

（2）合并冠心病：冠心病是长期高血压的严重结果。冠心病患者，由于冠状动脉狭窄，其远端血管已明显扩张，冠状动脉血流的调节严重依赖冠状动脉灌注压；同时，由于大动脉硬化本身使冠状动脉的储备功能明显下降，因此，当血压下降时很容易出现心肌供血不足的情况，患者会出现心绞痛发作甚至会导致心肌梗死（心梗）[27]。INVEST 研究[28]发现，对于老年冠心病患者，舒张压维持在 70 mmHg 左右、收缩压维持在 140 mmHg 左右的水平比较理想，如果进一步降低，则可能导致心血管事件的增加（见图 2-10）。对于老年心梗后或接受了

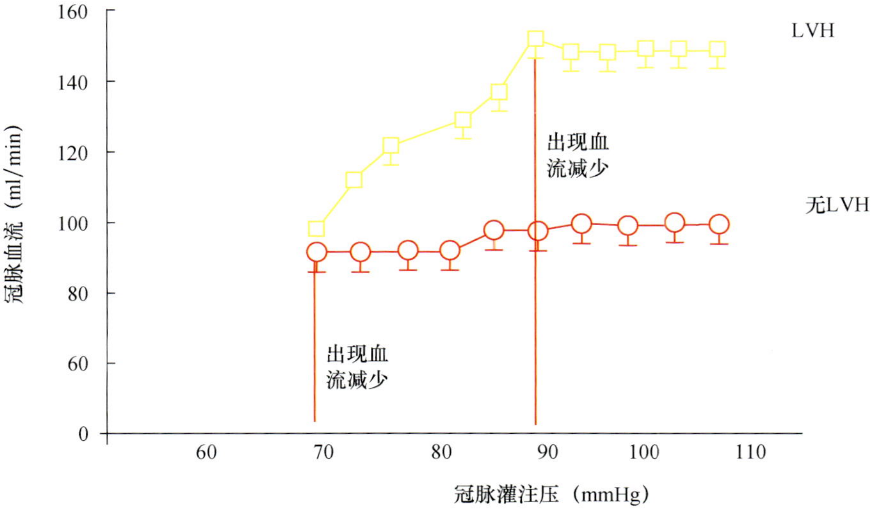

图 2-9 伴或不伴左心室肥厚（LVH）者冠脉灌注压与冠脉血流的关系

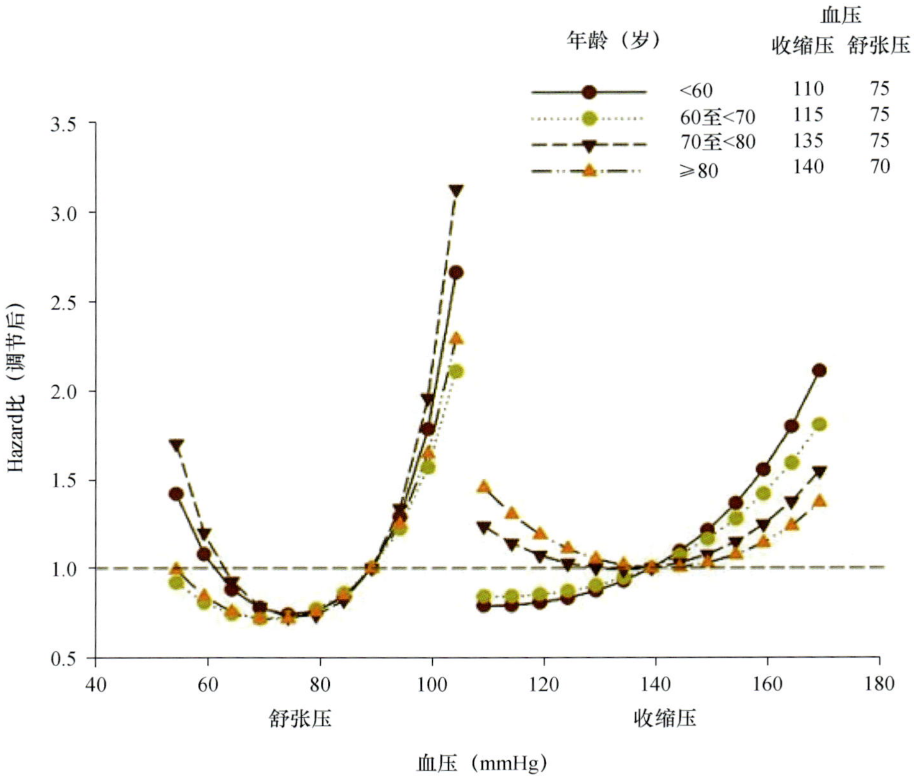

图 2-10 降压治疗后血压水平与心血管事件的风险

血运重建治疗的患者，其理想的血压水平尚不清楚。

（3）前列腺肥大：几乎所有的老年男性患者，均合并不同程度的前列腺肥大，常有尿频、尿急并可能发生尿潴留，这些症状易导致患者精神紧张、情绪波动和睡眠不足，从而使血压产生明显的波动；夜间反复起夜会引起反复的急剧的体位变化，易导致直立性低血压并引起跌倒和晕厥等。对于前列腺肥大患者，通常为缓解症状而服用 α 受体阻滞剂，这更加容易导致血压降低及直立性低血压。有不少前列腺肥大患者，其血压控制不佳，当医生建议加用氢氯噻嗪等利尿剂时，患者往往不接受，他认为自己的尿量已经很多，再利尿会引起严重问题，遇到此种情况，医生应多加解释。在老年人降压治疗前，应仔细了解相关情况并进行解释及注意调整用药，以防血压明显波动和意外情况发生。

5. 血压变异

适度的血压变化往往是机体为了适应不同状态下机体对血流的需要。直立、运动、激动或晨起时全身需要的血流量较大，此时必须通过血压的增高才能满足需要；卧位、休息及睡眠时，机体需要的血流量较小，血压下降。体位等突然变化时，机体通过一些调节反应使血压平稳以保证全身脏器血流的需要。但老年人，由于各种原因，机体的调节能力显著下降，因而易出现血压的明显波动，包括晨起血压明显升高、直立性低血压、餐后低血压等，血压的明显波动不仅会造成器官的损害和功能衰竭，也可能因为血压的急剧下降而出现晕厥、跌倒并造成骨折、颅内出血及死亡等严重后果。同时，显著的血压波动也给降压治疗带来了极大的困难。临床上遇到这种情况，我们应该密切观察患者的血压，包括动态血压监测、家庭自测血压、观察直立性血压改变，并要将血压的变化与服药情况、情绪变化、运动、进餐、体位变化、大小便及自觉症状等联系起来，以便调整治疗方案。在治疗时既要使血压的平均水平基本正常又要避免血压显著波动。

6. 服药方法

对于夜间血压升高、晨起血压升高以及血压控制不理想的患者，将部分药物放在睡前服用，可能对血压的控制很有帮助。基于 MAPEC 研究[29]的结果，2013 年美国糖尿病指南对于糖尿病合并高血压的患者，推荐将一种或多种降压药放在睡前服用。通过对 MAPEC 研究结果的分析发现，几乎所有的药物均可放在睡前服用，我们常担心①将β受体阻滞剂放在睡前服用会导致夜间心率太慢等问题。其实，人体是一个功能非常完善的系统，晨起后交感神经兴奋度明显增加，此时β受体阻滞剂作用很强；而夜间以迷走神经张力为主，β受体阻滞剂的作用比较微弱，因而也不易出现心动过缓等严重问题。②利尿剂放在睡前服用会导致夜尿显著增加等问题。其实，对于高血压患者，虽然容量增加是一个重要机制，但血容量的增加是很小的（与心衰、肾衰竭明显不同），其之所以导致血压明显升高，与血管容积有限（特别是在动脉硬化时）致血流的储备及缓冲能力下降，当不能压缩的血流量稍有增加时，血压即会明显升高。因此，稍微减少血容量即能明显降低血压。而长时间使用氢氯噻嗪等利尿剂后，其利尿作用轻微，不会给老年人造成不便。

（曾学寨　刘德平）

参考文献

[1] 中国居民营养与健康状况调查技术执行组. 中国居民2002年营养与健康状况调查. 中华流行病学杂志，2005，26（7）：478-484.

[2] Franklin SS，Gustin W 4th，Wong ND，et al. Hemodynamic patterns of age-related changes in blood pressure. The Framingham Heart Study. Circulation，1997，96（1）：308-315.

[3] Chobanian AV，Bakris GL，Black HR，et al. National Heart，Lung，and Blood Institute Joint National Committee on Prevention，Detection，Evaluation，and Treatment of High Blood Pressure；National High Blood Pressure Education Program Coordinating Committee. The Seventh Report of the Joint National Committee on Prevention，Detection，Evaluation，and Treatment of High Blood Pressure：the JNC 7 report. JAMA，2003，289（19）：2560-2572.

[4] Burt VL，Whelton P，Roccella EJ，et al. Prevalence of hypertension in the U. S. adult population：results from the Third National Health and Nutrition Examination Survey，1988-1991. Hypertension，1995，25（3）：305-313.

[5] Williams B，Lacy PS，Thom SM，et al. CAFE Investigators；Anglo-Scandinavian Cardiac Outcomes Trial Investigators；CAFé Steering Committee and Writing Committee. Differential impact of blood pressure-lowering drugs on central aortic pressure and clinical outcomes：principal results of the Conduit Artery Function Evaluation（CAFE）study. Circulation，2006，113（9）：1213-1225.

[6] Amery A，Birkenhager W，Brixko P，et al. Mortality and morbidity results from the European Working Party on High Blood Pressure in the Elderly Trial. Lancet，1985，1（8422）：1349-1354.

[7] Dahlof B，Lindholm LH，Hansson L，et al. Morbidity and mortality in the Swedish Trial in Old Patients with Hypertension（STOP-Hypertension）. Lancet，1991，338（8778）：1281-1285.

[8] SHEP Cooperative Research Group. Prevention of stroke by antihypertensive drug treatment in older persons with isolated hypertension：final results of the Systolic Hypertension in the Elderly Program（SHEP）. JAMA，1991，265（24）：3255-3264.

[9] Staessen JA，Fagard R，Thijs L，et al. Randomised double-blind comparison of placebo and active treatment for older patients with isolated systolic hypertension：the Systolic Hypertension in Europe（Syst-Eur）Trial Investigators. Lancet，1997，350（9080）：757-764.

[10] Rakugi H，Ogihara T，Goto Y，et al. Comparison of strict and mild-blood pressure control in elderly hypertensive patients：a perprotocol analysis of JATOS. Hypertens Res，2010，33（11）：1124-1128.

[11] Ogihara T，Saruta T，Rakugi H，et al. Target blood pressure for treatment of isolated systolic hypertension in the elderly：valsartan in elderly isolated systolic hypertension study. Hypertension，2010，56（2）：196-202.

[12] Mancia G，Fagard R，Narkiewicz K，et al. 2013 ESH/ESC Guidelines for the management of arterial hypertension. Eur Heart J，2013，34（28）：2108-2109.

[13] James PA，Oparil S，Carter BL，et al. 2014 Evidence-Based Guideline for the Management of High Blood Pressure in Adults：Report From the Panel Members Appointed to the Eighth Joint National Committee（JNC 8）. JAMA，2014，311（5）：507-520.

[14] 老年高血压诊断与治疗中国专家共识组. 老年高血压的诊断与治疗中国专家共识（2011版）. 中华内科杂志，2012，51（1）：76-82.

[15] 中国高血压防治指南修订委员会. 中国高血压防治指南2010. 中华心血管病杂志，2011，39（7）：579-616.

[16] Hansson L，Zanchetti A，Carruthers SG，et al. Effects

of intensive blood pressure lowering and low dose aspirin in patients with hypertension: Principal results of the Hypertension Optimal treatment (HOT) randomized trial. Lancet, 1998, 351 (9118): 1755-1762.

[17] The SPRINT Research Group. A Randomized Trial of Intensive versus Standard Blood-Pressure Control. N Engl J Med, 2015, 373: 2103-2116.

[18] 曾学寨，刘德平. 单硝酸异山梨酯治疗舒张压≤70 mmHg 的老年单纯收缩期高血压 47 例. 中国老年学杂志，2009，29：752-753.

[19] Dahlof B, Devereux RB, Kjeldsen SE, et al. Cardiovascular morbidity and mortality in the losartan intervention for endpoint reduction in hypertension study (LIFE): a randomised trial against atenolol. Lancet, 2002, 359 (9311): 995-1003.

[20] Dahlof B, Sever PS, Poulter NR, et al. Prevention of cardiovascular events with an antihypertensive regimen of amlodipine adding perindopril as required versus atenolol adding bendroflumethiazide as required, in the anglo-seandinavian cardiac outcomes trial-blood pressure lowering arm (ASCOT-BPLA): a muticenter randomised controlled trial. Lancet, 2005, 366 (9489): 895-906.

[21] Lindholm LH, Carlberg B, Samuelsson O. Should beta blockers remain first choice in the treatment of primary hypertension? A meta-analysis. Lancet, 2005, 366 (9496): 1545-1553.

[22] Sever P. New hypertension guideline from the national institute for health and clinical excellence and the British Hypertension Society. J Renin Angiotension aldosterone Syst, 2006, 7 (2): 61-63.

[23] Morgan T, Lauri J, Bertram D, et al. Effect of different antihypertensive drug classes on central aortic pressure. Am J Hypertens, 2004, 17 (2): 118-123.

[24] Khan N, McAlister FA. Re-examining the efficacy of beta-blockers for the treatment of hypertension: a meta-analysis. CMAJ, 2006, 174 (12): 1737-1742.

[25] Gueyffier F, Bulpitt C, Boissel JP, et al. Antihypertensive drugs in very old people: a subgroup meta-analysis of randomized controlled trials. Lancet, 1999, 353 (9155): 793-796.

[26] Bulpitt CJ, Beckett NS, Cooke J, et al. Results of the pilot study for the Hypertension in the Very Elderly Trial. J Hypertens, 2003, 21 (12): 2409-2417.

[27] Beckett NS, Peters R, Fletcher AE, et al. Treatment of hypertension in patients 80 years of age or older. N Engl J Med, 2008, 358 (18): 1887-1898.

[28] 刘德平. 以终为始追根求源——不同钙通道阻滞剂治疗心肌梗死患者获益的思考. 中国心血管杂志，2009，14（3）：171-173.

[29] Denard S, Gong Y, Nichols W, et al. Blood pressure and outcomes in very old hypertensive coronary artery Disease patients: an INVEST substudy。Am J Med, 2010, 123: 719-726.

第三章　老年人高血压治疗的探讨与实践

第一节　前　　言

高血压、高血糖、高血脂三者（俗称：三高），为心血管疾病重要的危险因子，超过80%以上高血压患者，同时也存在其他心血管危险因素[1]（图3-1）。当同时存在其他危险因素时，心血管风险更会加倍[2]（图3-2）。国内外专家学者，无不致力于改善与治疗三高以减少未来心血管的风险。比方药物、运动与饮食，而对于如何平衡治疗所带来的好处与可能带来的风险，世界专家也持续不断地研究，从高血压的机制、基因、不同药物方面入手，期望解开高血压的密码。实践方面，则从如何正确评估“真正”高血压、对于血压要治疗到什么程度、不同疾病与年龄应控制的标准是什么、不同药物间的差异与可能适应的对象或人群入手。然而，即使药物与科技的进步，仍有高达30%以上的患者血压并未得到较好的治疗[3]。因此，近年来，各国更注重与致力于提升患者服药的遵医嘱性（compliance），比方单一药剂包含两种以上的降压成分或是目前新兴的医疗模式，期望通过剂型的改变与科技的辅助，进而增加患者服药的配合度从而改善血压控制。然而，随着医疗科技的进步，目前各国面临的问题是平均寿命的延长与人口的老化。百岁人瑞渐渐比比皆是。老年人，不仅仅是年龄的增长，健康上，往往也同时有许多共病（co-morbidity）存在，因此在高血压的治疗上，需要更多的考量，除不同疾病治疗过程、药与药之间可能衍生的药物相互作用之外，药物之间药动学的干扰与疗效上的可能干扰也应考虑。临床医师在用药时，需具备更多的知识与更仔细的评估，才能让患者接受更佳的治疗质量，客观化、个人化（personalized）的精准治疗势在必行。因此，以下章节试从人种、年龄、当前各国的指南与文献中，找出针对老年人治疗的方向与指引，供临床医师治疗时参考。

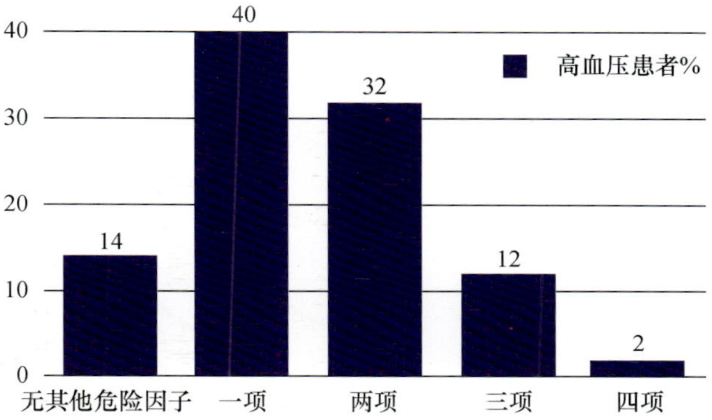

图 3-1　高血压合并一项以上其他危险因素者超过80%

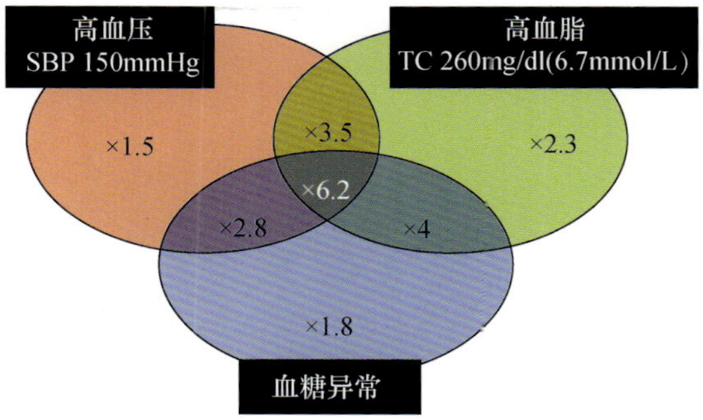

图 3-2　当危险因子越多，未来发生心血管事件的概率越高

第二节 高血压对不同人种的影响

看到西方人高头大马，体型壮硕与肥胖。感觉上，心血管疾病的发生率应该远高于华人，因此高血压所造成的冲击在西方世界应该大于亚洲人群；另一方面认为亚洲人群，体型相对瘦小，即使有高血压，应该也比较不严重。可是，事实上是如此吗？这几年，由于新型的口服抗凝药物（new oral anticoagulant，NOAC）问世，从许多跨国心房颤动研究当中可以发现，脑卒中的发生率，在亚洲人群不亚于西方国家[4]。而在过去的研究也发现，亚洲人群，血压的高低与脑卒中不但有关系，而且其影响，不但不亚于西方人种，甚至还更巨大。在图3-3中可发现，其斜率远高于西方人种。也就是说，即使是同样的高血压数值，亚洲人更容易引起卒中，而且这个关联性，无论是在哪一个年龄层，都呈现线性的相关性，高血压对于亚洲人群的重要性不言而喻[5-6]。人种的差异由此可知。因此出于亚洲人“不怕死（心梗），只怕半死不活（脑卒中）”的心态，对血压的关切与积极治疗，更应胜于西方人。许多高血压的患者，充斥着西药伤身的根深蒂固观念，怕吃药伤肝伤肾而不愿好好接受治疗与随访，宁可相信偏方与民间疗法，等心梗、脑卒中产生才警觉其太严重，往往已经是亡羊补牢，为时晚矣，如何从观念上教育民众，是高血压治疗的第一个难题。

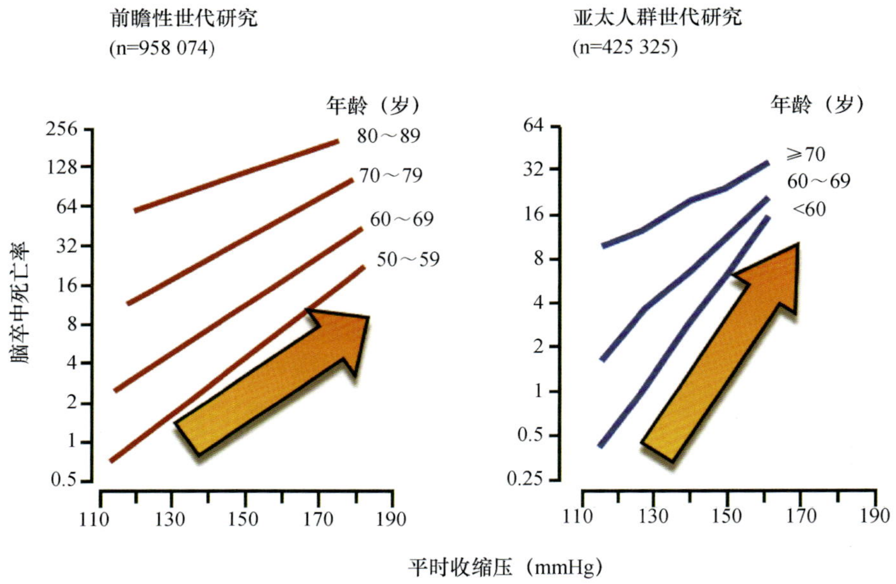

图 3-3 亚太人群对血压的敏感度更高

第三节 年龄对血压的影响

曾有一位学者说，你没有高血压只是因为你年龄还不够大（图3-4）[4]。其实说明了血压与年龄的关系。血压的上升与动脉年龄有密切的关系，当动脉随着年龄增加而硬化、弹性减弱，血压也会逐渐增高。当然，血压的升高不完全与血管弹性有关，交感与副交感神性系统的活性、体内盐分与水分的恒定，肾上腺的皮质素、肾素-醛固酮系统（renin-aldosterone system）活性，甚至遗传等等，都关系着血压的调控。然而年龄本身与血压的变化有着密不可分的关系。过去研究发现，收缩压（systolic blood pressure）随着年龄会逐渐上升，舒张压（diastolic pressure）在中年以前也会逐年上升。有趣的是，男性在 45 岁过后，女性则在 55 岁过后，舒张压开始不升反降，出现逆转，其后便逐年降低。收缩压与舒张压的差距（脉压，pulse pressure）便越来越大。因此脉压越来越大[7]（图 3-5），导致年龄增加时，收缩压过高而舒张压过低的情形越来越普遍，这种特殊的情形被称为单纯收缩期高血压（isolated systolic hypertension），这种高血压的形态，在老年人群中越来越常见[8]（图 3-6）。针对这一情况在药物治疗的选择上有特殊的考量，后面章节会逐一说明。

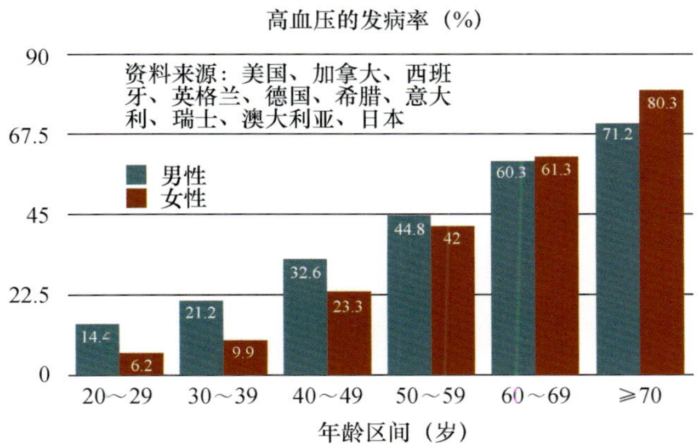

图 3-4　年龄越大，高血压的发病率越高

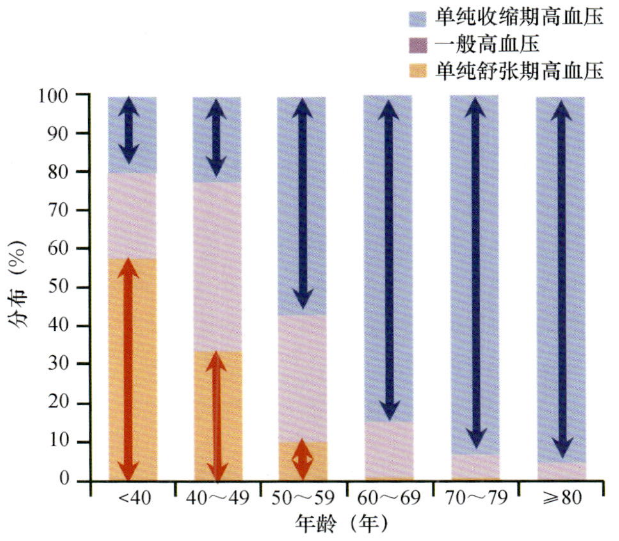

图 3-6　单纯收缩期高血压常见于老年人

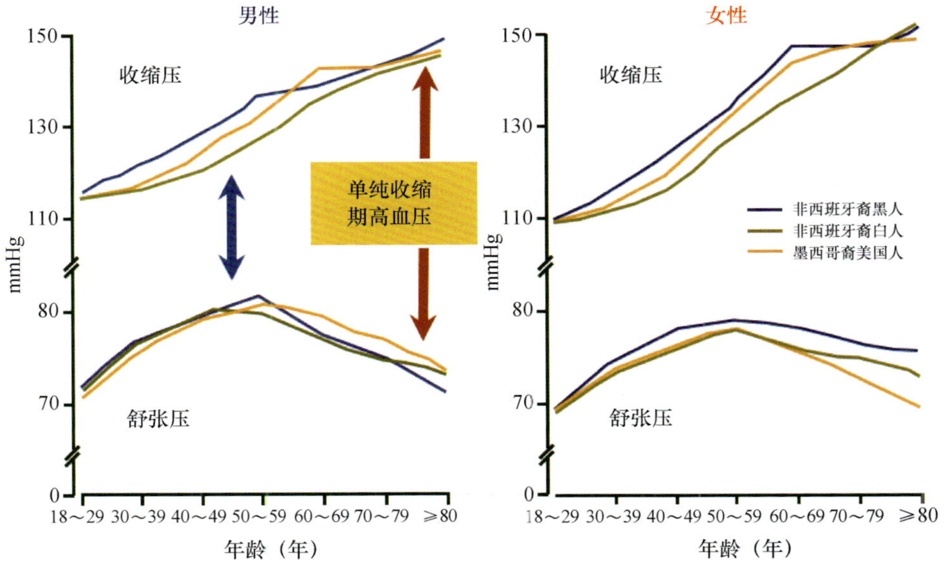

图 3-5　中年过后，舒张压逐渐降低而收缩压持续升高

第四节　环境对血压的影响

血压可以反映一个人所处的状态，当心情平静、休息时，血压会降低，心跳会减缓。反过来说，当情绪紧张、压力增加时，血压会增加、心跳会加快。治疗高血压时，血压测量值是被用来评估治疗疗效的重要参考依据，如何谨慎解读所测量的血压值是否准确，是每个治疗医师需要了解的不可或缺的一环。

首先要谈的是外在测量环境：许多高血压患者习惯到医院才测量血压，也就是所称的门诊血压（office BP），好处是患者家中不需要准备血压计。

但早在2000年《circulation》就发表了一篇文献指出[9]，门诊血压与未来心血管事件的发生的相关性并不好，反而是家中血压及家中晚上睡眠血压与未来心血管事件的相关性较好（图3-7）。另有一篇文献发现，即使门诊血压正常，如果家中血压仍然偏高的话，未来心血管事件的风险仍高于家中血压正常的人[10]。显示家中血压对未来心血管事件的发生有较强的预测能力。为何如此，可能解释是，患者在就医时往往处于一个压力较高的情境（紧张、拥挤的就医环境、就医前的紧张、长途就医的劳累），导致血压测量值往往高于家中，因此有人给予一个“白大衣高血压”的代称来形容这个人群。就医时的测量血压值与家中测量值相比，少则偏高10 mmHg，多则偏高20～30 mmHg以上。根据这个血压给予治疗，会导致“过度降压”，引发低血压的风险。

第二是气候环境：季节与气温的变化对血压的影响，在老年人身上也需较一般人更为重视。老年人由于动脉硬化，对气温的变化相当敏感。秋冬时，气温降低，周围血管收缩，引起身体水分的恒定改变与交感神经系统的改变，导致秋冬血压明显升高。当天气入春入夏，气温回暖，血管扩张或是出汗，使血压降低。一来一往，血压甚至可以起伏20～30 mmHg之多，适时根据血压起伏调整药物，在老年患者中是需要的。

第三是睡眠的环境：失眠与睡眠障碍，在老年人中是非常常见的临床问题。因此对于老年人血压偏高或是不稳定，一定要评估老人居家的睡眠状态，必要时给予镇定或是安眠药，改善睡眠的同时，往往也易于控制血压。

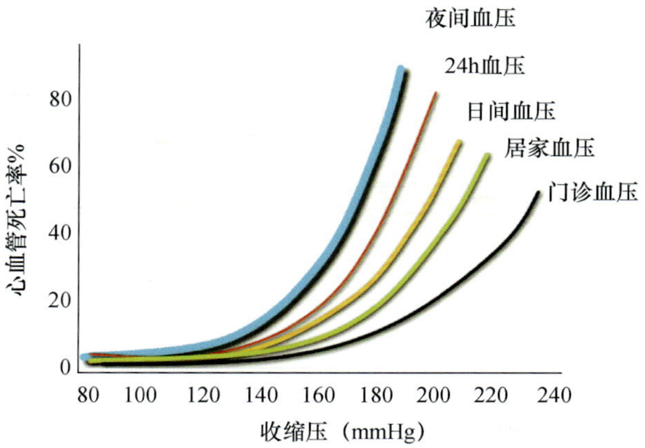

图3-7 不同血压与心血管死亡率之间的关系

第五节　老年人血压之评估

如前述所提的，老年人因为动脉硬化的关系，血压的波动往往比年轻人大。因此不当的测量方式或是不佳的测量环境，可能导致血压记录的数值差异很大，甚至误导降压药物治疗的种类与剂量。因此如何正确有效地评估老年人的血压，也是临床面临的挑战之一。有几个原则可供参考：

第一，测量血压之前，一定要休息10～15 min再测量，测量前避免喝咖啡、茶、含酒精饮料，如洗澡后则需要休息20 min后再测量为宜。

第二，测量时间：建议在早上起床与就寝之前测量。起床血压，建议在睡醒后即测量而非盥洗、早餐后测量。如果起床后想如厕，则建议在上完洗手间后15 min稍事休息再量。

第三，测量频率：建议每周至少3～5次，如果有不舒服则需额外测量来了解血压与症状之间的关联性。

第四，对于无法进行家中测量的老年人，如果门诊血压持续偏高，可以考虑安排24 h的动态血压监测（ambulatory BP monitor，AMBP）或是利用远程医疗来进行居家远程监控（tele-home BP monitoring，Tele-HBP），来避免白大衣高血压（white coat hypertension）的情况发生。

第五，对于突然测量到异常偏高血压数值，可以建议老年人休息半小时后，再重复测量一次。

第六，许多老年人体重不重，上臂也不粗，因此在选择血压计的袖带时，需要测量一下上臂臂围，选择适当的袖带尺寸以免测量数值异常。选择血压计时，建议优先选用手臂式血压计而非手腕式血压计。

第六节 老年人血压的治疗（药物的选择）

血压的治疗，需要全面性考量。在用药前，所有国内外专家都建议需要根据不同的血压数值、危险因素与器官受损程度（target organ damage，TOD）作为衡量药物治疗的因素。除了药物之外，生活习惯的改变也是很重要的一环，包括：盐分适度摄取、酒精摄取限制、减低体重、戒烟、饮食习惯改变与运动都是重要的健康行为[11]。［记忆口诀：S-ABCDE（Sodium restriction，Alcohol limitation，Body weight reduction，Cigarette smoke cessation，Diet adaptation，and Exercise adoption)］（表 3-1）[7]。

表 3-1 生活与饮食改变对血压的影响（记忆口诀 S-ABCDE）

改变	建议	对血压的好处
S odium restriction 限制盐分摄取	每天 2～4 g	每减少 1 g 钠盐摄取可降低 2.5 mmHg 血压
A lcohol limitation 限制酒精摄取	男性：<30 g/d 女性：<20 g/d	可降低血压 2～4 mmHg
B ody wight reduction 减重	BMI：22.5～25.0	每减重 1 kg，可降低 1 mmHg
C igarette smoking cessation 戒烟	完全戒烟	对血压没有直接影响，但对健康有好处
D iet adaptation 改变饮食习惯	DASH 饮食（DASH diet） 饮食原则，丰富的蔬菜水果（每日 8～10 份），多摄取低脂食品（每日 2～3 份），减少摄取含饱和脂肪酸与高胆固醇饮食	可降低 10～12 mmHg
E xercise adoption 运动	有氧运动，每天至少 40 min，每周至少 3～4 天	可降低 3～7 mmHg

药物的选择部分，目前可用的药物种类繁多，大致可以分为 A（α 受体阻滞剂、ACEI、ARB），B（β 受体阻滞剂），C（钙通道阻滞剂），D（利尿），O（其他种类）。每种药物的特性与机制均不同，适应证也不同。但过去英国的国家健康与临床优化研究所（NICE）血压指南倒是可供参考，基于高血压机制的不同，超过 55 岁以上的高血压患者（老年人属于这个人群），建议把 C 也就是钙通道阻滞剂当作是治疗的首选药物，年轻人群（低于 55 岁）则建议以 A（这里指的是 ACEI、ARB）当作首选[12]（图 3-8）。钙通道阻滞剂的适应证相当广，副作用也小，对于动脉硬化的患者相当适合，对动脉内斑块的稳定与中心动脉压的降低也有相当多的文献证实其好处，很适合当作首选的治疗药物。此外，对于前述提到常见于老年人的“单纯收缩期高血压”患者，钙通道阻滞剂也很适合，欧洲心脏学会的高血压治疗指南也将之列为首选药物。但要注意的是，钙通道阻滞剂又可分为对心率与心脏收缩影响较小的 Non-DHP（非二氢吡啶类）CCB 与会干扰心率与抑制心肌收缩的 DHP（二氢吡啶类）CCB，代表药物为维拉帕米、地尔硫䓬，使用上仍须注意。至于第二种药物要选择何种药物，则有相当多的考量。老年人的血压对体内水分多寡相当敏感，往往搭配小剂量的利尿剂，便可以达到不错的辅助降压的效果，但要注意的是利尿剂可能衍生的电解质异常以及过度水分流失对肾的影响。乙型交感神经抑制剂（β 受体阻滞剂），对有心肌梗死或心绞痛的老人，可减少心肌耗氧量并降低心率，但对于心律失常与合并传导异常的老人要格外注意，需从小剂量开始使用。如果老年人同时有哮喘或过敏性气道的问题，则要尽量避免使用此类药物，如果非要使用，一定要用高度选择性的 β 受体阻滞剂，

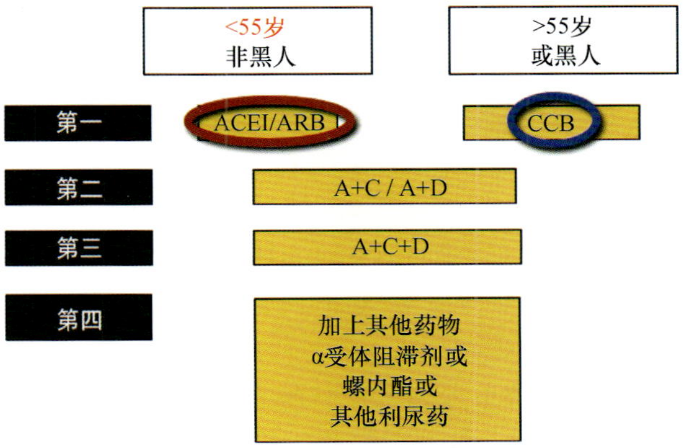

图 3-8 根据年龄选择血压药物流程

如比索洛尔（bisoprolol），同时一定要密切监测老年人的呼吸系统问题。另一种药物 A（ACEI、ARB）对于血压控制不佳的患者是第二线建议并用的药物，与 CCB 合用，除了可有效降压之外，对于有蛋白尿、心肌肥厚、心力衰竭的老年人，更是必用的药物。除了疗效外，因为在肾小球入球与出球小动脉的作用靶点不同，可大幅减少单用 CCB 常见的水肿副作用。但使用时仍须密切留意肾功能与电解质的变化。另一个 A（α 受体阻滞剂），也是老年人的常用药物，但大多是因为前列腺肥大的问题才会处方，因为该药物本身也是降血压药物，使用时要注意血压的波动。此外，因为该药物比较容易产生直立性低血压与反射性心动过速的问题，加上服用时多在睡前，要注意半夜老年人起床可能引发直立性低血压引起的头晕并预防可能引发的跌倒，提醒照护者或老年人夜间起床时需等待头不晕、脚站稳后再行动。

第七节　老年人血压治疗目标的选择

另一个大问题，是血压治疗的标准。尤其对于老年人，到底要治疗到何种程度，也是各国专家努力找出的答案。而到底多老算老，在治疗高血压的领域之定义也有不同，主要是根据临床研究所选择的年龄界限，评估到何年纪血压治疗的标准放宽也不会增加心血管风险。在早期针对年龄超过 60 岁的患者，主要有三个国外大型的随机对照临床研究（randomized control trial），分别是 SHEP、Syst-Eur 与 Syst-China 最具代表性[13-15]。其所研究的对象是老年人最常见的单纯收缩期高血压（ISH），对象是收缩压＞160 mmHg 与舒张压＜90 mmHg 或 95 mmHg 的老年人。最后治疗组的血压控制在 143～151/68～81 mmHg，而对照组则控制在 155～162/72～85 mmHg。积极治疗组的脑卒中与未来心血管事件的风险显著降低。但不同的研究似乎有不同的结果，两个日本的研究，针对年龄层更广（65～85 岁）的人群，将血压降得更低（136 mmHg *vs.* 146 mmHg），却无法看到心血管预后的益处。在另一个针对年龄层较集中（70～85 岁）患者的高血压研究，也发现类似的结果[16-17]（试验组与对照组的血压分别为 137 mmHg *vs.* 142 mmHg）。因此，日本高血压学会采用＜140/90 mmHg 作为老年人的治疗目标[18]。在中国的 Fever 研究则发现，相较于控制在 145 mmHg 以下老年人，心血管事件在血压控制于 140 mmHg 以下的患者中较好，所以到底低一点（收缩压 140 mmHg 以下）是否比较好，在老年人中好像有不同的结果，争议仍然存在[19]。

至于年龄更大的人群（超过 80 岁）的高血压老年人，在一个随机对照临床研究的次人群分析中显示，如果把收缩压控制在 150 mmHg 以下，可显著降低 34％脑卒中的风险，心血管事件与心力衰竭风险也可降低 20％～40％[20]。但值得注意的是在总死亡率与心血管死亡率之间并没有差异。另一个临床研究，可能也是当前比较常被提到与引用的老人高血压研究（HYVET），针对的是 80 岁以上中重度高血压患者（平均血压 173/90 mmHg），该研究主要是以利尿剂当作基础治疗的药物，用 ACEI 当作二线治疗的药物，最后将血压降到 150 mmHg 以下（试验终点时试验组血压降到 144/78 mmHg），有趣的是，该研究被提早终止，因为积极将血压控制到 150 mmHg 以下的老年人，显著降低了 20％的总死亡率，脑卒中也降低了 30％，脑卒中引起的死亡率甚至降了近 40％之多，心力衰竭甚至降低高达 60％之多[21]。最近于美国发表的 SPRINT 研究[22]，又引发了血压治疗标准的讨论，由于该研究所纳入的年龄涵盖 50 岁以上的高血压患者（没有上限），收入的患者广，除排除糖尿病、脑卒中、重度肾功能不全［eGFR＜20 mL/(min・1.73 m^2)］的患者外，其余几乎都纳入为研究对象，比较血压降到 120 mmHg 以下，与降到 140 mmHg 以下，会不会更好。结果在总死亡率与心血管事件方面均降低了近 30％，初步的亚组研究发现男性、75 岁以上、没有心血管与肾脏疾病的人群获益更多。但要注意的是，老年人群，在降压的同时，一定要留意低血压所造成的头晕甚至跌倒的风险。

截至目前，对单独高血压的 80 岁以上老人，将血压控制在 150/90 mmHg 以下是目前较没有争议的共识，也被许多高血压治疗指南所采用。

第八节　血压波动与心血管风险之间的关系

除了降压目标之外，血压的起伏与波动在老年人身上是相当常见的现象，当血压波动大时，单独以某个时段的血压作为治疗的标准便出现了困难。早在 2008 年 Ohasama 研究[23] 2455 例高血压患者（年龄 35～96 岁），记录每天的血压值，当血压与心率波动愈大（每增加一个标准差的波动，心血管风险与脑卒中的风险会增加 20%～40%）。在 ASCOT-BPLA 血压血脂研究中，发现当血压起伏越大，未来脑卒中与冠状动脉疾病的风险越高[24]。在所有降压药物种类当中，钙通道阻滞剂对减少血压的波动最有效[25]（图 3-9）。

有趣的是，当我们把时间缩短到 1 天之内，早晚血压的波动并非起伏小比较好。正常人在晚上休息时，血压是稍微下降的，正常情形，血压的降幅早晚至少有 10% 的差异存在。Rush 的 meta 研究（分析超过 1 万 3 千多例高血压患者）发现，当晚上的血压失去正常的起伏时，心梗与脑卒中发生的风险会增加 25%。当晚上血压失去正常波动甚至于不降反升，对脑部、肾与糖尿病小血管病变都有伤害[26]。而约有一半的原发性高血压与 80% 的糖尿病患者、顽固型高血压患者、慢性肾脏疾病患者的日夜间血压是没有起伏或是反向起伏的[27]。因此 Hermida，在他的 MAPEC 研究，尝试通过服用药物方式，改变日夜间血压的起伏，发现通过服药时间的改变（晚上给药），可有效降低晚上睡眠期间的血压，竟减少了 67% 的心血管事件[28]（复合终点：总死亡率、心梗、心绞痛、心衰、冠脉缺血、急性下肢动脉阻塞、主动脉瘤破裂、视网膜动脉栓塞、出血与缺血性脑卒中）。更有趣的是，在高血压患者，通过服药时间的改变，改善睡眠时的夜间血压，竟然可降低近 50% 日后发生糖尿病的机会[29]。因此美国糖尿病学会甚至在 2014 年的血压治疗指南里明确指出，如果使用的降压药物超过 1 种，建议其中 1 种在夜间服用[30]。但值得注意的是虽然在文献报道中，晚上给予药物似乎在副作用部分并没有显著差异，但仍有学者提出如果用药后视野变差可能要考虑是否由于夜间出现低血压致视神经缺血所导致[31]。因此，在治疗血压改善心血管疾病风险的同时，仍要密切留意可能引发的并发症。

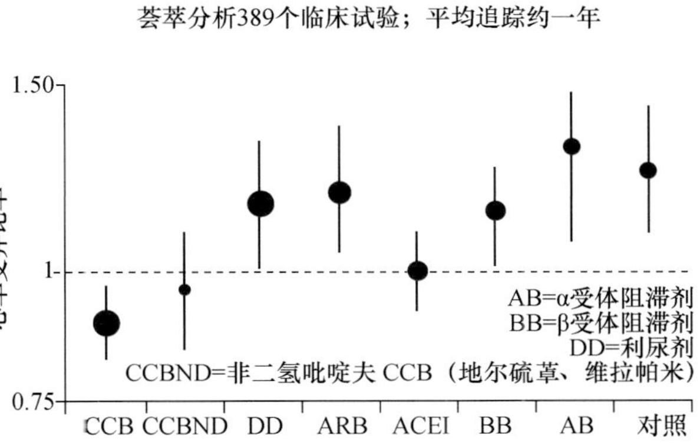

图 3-9　降压药物种类对血压波动的影响

第九节　不同共病与血压治疗

老年人，另一个治疗上的难题是，很少有单纯的高血压患者，随年纪增加，许多慢性疾病也往往同时存在，比如糖尿病、脑卒中、心梗、心力衰竭、慢性阻塞性肺疾病、退行性关节炎、睡眠疾病、睡眠呼吸暂停综合征、前列腺肥大、心脏节律疾病等等。疾病本身，也往往需使用相当多的药物治疗或预防，不同的血压药物以及其他疾病的治疗药物之间，是否会有药物与药物间的相互作用或不良反应产生，是一个需要密切留意的问题。疾病本身对血压治疗的要求与建议，原则是当老年人年龄超过 80 岁，血压标准可放宽到 150/90 mmHg。但单纯没有其他共病、没有蛋白尿的慢性肾脏疾病患者的高血压，则控制在 140/90 mmHg 即可。如果是有蛋白尿的慢性肾脏疾病、冠状动脉疾病、服用抗凝药物预防脑卒中与糖尿病患者，血压则建议降低一点（130/80 mmHg）。

在冠状动脉疾病的患者，标准的治疗药物选择除了抗血小板药物外，往往会使用硝酸甘油类的药物缓解心绞痛，以及β受体阻滞剂来减少心肌耗氧或调节心率，由于药物本身也有降压效果，与其他降压药物并用时可能会进一步降低血压，需留意短暂低血压的发生。

如果老年人有哮喘问题，使用类固醇可能会引发血压与血糖上升，使用气管扩张剂、茶碱可能会导致心率增快。在不明确的情况下，使用非选择性的β受体阻滞剂，可能诱发急性哮喘复发或恶化，如果确实需要使用，建议使用高度选择性的β受体阻滞剂，如比索洛尔会比较安全或是使用可调节心率的钙通道阻滞剂，如地尔硫䓬或是维拉帕米。

对慢性肾病的患者，有相当高的比率血压控制不佳，血压控制不良可能会加速肾脏疾病的恶化，而且其中相当多是顽固性高血压，血压不易控制，因此需要多重药物方能将血压控制好，当演变至重度肾衰竭，血压更是难以控制，ACEI/ARB类药物虽然文献显示具有肾脏保护与降低蛋白尿的益处，但使用上需相当留意，因为这类患者往往为了维持水分恒定，多少都需使用利尿剂来维持尿液排出，当肾的血液灌流不足时，可能会加速肾功能衰退，甚至造成电解质不平衡或高钾血症的风险。有的肾脏疾病患者，因为肾性贫血，需要定期使用促红细胞生成素（erythropoietin，EPO），也可能会引起血压升高，在治疗时一定要询问患者的治疗状况。

随着年纪增大，许多脑神经疾病也会发生，像是帕金森病（Parkinson's disease），该疾病会造成患者的肢体僵硬与活动不便，而治疗该疾病常用的药物甲基多巴本身也是中枢性降血压的药物，也会降低血压，甚至引起严重的直立性低血压发生。笔者就有一位患者，在非药物作用期间血压高达180～190 mmHg，但上午服用甲基多巴后，收缩压会突降至80～90 mmHg，让患者面临不服药行动不便与服药后低血压头晕的两难抉择。

前列腺肥大，也是老年人夜间频尿的一大问题。夜间尿频又导致老年人睡眠问题，甚至成为夜间跌倒的常见原因。因此，为了解决前列腺问题，许多老年人会服用α受体阻滞剂来治疗前列腺肥大，该类药物可能会引发直立性低血压与反射性心动过速的问题。在治疗血压时，要同步评估。

第十节　老年人服药的依从性

最后要讨论一下服药的依从性问题，这是除了医疗专业理论之外，最困难的一环，对血压的控制影响相当巨大。从目前的SRPINT研究，把患者是否会“乖乖”服药（adherence）当作是研究入选或排除的条件可想一般。在过去高血压的临床研究发现，如果要把血压控制好，平均至少要使用两颗降压药[32]（图3-10）。因此，能否好好地吃药是治疗能否成功的关键因素之一。

过去研究发现，如果每天把药交到患者手上，1年后仍然规则服药的比例只有43%，80%的时间都在服药的人只有20%，有20%的人甚至只领取了1次处方[33]（图3-11）。

除了药物的副作用外，服药的多寡也深深影响到患者愿不愿好好吃药。Claxton曾发表一篇药物

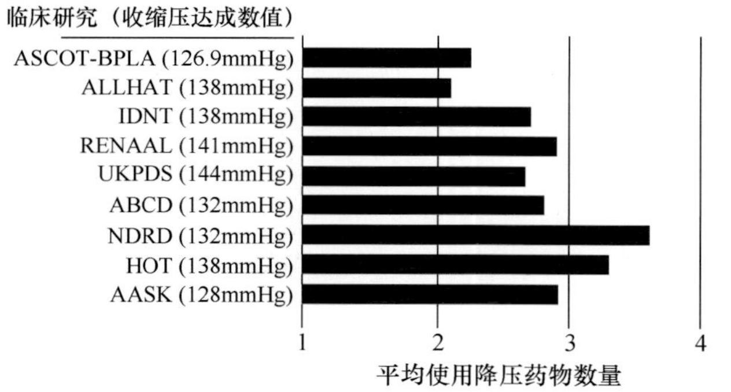

图3-10　血压研究达标所需降压药物数量

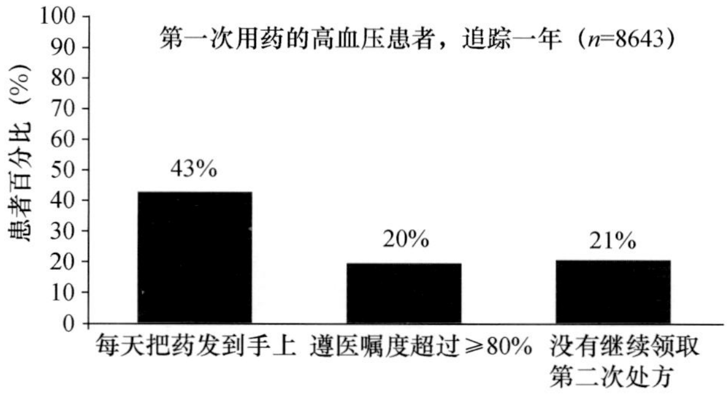

图3-11　高血压患者之服药依从度

数量与服药依从度（compliance）的研究[34]，该研究显示，当服药的数量从 1 颗增加到 2 颗，服药依从度便从 80%降到 70%，当增加到 4 颗时，依从度甚至降到一半（图 3-12）。

服药频率也会影响依从度，从 1 天 1 次增加为 2 次时，依从度降了 23%，1 天 3 次时，依从度下降 30%[35]（图 3-13）。

有趣的是，即使频率与颗数没有改变，仅仅颜色或是形状改变也会影响服药的依从度，在 Keselheim 研究发现，颜色改变时，依从度下降了 34%，而药物形状改变时，依从度下降了 66%，可见药物形状改变的影响比颜色改变还要重要[36]（图 3-14）。

遵医嘱与否，关系到患者的预后，曾有研究指出，若患者没有好好服药，因疾病控制不佳，会增加 36%的住院率与增加 72%的相对死亡率。可见患者有没有好好服药对他的疾病控制与预后是多么重要的一件事情，不可轻忽。

目前，已有许多复方的降压药物，俗称单片复方制剂（single pill combination，SPC）也就是 1 种药物有 2 种成分的降压成分，好处是在不增加药物颗数的情况下，达到增加药物种类与剂量的目的。对于中度以上高血压的治疗，有的高血压治疗指南也将 SPC 列为治疗的选择之一[11]。少了一颗药物，依从度可提升 20%[37]。不仅如此，Alan 发现，一开始就使用 SPC 来治疗高血压的患者，比分开使用两种降压药物的预后较好。使用 SPC 组，心肌梗死相对减少了 44%、脑卒中减少了 21%、因心力衰竭住院减少了 46%[38]。

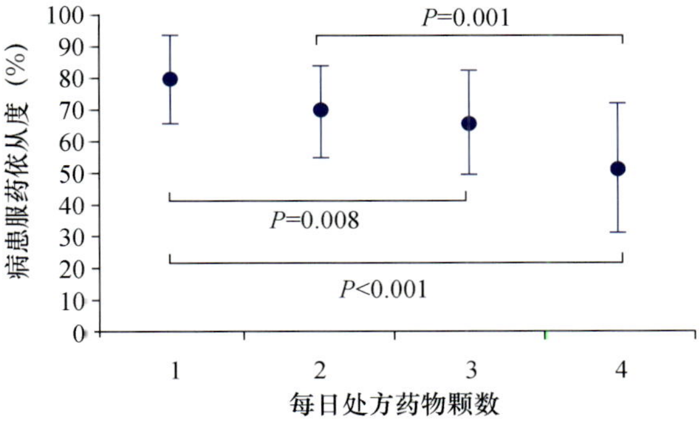

图 3-12 服药颗数与依从度的影响

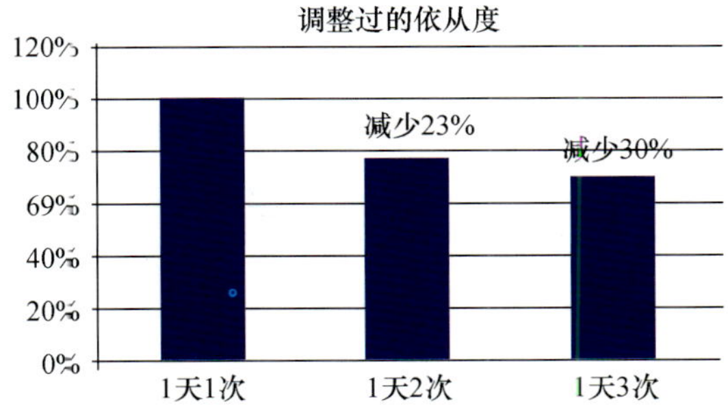

图 3-13 服药频率对依从度的影响

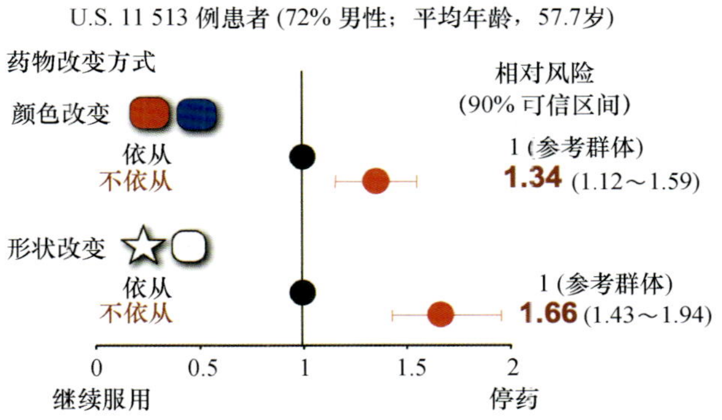

图 3-14 形状与颜色对药物依从度的影响

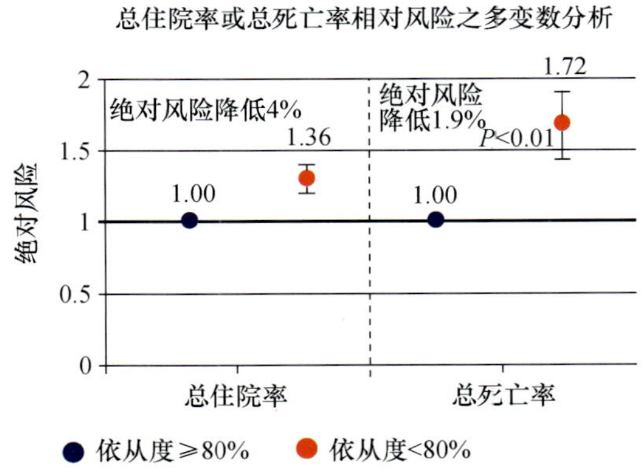

图 3-15 服药依从度与风险之间的相关性

第十一节 结　论

老年高血压的治疗，对健康的促进是相当重要的一件事，各国都逐渐面临人口高龄化的趋势。因此，如何让老年人活得更健康，成为各国医疗体系的重要一环与目标。但老年人群，无论在血压治疗的目标、血压的波动、药物的选择、共病时药物选择与考量方面都与年轻人群不同。我们应重视通过检查与血压监控，客观制订治疗的内容与目标，同时使用 SPC 手段，减少药物的使用数量与频率，达到更佳的依从度等，进而增进老年人的健康，减少疾病造成的失能与家庭的负担。

（陈冠群）

参考文献

[1] Mancia G，Volpe R，Boros S，et al. Cardiovascular risk profile and blood pressure control in Italian hypertensive patients under specialist care. J Hypertens，2004，22：51-57.

[2] Kannel WB. Influence of multiple risk factors on the hazard of hypertension. J Cardiovasc Pharmacol，1990，16 Suppl 5：S53-7.

[3] Su TC，Bai CH，Chang HY，et al. Evidence for improved control of hypertension in Taiwan：1993-2002. J Hypertens，2008，26：600-606.

[4] Shen AY，Yao JF，Brar SS，et al. Racial/ethnic differences in the risk of intracranial hemorrhage among patients with atrial fibrillation. J Am Coll Cardiol，2007，50：309-315.

[5] Lewington S，Clarke R，Qizilbash N，et al. Age-specific relevance of usual blood pressure to vascular mortality：a meta-analysis of individual data for one million adults in 61 prospective studies. Lancet，2002，360：1903-1913.

[6] Lawes CM，Rodgers A，Bennett DA，et al. Blood pressure and cardiovascular disease in the Asia Pacific region. J Hypertens，2003，21：707-716.

[7] Burt VL，Whelton P，Roccella EJ，et al. Prevalence of hypertension in the US adult population. Results from the Third National Health and Nutrition Examination Survey，1988—1991. Hypertension，1995，25：305-313.

[8] Franklin SS，Jacobs MJ，Wong ND，et al. Predominance of isolated systolic hypertension among middle-aged and elderly US hypertensives：analysis based on National Health and Nutrition Examination Survey（NHANES）III. Hypertension，2001，37：869-874.

[9] Sega R，Facchetti R，Bombelli M，et al. Prognostic value of ambulatory and home blood pressures compared with office blood pressure in the general population：follow-up results from the Pressioni Arteriose Monitorate e Loro Associazioni（PAMELA）study. Circulation，2005，111：1777-1783.

[10] Kario K，Saito I，Kushiro T，et al. Home blood pressure and cardiovascular outcomes in patients during antihypertensive therapy：primary results of HONEST，a large-scale prospective，real-world observational study. Hypertension，2014，64：989-996.

[11] Chiang CE，Wang TD，Ueng KC，et al. 2015 guidelines of the Taiwan Society of Cardiology and the Taiwan Hypertension Society for the management of hypertension. J Chin Med Assoc，2015，78：1-47.

[12] Krause T，Lovibond K，Caulfield M，et al. Management of hypertension：summary of NICE guidance. BMJ，2011，343：d4891.

[13] Group SCR. Prevention of stroke by antihypertensive drug treatment in older persons with isolated systolic hypertension. Final results of the Systolic Hypertension in the Elderly Program（SHEP）. SHEP Cooperative Research Group. JAMA，1991，265：3255-3264.

[14] Staessen JA，Fagard R，Thijs L，et al. Randomised double-blind comparison of placebo and active treatment for older patients with isolated systolic hypertension. The Systolic Hypertension in Europe（Syst-Eur）Trial Investigators. Lancet，1997，350：757-764.

[15] Liu L，Wang JG，Gong L，et al. Comparison of active treatment and placebo in older Chinese patients with isolated systolic hypertension. Systolic Hypertension in China（Syst-China）Collaborative Group. J Hypertens，1998，16：1823-1829.

[16] Group. JS. Principal results of the Japanese trial to assess optimal systolic blood pressure in elderly hypertensive patients（JATOS）. Hypertens Res，2008，31：2115-2127.

[17] Ogihara T，Saruta T，Rakugi H，et al. Target blood pressure for treatment of isolated systolic hypertension in the elderly：valsartan in elderly isolated systolic hypertension study. Hypertension，2010，56：196-202.

[18] Ogihara T，Kikuchi K，Matsuoka H，et al. The Japanese Society of Hypertension Guidelines for the Management of Hypertension（JSH 2009）. Hypertens Res，2009，32：3-107.

[19] Zhang Y，Zhang X，Liu L，et al. Is a systolic blood pressure target <140 mmHg indicated in all hypertensives? Subgroup analyses of findings from the randomized FEVER trial. Eur Heart J，2011，32：1500-1508.

[20] Gueyffier F，Bulpitt C，Boissel JP，et al. Antihyper-

tensive drugs in very old people: a subgroup meta-analysis of randomised controlled trials. INDANA Group. Lancet, 1999, 353: 793-796.

[21] Beckett NS, Peters R, Fletcher AE, et al. Treatment of hypertension in patients 80 years of age or older. N Engl J Med, 2008, 358: 1887-1898.

[22] Wright JT, Williamson JD, Whelton PK, et al. A Randomized Trial of Intensive versus Standard Blood-Pressure Control. N Engl J Med, 2015, 373: 2103-2116.

[23] Kikuya M, Ohkubo T, Metoki H, et al. Day-by-day variability of blood pressure and heart rate at home as a novel predictor of prognosis: the Ohasama study. Hypertension, 2008, 52: 1045-1050.

[24] Franklin SS, Jacobs MJ, Wong ND, et al. Predominance of isolated systolic hypertension among middle-aged and elderly US hypertensives: analysis based on National Health and Nutrition Examination Survey (NHANES) III. Hypertension, 2010, 37: 869-874.

[25] Webb AJ, Fischer U, Mehta Z, et al. Effects of antihypertensive-drug class on interindividual variation in blood pressure and risk of stroke: a systematic review and meta-analysis. Lancet, 2010, 375: 906-915.

[26] Roush GC, Fapohunda J, Kostis JB. Evening dosing of antihypertensive therapy to reduce cardiovascular events: a third type of evidence based on a systematic review and meta-analysis of randomized trials. J Clin Hypertens (Greenwich), 2014, 16: 561-568.

[27] Hermida RC, Ayala DE, Mojon A, et al. Influence of circadian time of hypertension treatment on cardiovascular risk: results of the MAPEC study. Chronobiol Int, 2010, 27: 1629-1651.

[28] Hermida RC, Ayala DE, Mojon A, et al. Decreasing sleep-time blood pressure determined by ambulatory monitoring reduces cardiovascular risk. J Am Coll Cardiol, 2011, 58: 1165-1173.

[29] Hermida RC, Ayala DE, Mojon A, et al. Bedtime ingestion of hypertension medications reduces the risk of new-onset type 2 diabetes: a randomised controlled trial. Diabetologia, 2015, 59: 255-265.

[30] Association AD. Standards of medical care in diabetes—2014. Diabetes Care, 2014, 37: S14-80.

[31] Hayreh SS, Zimmerman MB, Podhajsky P, et al. Nocturnal arterial hypotension and its role in optic nerve head and ocular ischemic disorders. Am J Ophthalmol, 1994, 117: 603-624.

[32] Dahlof B, Sever PS, Poulter NR, et al. Prevention of cardiovascular events with an antihypertensive regimen of amlodipine adding perindopril as required versus atenolol adding bendroflumethiazide as required, in the Anglo-Scandinavian Cardiac Outcomes Trial-Blood Pressure Lowering Arm (ASCOT-BPLA): a multicentre randomised controlled trial. Lancet, 2005, 366: 895-906.

[33] Monane M, Bohn RL, Gurwitz JH, et al. The effects of initial drug choice and comorbidity on antihypertensive therapy compliance: results from a population-based study in the elderly. Am J Hypertens, 1997, 10: 697-704.

[34] Claxton AJ, Cramer J, Pierce C. A systematic review of the associations between dose regimens and medication compliance. Clin Ther, 2001, 23: 1296-310.

[35] Coleman CI, Roberts MS, Sobieraj DM, et al. Effect of dosing frequency on chronic cardiovascular disease medication adherence. Curr Med Res Opin, 2012, 28: 669-680.

[36] Kesselheim AS, Bykov K, Avorn J, et al. Burden of changes in pill appearance for patients receiving generic cardiovascular medications after myocardial infarction: cohort and nested case-control studies. Ann Intern Med, 2014, 161: 96-103.

[37] Dezii CM. A retrospective study of persistence with single-pill combination therapy vs. concurrent two-pill therapy in patients with hypertension. Manag Care, 2000, 9: 2-6.

[38] Gradman AH, Parise H, Lefebvre P, et al. Initial combination therapy reduces the risk of cardiovascular events in hypertensive patients: a matched cohort study. Hypertension, 2013, 61: 309-318.

第四章　应用超声心动图评估高血压心脏重构和心脏功能

高血压作为老年人最常见的心血管疾病，一直以来都造成较大的社会负担[1]。文献显示，美国大于 60 岁人群中，高血压的发病率约 65%[2]。我国高血压在老年男性中发病率约 65%，老年女性中约 69%[3]。诸多老年性疾病均显示与高血压之间的强关联性，血压的升高被认为是卒中、冠心病等疾病的危险因素[4]。因此，诊断和治疗高血压，对预防和控制其他心血管相关疾病，具有非常重要的意义。评价高血压对心血管系统造成的损害，是进行高血压诊断和治疗的首要任务。然而，单纯应用动脉血压的方法进行高血压的评估，在临床中存在许多局限性。心脏是高血压的主要靶器官之一，准确地评价心脏的结构与功能，能够更好地评价高血压对心血管系统带来的危害，从而更好地指导高血压的诊断与治疗，甚至为预后提供更加可靠的信息。

高血压使心肌作功的后负荷增加，导致心脏重构，产生心肌肥厚、心房扩大、功能减低等一系列代偿及失代偿表现。超声心动图以其快捷、经济、便于操作和随访等方面的优势，成为评价高血压导致心脏重构和功能改变的最主要的临床方法[5]。本文将从高血压导致心脏结构和功能改变两个方面，介绍超声心动图在高血压的诊断和治疗中的关键作用。

一、高血压与左心室重构

高血压导致左心室后负荷压力升高、心肌肥厚，因此评价左心室肥厚程度成为重要的评价环节。根据美国超声心动图协会（American Society of Echocardiography，ASE）最新制定的《成人心脏腔室定量评价指南》[6]，左心室质量（left ventricular mass，LV mass）的评价可以应用 M 型超声、二维超声等方法进行。不论哪种评价方法，基本原理均为估算心外膜包裹部分的心腔容积与心内膜范围内的心腔容积的差值与心肌细胞质量密度的乘积，然后在此基础上进行修正。如应用 M 型超声进行左心室质量评价的公式为 $LVmass=0.8\times1.04\times[(IVS+LVID+PWT)^3-LVID^3]+0.6\ g$ [IVS 为室间隔厚度（inter ventricular septum），LVID 为左心室内径（left ventricular internal diameter），PWT 为左心室后壁厚度（posterior wall thickness）]。测量时要求 M 型取样线位于左心室中段水平（乳头肌水平），尽量与左心室长轴垂直。目前这一方法也是在国内临床实践中应用较为普遍的方法，相比二维超声方法，操作更加简便和快捷。但 M 型超声评价左心室质量存在其固有的局限性，即通过一维径线以及模型来估测时容易因为室壁、心腔长轴与取样线的夹角而导致高估室壁厚度、心腔内径，同时假设各个部分的室壁为相对均一的厚度，也存在和实际情况的差距。在此基础上，二维超声心动图评价左心室质量可以在一定程度上克服上述问题，其方法为截顶椭圆法和面积长度法。截断椭圆法的公式为 $LVmass=1.05\pi\left\{(b+t)^2\left[\frac{2}{3}(a+t)+d-\frac{a^3}{3(a+t)^2}\right]-b^2\left[\frac{2}{3}a+d-\frac{d^3}{3a^2}\right]\right\}$，面积长度法的公式为 $LVmass=\left\{\left|\frac{5}{6}A_1(a+d+t)\right|-\left[\frac{5}{6}A_2(a+d)\right]\right\}$[$A_1$ 为左心室短轴心外膜横截面积，A_2 为左心室短轴心内膜横截面积，t 为室壁平均厚度$\left(计算公式为\ t=\sqrt{\frac{A_1}{\pi}}-d\right)$，a 为左心室长轴长度，b 为左心室短轴长度，d 为左心室短轴最大径至二尖瓣环水平的长度]。此外，随着超声技术的不断发展，三维超声同样可以测量左心室质量，因目前尚未于临床常规应用，本文不在此具体叙述。

由于左心室质量本身受到身高、体重等诸多因素的影响，应针对每个研究对象进行标准化处理以进行不同研究对象之间的比较。目前文献主要采用身高以及体表面积（body surface area，BSA）这两种方法对左心室的质量进行标准化计算[6-7]。由于性别差异，ASE 分别进行了男性和女性的正常左心室质量临界值划分，其中男性左心室质量正常高值为 115 g/m²，女性为 95 g/m²（数值来源于 M 型超声测量的左心室质量），超过上述范围则认为左心室肥厚（LV hypertrophy，LVH）。

然而，左心室质量增加可以表现为不同的形式——向心性增厚或者离心性增大，随着重构的进程不同，也可以出现两种趋势混杂，为了更好地进行左心室重构的描述，根据左心室相对室壁厚度（relative wall thickness，RWT）是否高于 0.42 和是否存在 LVH，将左心室结构分成了正常结构、向心性重构（concentric remodeling）、向心性肥厚（concentric hypertrophy）、离心性肥厚（eccentric hypertrophy）四种结构类型（表 4-1）。

表 4-1 ASE 左心室结构分型

分型	RWT	LVMI
正常结构	≤0.42	≤115 g/m²（男性） 或≤95 g/m²（女性）
向心性重构	>0.42	≤115 g/m²（男性） 或≤95 g/m²（女性）
向心性肥厚	>0.42	>115 g/m²（男性） 或>95 g/m²（女性）
离心性肥厚	≤0.42	>115 g/m²（男性） 或>95 g/m²（女性）

LVMI，左心室心肌重量指数

较大规模的临床研究——APROS 研究（Assessment of Prognostic Risk Observational Survey）提示应用超声心动图评价左心室质量指数能更好地进行高血压患者的危险分层，低危险度患者的比例从未纳入左心室质量指数时的 18.7%降到 11.1%，而高危人群则上升到了超过 50%的比例[8]。Schillaci G 等[9]的研究同样显示通过左心室质量的评价，改变高血压患者危险分层，约 27%和 32%的低危和中危高血压患者存在左心室肥厚，因此可更好地界定出需要进行药物治疗的高血压患者，在诊断和治疗中显示出重要作用。近期的 PAMELA（Pressioni Monitorate e Loro Associazioni）研究针对 1716 名研究对象分析显示，根据体表面积进行标准化的 LVH 者，其心血管死亡率为非 LVA 者的 3 倍左右，如果根据身高标准化的 LVH 者，心血管死亡率则是非 LVH 者的 2 倍左右[10]。在已经存在 LVH 的高血压患者中，左心室结构类型同样可以对预后有提示作用，LIFE（Losartan Intervention for Endpoint Reduction）研究显示，向心性重构、向心性肥厚和离心性肥厚分别显示出 2.99、2.71 和 1.79 倍的风险值[11]。同时，LIFE 研究还证实，在基线水平存在 LVH 的高血压患者，在治疗过程中，LV 质量的减小与临床终点事件和血压降低效果以及治疗中的死亡率发生概率均相关，其临床终点事件发生率（包括心血管死亡率、卒中发生率、心肌梗死发生率以及全因死亡率）明显减低[12]。在几种左心室结构形态中，向心性肥厚更加受到广泛关注，Muiesan ML[13]等的研究显示治疗过程中新出现的或者持续存在的向心性肥厚均可提示预后更差，在向心性肥厚的患者中，左心室质量中度增加或重度增加的患者，心血管事件发生率明显增加的风险增高 3～4 倍。

在临床应用当中，还可以通过左心室的室壁厚度进行左心室肥厚程度的简单判断，根据 2015 年 ASE 推荐的评价高血压患者左心室室壁厚度的指南[14]，左心室室间隔和后壁的厚度可按照表 4-2 进行简单评价。

表 4-2 2015 年 ASE 推荐高血压患者左心室室壁厚度评价方法[14]

	女性				男性			
	正常	轻度增厚	中度增厚	重度增厚	正常	轻度增厚	中度增厚	重度增厚
室间隔厚度（cm）	0.6～0.9	1.0～1.2	1.3～1.5	≥1.6	0.6～1.0	1.1～1.3	1.4～1.6	≥1.7
左心室后壁厚度（cm）	0.6～0.9	1.0～1.2	1.3～1.5	≥1.6	0.6～1.0	1.1～1.3	1.4～1.6	≥1.7

二、高血压与左心室舒张功能减低

左心室舒张功能减低在许多疾病中非常常见，有些由于结构因素导致，有些则由于分子机制造成，事实上二者通常也会混杂在一起并循环作用。舒张功能减低是许多疾病的独立预测因素[15]，因此舒张功能的评价极其重要。高血压患者早期即可出现舒张功能减低，随着病程进展甚至可以发展成为收缩功能保留的心衰（heart failure preserved ejection fraction，HFpEF）[16]。HFpEF 以 EF≥50%但存在心衰症状为特点，因治疗效果和预后较差在近年来临床工作中得到广泛关注[17]。

根据最新的 ASE《超声心动图评价左心室舒张功能指南》[18]，应用超声心动图评价舒张功能包含了几个方面的参数，即①左心房容积指数（left atrial volume index，LAVI）＞34 ml/m²；②间隔侧二尖瓣环舒张早期运动速度（Em 或 E′）＜7 cm 或侧壁 Em＜10 cm；③二尖瓣舒张早期流速与二尖瓣环舒张早期运动速度比值（E/Em 或 E/E′）＞14；以及④三尖瓣反流流速（tricuspid regurgitation）＞2.8 m/s。满足以上两者及两者以上则可疑左心室舒张功能减低。事实上，以上表现均可以由于左心室室壁顺应性减低、心室腔充盈压升高等而引发。

左心房容积受到左心室充盈压力的影响，在无二尖瓣反流等血流动力学增加容积因素以及心房颤动等节律因素作用的前提下，左心房容积指数的增加，被认为是左心室舒张功能受损的表现。尽管左心房增大可通过左心房上下径（left atrial dimension，LAD）以及左心房容积进行评估，但是目前 ASE 并不推荐使用左心房上下径定量评价左心房扩大水平[6]。左心房容积（left atrial volume，LAV）主要通过二维或三维超声心动图进行测量。二维超声心动图测量左心房容积多采用面积长度法，按照公式 $LAV=\frac{\varepsilon}{3\pi}(A4C \cdot A2C/L)$［通过四腔心和两腔心切面，沿着左心房内膜进行手动追踪，获得切面面积（A4C、A2C）和前后最大径中较短的一个测量值（L）］进行计算。左心房扩大与许多因素相关，如年龄、性别、体形等[4]。因此需要根据体表面积（BSA）进行标准化计算左心房容积指数（left atrial volume index，LAVI），也有研究认为，在肥胖患者中，通过 BSA 标准化的左心房容积指数，容易高估患者心房扩大程度，而根据身高进行标准化则可能避免这一情况[19]。ASE 指南主要推荐应用 BSA 标准化的 LAVI，左心房扩大可根据左心房容积指数分成正常（LAVI＜29 ml/m²）、轻度扩张（29 ml/m²≤LAVI＜34 ml/m²）、中度扩张（34 ml/m²≤LAVI＜40 ml/m²）以及重度扩张（≥40 ml/m²）[6]。此外，左心房不仅仅是存储和血液流经的通道（储器功能和管道功能），实际上还具有收缩功能[20]，当左心室舒张功能改变时，左心房的功能同样也存在变化。

文献已经证实，在普通人群中左心房的容积增加与死亡率相关，而左心房射血分数是独立于诸多临床因素之外的预测指标[21]。Eshoo S 等[22]发现即使仅仅较低幅度的血压升高（血压高于 140/90 mmHg，但低于 160/100 mmHg）都会引起左心房的增大［正常人群左心房容积（45.4±13.7）ml，而轻度高血压患者的左心房容积则为（62.8±17.9）ml］。近期，基于 881 名高血压患者治疗过程中的左心房评价显示，左心房径线增加提示心血管危险事件发生率提高[23]。不仅仅是左心房容积的增加，左心房功能也随着舒张功能减低而出现异常，因此也在高血压患者中有所表现。慢性高血压患者中，左心房容积升高的同时，左心房的被动排空能力下降，而主动收缩能力提高[24]。未治疗的高血压患者当中，左心房的储器功能与血压的变异度显著相关[25]。随着斑点追踪技术的广泛应用，更多研究发现左心房心肌机械运动特征可以在早期反映左心房功能的改变。在无症状的高血压患者当中，收缩期左心房应变峰值与左心房容积以及左心室径向应变相关[26]。此外有研究显示，即使在左心房容积正常的高血压患者当中，左心房应变也出现明显减低[27-28]。

除了左心房容积和功能的改变，二尖瓣血流动力学和二尖瓣环运动特征也是反映左心室舒张功能的良好指标。E/Em 被许多文献证实，可重复性较好，在诸多心脏疾病状态下具有较好的评价舒张功能并指导预后的能力[29-34]。E/Em 的测量通常在心尖四腔心切面进行，二尖瓣舒张早期流速 E 的测量要求在频谱多普勒模式下进行，取样线穿过二尖瓣口而取样框则位于二尖瓣开口上方 1 cm 左右的距离。二尖瓣的瓣环运动速度通过组织多普勒技术获得，采集时应尽量避免运动方向与取样线之间的角度过大，从而获得较准确的测量数据[14]。ASCOT（Anglo-Scandinavian Cardiac Outcomes Trial）研究显示，高血压患者中 E/Em 每增加一个单位，心血管事件发生的概率增加 17%[35]。除了 E/Em 外，许多频谱多普勒、组织多普勒的参数也可以在一定程度上反映心室舒张功能，并显示出在高血压患者中的评价和预测价值。如E/A，反映舒张晚期，左心房收缩对左心室充盈的补充，Schillaci G等[36]在研究中描述高血压患者中E/A经过年龄和心律等调整后，可以预测患者的心血管事件发生。由于相对于E/Em而言，舒张期二尖瓣E峰减速时间[37]、肺静脉流速[38]、E/A等相对变异度较大，因此目前临床推荐应用E/Em进行舒张功能减低的诊断和分级[18]。

此外，临床研究发现约≥80%HFpEF患者存在高血压，高于EF减低患者中的比例[39-41]。近期研究显示，在高血压患者中，E/Em与新发生的HFpEF具有独立相关性[42]。研究还发现在高血压患者中存在HFpEF的患者比单纯高血压患者的左心房增大发病率更高[43-44]，左心房的总射血分数减低[45]。由于HFpEF的治疗相对而言更加复杂和困难，在高血压患者中早期识别和注意提示HFpEF发生的可能也更加重要。

三、高血压与左心室收缩功能减低

尽管高血压患者早期多表现为舒张功能减低，但临床工作中经常遇到因高血压未得到及时控制，直接以收缩功能严重减低来就诊的患者。高血压患者的收缩功能得到早期评价，同样至关重要。收缩功能评价，可根据不同技术进行相应的分析，如应用M型超声、二维超声、三维超声、组织多普勒技术（tissue Doppler image，TDI）以及斑点追踪技术（speckle tracking image，STI）等，可以从容积变化以及心肌机械运动两个方面进行评价。目前ASE指南对二维超声评价收缩功能的推荐方法是双平面Simpson法[6]，根据四腔心和两腔心的内膜勾画，通过分层圆盘叠加，推算舒张末期和收缩末期的容积，根据公式计算出射血分数（EF）。此外，三维超声心动图也可以通过全容积等成像模式进行左心室容积的计算，从而直接获取舒张末期和收缩末期的容积。根据ASE指南，男性LVEF正常范围为52%～72%，41%～51%为轻度减低，30%～40%为中度减低，低于30%为重度减低，而女性划分标准略有不同，54%～74%为正常范围，41%～53%为轻度减低，中度和重度减低标准与男性相同[6]。

然而临床工作中，通过EF来评价左心室的收缩功能，存在一定局限性，例如依赖负荷、心率、心脏结构假设等，对于亚临床改变也相对不敏感[46]。因此，需要一些能够早期发现患者收缩功能障碍的参数。随着技术的发展，TDI和STI技术在收缩功能亚临床改变中所起到的作用得到广泛的认同。在诸多TDI和STI参数中，长轴应变（longitudinal strain）以其较好的可重复性以及与病程的密切关系[47]，成为目前新的收缩功能评价方法中较为常用的指标[48]。多中心研究显示，相比于正常人群，高血压患者的左心室收缩应变较低，证明高血压患者的左心室收缩功能存在亚临床改变[49]。Saito M等[50]针对388名无症状的高血压患者研究显示较低的左心室整体长轴应变，及其在随访过程中的迅速减低，均与患者的心血管事件发生率相关。白大衣高血压患者和持续性高血压相比，其左心室收缩应变、环形应变均无明显差异，但低于正常人群[51]。对比治疗后控制较好的高血压患者与血压控制不佳的患者，则可以发现控制不佳患者的收缩应变绝对值更低，说明其收缩功能不仅低于正常人群，同时也低于控制相对较好的高血压患者，且研究发现该现象无法通过后负荷的增加来解释[52]。近期应用应变进行心脏亚临床收缩功能减低的评价大多使用二维应变技术，三维应变技术因帧频相对较低，存在一定技术局限性，应用尚不广泛。此外，由于应变缺少相对统一的参考标准，临床应用仍然受到一定的限制。

四、高血压与右心室重构

作用于左心室的同时，高血压同样会造成右心室的重构。然而右心室因为结构相对复杂，其研究难度相对更高。通常通过右室壁厚度、右心室容积、右心室射血分数以及STI技术评价右心室壁心肌机械运动等参数进行评价[53]。

最早描述高血压患者右心室重构的文献是1985年Gottdiener JS[54]的研究，显示在49名无肺动脉高压的系统性高血压患者中，有40名患者出现右心室壁增厚，且增厚的程度与患者左心室室壁增厚程度相关（$r=0.76$，$P<0.005$）。Cuspidi C等[55]回顾了1985—2012年共13个研究，总研究对象共1290名，均为未治疗的高血压患者。回顾显示，约28%的患者出现右心室室壁增厚（3.9～7.0 mm不等），在不同研究中，比例跨度从17%到80%，同时右心室前壁厚度与左心室后壁厚度

存在正相关性（平均 r=0.62）。该回顾中部分文献采用的右心室室壁增厚的标准相对不统一，按照目前 ASE 指南，右心室肥厚的诊断标准为右心室游离壁中段厚度≤4 mm[6]。不仅结构改变，近期 Tadic M 等进行的有关高血压患者右心功能的研究显示，高血压患者不同类型的左心室肥厚与右心室的二维应变和三维超声评价的收缩功能具有一定联系，右心室收缩功能在向心性肥厚、扩大型心室等结构类型中明显减低[56]。而夜间血压的变异度亦和右心室结构重构以及功能减低相关[57]。在糖尿病并发高血压者中，高血压对于右心室的机械运动存在不良影响[58]。即便是隐匿性高血压，通过右心室机械运动的评价，研究发现其右心室壁收缩功能与持续性高血压时一样出现减低[59]。

五、高血压与主动脉扩张

除了心室、心房的重构以及功能改变，高血压常伴有主动脉扩张，是许多主动脉疾病的主要危险因素之一。超声心动图评价主动脉时相对受到透声窗的限制，因此主要通过胸骨旁切面显示升主动脉根部，缩短的心尖四腔心切面显示胸段降主动脉，从胸骨上窝切面显示主动脉弓，从剑突下切面显示腹主动脉的各个部分，但临床工作中通常较难显示完整的主动脉全程[60]。目前主动脉各段内径的正常值范围根据不同指南略有不同[6,60]。文献显示根据不同的标准，高血压患者的主动脉增宽的发病率约为 17%～22%不等[61]。主动脉增宽是主动脉顺应性减低的后果之一，而主动脉顺应性的减低在高血压患者中则与致命性卒中事件[62]以及全因死亡率[63]相关，因此主动脉内径的评价也是高血压患者评价的重要环节之一。

心脏作为高血压作用的重要靶器官之一，其结构和功能的改变能够充分反映高血压对全身作用的严重程度，心脏的重构和功能紊乱程度更与患者的预后存在较强的相关性，因此评价高血压患者的心脏结构和功能状态成为诊断和治疗高血压过程中极其重要的环节。超声心动图通过描述高血压患者的左心室肥厚、左心房增大、心功能减低、右心改变等方面的信息，为该疾病提供了直接、有效的评价手段和方法，从而在高血压的诊断和治疗中起到关键作用。

（蔡绮哲　吕秀章）

参考文献

[1] Staessen JA, Wang J, Bianchi G, et al. Essential hypertension. Lancet, 2003, 361: 1629-1641.

[2] Nwankwo T, Yoon SS, Burt V, et al. Hypertension among adults in the United States: National Health and Nutrition Examination Survey, 2011-2012. NCHS data brief, 2013: 1-8.

[3] Bundy JD, He J. Hypertension and Related Cardiovascular Disease Burden in China. Annals of global health, 2016, 82: 227-233.

[4] Yao GH, Deng Y, Liu Y, et al. Echocardiographic Measurements in Normal Chinese Adults Focusing on Cardiac Chambers and Great Arteries: A Prospective, Nationwide, and Multicenter Study. Journal of the American Society of Echocardiography: official publication of the American Society of Echocardiography, 2015, 28: 570-579.

[5] Douglas PS, Garcia MJ, Haines DE, et al. ACCF/ASE/AHA/ASNC/HFSA/HRS/SCAI/SCCM/SCCT/SCMR 2011 Appropriate Use Criteria for Echocardiography. A Report of the American College of Cardiology Foundation Appropriate Use Criteria Task Force, American Society of Echocardiography, American Heart Association, American Society of Nuclear Cardiology, Heart Failure Society of America, Heart Rhythm Society, Society for Cardiovascular Angiography and Interventions, Society of Critical Care Medicine, Society of Cardiovascular Computed Tomography, Society for Cardiovascular Magnetic Resonance American College of Chest Physicians. Journal of the American Society of Echocardiography: official publication of the American Society of Echocardiography, 2011, 24: 229-267.

[6] Lang RM, Badano LP, Mor-Avi V, et al. Recommendations for cardiac chamber quantification by echocardiography in adults: an update from the American Society of Echocardiography and the European Association of Cardiovascular Imaging. Journal of the American Society of Echocardiography: official publication of the American Society of Echocardiography, 2015, 28: 1-39. e14.

[7] Chirinos JA, Segers P, De Buyzere ML, et al. Left ventricular mass: allometric scaling, normative values, effect of obesity, and prognostic performance. Hypertension, 2010, 56: 91-98.

[8] Cuspidi C, Ambrosioni E, Mancia G, et al. Role of

echocardiography and carotid ultrasonography in stratifying risk in patients with essential hypertension: the Assessment of Prognostic Risk Observational Survey. Journal of hypertension, 2002, 20: 1307-1314.

[9] Schillaci G, De Simone G, Reboldi G, et al. Change in cardiovascular risk profile by echocardiography in low-or medium-risk hypertension. Journal of hypertension, 2002, 20: 1519-1525.

[10] Cuspidi C, Facchetti R, Bombelli M, et al. Prognostic value of left ventricular mass normalized to different body size indexes: findings from the PAMELA population. Journal of hypertension, 2015, 33: 1082-1089.

[11] Gerdts E, Cramariuc D, de Simone G, et al. Impact of left ventricular geometry on prognosis in hypertensive patients with left ventricular hypertrophy (the LIFE study). European journal of echocardiography: the journal of the Working Group on Echocardiography of the European Society of Cardiology, 2008, 9: 809-815.

[12] Devereux RB, Wachtell K, Gerdts E, et al. Prognostic significance of left ventricular mass change during treatment of hypertension. Jama, 2004, 292: 2350-2356.

[13] Muiesan ML, Salvetti M, Monteduro C, et al. Left ventricular concentric geometry during treatment adversely affects cardiovascular prognosis in hypertensive patients. Hypertension, 2004, 43: 731-738.

[14] Marwick TH, Gillebert TC, Aurigemma G, et al. Recommendations on the Use of Echocardiography in Adult Hypertension: A Report from the European Association of Cardiovascular Imaging (EACVI) and the American Society of Echocardiography (ASE). Journal of the American Society of Echocardiography: official publication of the American Society of Echocardiography, 2015, 28: 727-754.

[15] AlJaroudi WA, Alraies MC, Halley C, et al. Incremental prognostic value of diastolic dysfunction in low risk patients undergoing echocardiography: beyond Framingham score. The international journal of cardiovascular imaging, 2013, 29: 1441-1450.

[16] Kaplon-Cieslicka A, Tyminska A, Peller M, et al. Diagnosis, Clinical Course, and 1-Year Outcome in Patients Hospitalized for Heart Failure With Preserved Ejection Fraction (from the Polish Cohort of the European Society of Cardiology Heart Failure Long-Term Registry). The American journal of cardiology, 2016, 118: 535-542.

[17] Shah SJ, Kitzman DW, Borlaug BA, et al. Phenotype-Specific Treatment of Heart Failure With Preserved Ejection Fraction: A Multiorgan Roadmap. Circulation, 2016, 134: 73-90.

[18] Nagueh SF, Smiseth OA, Appleton CP, et al. Recommendations for the Evaluation of Left Ventricular Diastolic Function by Echocardiography: An Update from the American Society of Echocardiography and the European Association of Cardiovascular Imaging. Journal of the American Society of Echocardiography: official publication of the American Society of Echocardiography, 2016, 29: 277-314.

[19] Patel DA, Lavie CJ, Gilliland Y, et al. Left Atrial Volume and Mortality Prediction: Does the Method of Indexing Matter? Circulation, 2009, 120: S382.

[20] Blume GG, McLeod CJ, Barnes ME, et al. Left atrial function: physiology, assessment, and clinical implications. European journal of echocardiography: the journal of the Working Group on Echocardiography of the European Society of Cardiology. 2011, 12: 421-430.

[21] Gupta S, Matulevicius SA, Ayers CR, et al. Left atrial structure and function and clinical outcomes in the general population. European heart journal, 2013, 34: 278-285.

[22] Eshoo S, Ross DL, Thomas L. Impact of mild hypertension on left atrial size and function. Circulation Cardiovascular imaging, 2009, 2: 93-99.

[23] Gerdts E, Wachtell K, Omvik P, et al. Left atrial size and risk of major cardiovascular events during antihypertensive treatment: losartan intervention for endpoint reduction in hypertension trial. Hypertension, 2007, 49: 311-316.

[24] Erol MK, Yilmaz M, Acikel M, et al. Left atrial mechanical function in patients with essential hypertension. Acta Cardiol, 2002, 57: 323-327.

[25] Tadic M, Cuspidi C, Ilic I, et al. The relationship between blood pressure variability, obesity and left atrial phasic function in hypertensive population. The international journal of cardiovascular imaging, 2016, 32: 603-612.

[26] Miyoshi H, Oishi Y, Mizuguchi Y, et al. Early predictors of alterations in left atrial structure and function related to left ventricular dysfunction in asymptomatic patients with hypertension. J Am Soc Hypertens, 2013, 7: 206-215.

[27] Mondillo S, Cameli M, Caputo ML, et al. Early detection of left atrial strain abnormalities by speckle-tracking in hypertensive and diabetic patients with normal left atrial size. Journal of the American Society of Echocardiography: official publication of the American Society of Echocardiography, 2011, 24: 898-908.

[28] Xu TY, Sun JP, Lee AP, et al. Left atrial function as assessed by speckle-tracking echocardiography in hypertension. Medicine, 2015, 94: e526.

[29] Wang M, Yip GW, Wang AY, et al. Peak early diastolic mitral annulus velocity by tissue Doppler imaging adds independent and incremental prognostic value. Journal of the American College of Cardiology, 2003, 41: 820-826.

[30] Troughton RW, Prior DL, Frampton CM, et al. Usefulness of tissue doppler and color M-mode indexes of left ventricular diastolic function in predicting outcomes in systolic left ventricular heart failure (from the ADEPT study). The American journal of cardiology, 2005, 96: 257-362.

[31] Redfield MM, Jacobsen SJ, Burnett JC, Jr., et al. Burden of systolic and diastolic ventricular dysfunction in the community: appreciating the scope of the heart failure epidemic. Jama, 2003, 289: 194-202.

[32] Hillis GS, Moller JE, Pellikka PA, et al. Noninvasive estimation of left ventricular filling pressure by E/e′ is a powerful predictor of survival after acute myocardial infarction. Journal of the American College of Cardiology, 2004, 43: 360-367.

[33] Wang M, Yip G, Yu CM, et al. Independent and incremental prognostic value of early mitral annulus velocity in patients with impaired left ventricular systolic function. Journal of the American College of Cardiology, 2005, 45: 272-277.

[34] Sharma R, Pellerin D, Gaze DC, et al. Mitral peak Doppler E-wave to peak mitral annulus velocity ratio is an accurate estimate of left ventricular filling pressure and predicts mortality in end-stage renal disease. Journal of the American Society of Echocardiography: official publication of the American Society of Echocardiography, 2006, 19: 266-273.

[35] Sharp AS, Tapp RJ, Thom SA, et al. Tissue Doppler E/E′ ratio is a powerful predictor of primary cardiac events in a hypertensive population: an ASCOT substudy. European heart journal, 2010, 31: 747-752.

[36] Schillaci G, Pasqualini L, Verdecchia P, et al. Prognostic significance of left ventricular diastolic dysfunction in essential hypertension. Journal of the American College of Cardiology, 2002, 39: 2005-2011.

[37] Whalley GA, Doughty RN, Gamble GD, et al. Pseudonormal mitral filling pattern predicts hospital readmission in patients with congestive heart failure. Journal of the American College of Cardiology, 2002, 39: 1787-1795.

[38] Dini FL, Michelassi C, Micheli G, Rovai D. Prognostic value of pulmonary venous flow Doppler signal in left ventricular dysfunction: contribution of the difference in duration of pulmonary venous and mitral flow at atrial contraction. Journal of the American College of Cardiology, 2000, 36: 1295-1302.

[39] Davis BR, Kostis JB, Simpson LM, et al. Heart failure with preserved and reduced left ventricular ejection fraction in the antihypertensive and lipid-lowering treatment to prevent heart attack trial. Circulation, 2008, 118: 2259-2267.

[40] Tannenbaum S, Sayer GT. Advances in the pathophysiology and treatment of heart failure with preserved ejection fraction. Current opinion in cardiology, 2015, 30: 250-258.

[41] Lam CS, Donal E, Kraigher-Krainer E, et al. Epidemiology and clinical course of heart failure with preserved ejection fraction. European journal of heart failure, 2011, 13: 18-28.

[42] Gu J, Fan YQ, Han ZH, et al. Association between long-term prescription of aldosterone antagonist and the progression of heart failure with preserved ejection fraction in hypertensive patients. International journal of cardiology, 2016, 220: 56-60.

[43] Su G, Cao H, Xu S, et al. Left atrial enlargement in the early stage of hypertensive heart disease: a common but ignored condition. J Clin Hypertens (Greenwich), 2014, 16: 192-197.

[44] Melenovsky V, Borlaug BA, Rosen B, et al. Cardiovascular features of heart failure with preserved ejection fraction versus nonfailing hypertensive left ventricular hypertrophy in the urban Baltimore community: the role of atrial remodeling/dysfunction. Journal of the American College of Cardiology, 2007, 49: 198-207.

[45] Melenovsky V, Hwang SJ, Redfield MM, et al. Left atrial remodeling and function in advanced heart failure with preserved or reduced ejection fraction. Circ Heart Fail, 2015, 8: 295-303.

[46] Marwick TH. Methods used for the assessment of LV

systolic function: common currency or tower of Babel? Heart, 2013, 99: 1078-1086.

[47] Risum N, Ali S, Olsen N, et al. Variability of global left ventricular deformation analysis using vendor dependent and independent two-dimensional speckle-tracking software in adults. Journal of the American Society of Echocardiography: official publication of the American Society of Echocardiography, 2012, 25: 1195-1203.

[48] Hensel KO, Jenke A, Leischik R. Speckle-tracking and tissue-Doppler stress echocardiography in arterial hypertension: a sensitive tool for detection of subclinical LV impairment. Biomed Res Int, 2014, 2014: 472562.

[49] Morris DA, Otani K, Bekfani T, et al. Multidirectional global left ventricular systolic function in normal subjects and patients with hypertension: multicenter evaluation. Journal of the American Society of Echocardiography: official publication of the American Society of Echocardiography, 2014, 27: 493-500.

[50] Saito M, Khan F, Stoklosa T, et al. Prognostic Implications of LV Strain Risk Score in Asymptomatic Patients With Hypertensive Heart Disease. JACC Cardiovascular imaging, 2016, 9: 911-921.

[51] Tadic M, Cuspidi C, Ivanovic B, et al. Influence of White-Coat Hypertension on Left Ventricular Deformation 2-and 3-Dimensional Speckle Tracking Study. Hypertension, 2016, 67: 592-596.

[52] Chen XJ, Sun XL, Zhang Q, et al. Uncontrolled blood pressure as an independent risk factor of early impaired left ventricular systolic function in treated hypertension. Echocardiography 2016 (ahead of print).

[53] Rudski LG, Lai WW, Afilalo J, et al. Guidelines for the echocardiographic assessment of the right heart in adults: a report from the American Society of Echocardiography endorsed by the European Association of Echocardiography, a registered branch of the European Society of Cardiology, and the Canadian Society of Echocardiography. Journal of the American Society of Echocardiography: official publication of the American Society of Echocardiography, 2010, 23: 685-713; quiz 86-8.

[54] Gottdiener JS, Gay JA, Maron BJ, et al. Increased right ventricular wall thickness in left ventricular pressure overload: echocardiographic determination of hypertrophic response of the "nonstressed" ventricle. Journal of the American College of Cardiology, 1985, 6: 550-555.

[55] Cuspidi C, Sala C, Muiesan ML, et al. Right ventricular hypertrophy in systemic hypertension: an updated review of clinical studies. Journal of hypertension, 2013, 31: 858-865.

[56] Tadic M, Cuspidi C, Vukomanovic V, et al. Right ventricular remodeling and updated left ventricular geometry classification: is there any relationship? Blood Press, 2016: 1-6.

[57] Tadic M, Cuspidi C, Vukomanovic V, et al. The Association between Obesity, Blood Pressure Variability, and Right Ventricular Function and Mechanics in Hypertensive Patients. Journal of the American Society of Echocardiography: official publication of the American Society of Echocardiography, 2016, 29: 802-811.

[58] Tadic M, Cuspidi C, Vukomanovic V, et al. The influence of type 2 diabetes and arterial hypertension on right ventricular layer-specific mechanics. Acta diabetologica 2016. (ahead of print).

[59] Tadic M, Cuspidi C, Vukomanovic V, et al. The influence of masked hypertension on the right ventricle: is everything really masked? J Am Soc Hypertens, 2016, 10: 318-324.

[60] Evangelista A, Flachskampf FA, Erbel R, et al. Echocardiography in aortic diseases: EAE recommendations for clinical practice. European journal of echocardiography: the journal of the Working Group on Echocardiography of the European Society of Cardiology, 2010, 11: 645-658.

[61] Milan A, Avenatti E, Tosello F, et al. Aortic root dilatation in essential hypertension: prevalence according to new reference values. Journal of hypertension, 2013, 31: 1189-1195.

[62] Laurent S, Katsahian S, Fassot C, et al. Aortic stiffness is an independent predictor of fatal stroke in essential hypertension. Stroke; a journal of cerebral circulation, 2003, 34: 1203-1206.

[63] Laurent S, Boutouyrie P, Asmar R, et al. Aortic stiffness is an independent predictor of all-cause and cardiovascular mortality in hypertensive patients. Hypertension, 2001, 37: 1236-1241.

第五章　老年高血压患者的药物治疗

一、老年高血压的特点

我国人口众多，并逐步进入老龄化社会。根据2002年卫生部（现国家卫生和计划生育委员会）组织的全国居民27万人营养与健康状况调查资料显示，我国60岁及以上人群高血压的患病率为49%，即约每2位60岁以上人口中就有1人患高血压。老年高血压患病率高，患者数量大，防治任重而道远。

老年高血压具有以下特点。①单纯收缩期高血压明显增多。根据2003年JNC7的定义：收缩压≥140 mmHg，舒张压＜90 mmHg为单纯收缩期高血压[1]。1991年全国高血压抽样调查资料分析表明，我国老年人单纯收缩期高血压患病率为21.5%，占老年高血压患者的53.21%，即老年高血压患者中一半以上是单纯收缩期高血压。35岁以后单纯收缩期高血压患病率随年龄增长而显著增高，每增长10岁患病率约增高1倍。单纯收缩期高血压的患病率在≥55岁组、≥65岁组、≥75岁组的高血压患者中分别占52.7%、62.4%和69%[2]。②血压波动增大：高血压伴有直立性低血压和餐后低血压者增多。老年人血压波动大，给降压治疗带来困难，并且在血压急剧波动时，可显著增加心血管事件的发生。③血压昼夜节律异常者增多。④老年高血压患者常常合并多种疾病，包括冠心病、脑血管疾病、慢性肾功能不全、糖尿病等。所以在老年高血压的治疗中，要结合老年高血压的自身特点，综合考虑多种疾病合并存在的情况，选择恰当的药物，同时要注意药物相互之间的配伍协同作用，尽量个体化治疗，在取得疗效的同时，要更加注意用药的安全性。

二、老年高血压的降压目标

老年高血压治疗获益已被大量循证医学证据证实。STOP研究纳入1627例70～84岁高血压患者，随机接受β受体阻滞剂或利尿剂或安慰剂治疗，平均随访25个月，结果表明，脑卒中发病率和死亡率显著降低[3]。Sys-China研究发现，每治疗1000例中国老年单纯收缩期高血压患者，5年内可减少死亡55例，减少脑卒中39例或主要心血管事件59例[4]。我国《2010年版高血压防治指南》建议老年高血压患者降低目标值为＜150/90 mmHg，如能耐受可降至140/90 mmHg，对于80岁以上的高龄老年人的降压目标值为＜150/90 mmHg，但尚不清楚老年高血压降至140/90 mmHg以下是否有更大获益。老年患者降压治疗应强调收缩压达标，同时应避免过度降低血压；在能耐受降压治疗前提下，逐步降压达标，应避免过快降压；对于降压耐受性良好的患者应积极进行降压治疗。

三、常用高血压药物

目前常用的降压药物主要有五类，即血管紧张素转化酶抑制剂（angiotensin converting enzyme inhibitor，ACEI）、血管紧张素Ⅱ受体拮抗剂（angiotensin receptor blocker，ARB）、钙通道阻滞剂（calcium channel blocker，CCB）、利尿剂和β受体阻滞剂。此外还有二线药物如α受体阻滞剂，及新近上市的肾素抑制剂等。

1. ACEI/ARB

肾素-血管紧张素-醛固酮系统（RAAS系统）在心血管活动和水、电解质的调节平衡中起着重要作用。RAAS可分为循环RAAS和局部组织RAAS。其中循环RAAS对血流动力学的调节非常重要，局部RAAS对于局部血流、心血管功能和结构有重要影响。RAAS主要由血管紧张素原和两个酶——肾素和血管紧张素转化酶（angiotensin converting enzyme，ACE）组成，最后生成血管紧张素而发挥生理效应。血管紧张素原主要来源于肾。肾素作用于血管紧张素，使之裂解为血管紧张素Ⅰ（angiotensin Ⅰ，ATⅠ），其生物活性低，在ACE的作用下生成血管紧张素Ⅱ（angiotensin Ⅱ，ATⅡ）。ATⅡ经氨基肽酶水解生成血管紧张素Ⅲ（angiotensin Ⅲ，ATⅢ）。ATⅡ是RAAS的主要活性物质，ATⅡ具有强缩血管作用外，还促进肾上腺分泌醛固酮和儿茶酚胺。局部生成的ATⅡ作用于血管平滑肌和血管上的交感神经末梢，促进去甲肾上腺素的释放。ATⅡ具有升高血压，减少局部血流，导致血管内皮功能障碍、血管和心肌肥厚等生物学效应。ACEI和ARB能拮抗ATⅡ的上述生物学效应，从而发挥作用。

2. CCB

CCB最早由德国的Fleckenstein等发现。钙可作为细胞内第二信使，会引起兴奋-收缩耦联及一系列细胞功能的改变。细胞兴奋或去极化时，细胞膜钙通道开放，钙离子可根据细胞膜内外浓度梯度和电化学梯度，进入细胞，同时大量胞内储池钙释放，从而使细胞内游离钙增加并引起一系列生物效应。如果胞内游离钙浓度持续异常升高时（钙超负荷），将导致细胞的损伤和死亡。因此控制细胞内钙动员，防止钙超负荷，对病理情况下细胞和组织的保护非常重要。CCB主要作用即通过阻断钙通道，减少外钙内流及钙内流引起的内钙释放，从而降低胞内游离钙。

CCB主要包括二氢吡啶类（如硝苯地平、氨氯地平、非洛地平、拉西地平），和非二氢吡啶类（主要包括维拉帕米和地尔硫䓬）。各类CCB虽都作用于L型钙离子通道，但其阻断活性存在使用依赖性（use-dependent）的差别，因而具有不同的选择性。维拉帕米和地尔硫䓬对于心脏和血管平滑肌的作用大致相同，二氢吡啶类CCB对血管的选择性更强。这些差异的原因主要是维拉帕米和地尔硫䓬作用于开放状态的钙通道，而二氢吡啶类CCB主要作用于失活状态的钙通道。

二氢吡啶类CCB主要通过扩张外周动脉降低血压。非二氢吡啶类CCB尚有减慢心率、负性肌力作用。二氢吡啶类CCB是目前临床上使用最为广泛的降压药物。CCB类在临床上常常分为三代。第一代为短效制剂，使用时间最长、最普遍的是硝苯地平（心痛定），由于作用时间短，每日需要服用三次，服用后血压快速降低，血管迅速扩张，常常有头痛、心率加快等副作用，不易坚持。第二代为缓释剂型或控释剂型，比如硝苯地平缓释片、硝苯地平控释片、非洛地平缓释片等，属于通过给短效药物穿上特殊的“外衣”来达到延长作用时间的目的。第三代为本身作用长效的药物，代表药物是氨氯地平。

3. 利尿剂

利尿剂是指作用于肾，增加水和电解质的排泄，使尿量增加的药物。20世纪50年代，乙酰唑胺和氯噻嗪等利尿剂被发现，由于噻嗪类利尿剂具有可以口服、高效和安全的优点，广泛应用于临床，并使用至今。20世纪60年代以后陆续发现了呋喃苯甲酸和利尿酸等高效利尿剂以及螺内酯、氨苯蝶啶等保钾利尿剂。目前利尿剂早已不局限于单纯利尿，不仅广泛用于心、肝、肾引起的水肿，也广泛用于高血压治疗。

目前常用的利尿剂作用于肾小管的不同部位，主要包括：①噻嗪类利尿剂：主要包括双氢氯噻嗪、氯噻酮、吲达帕胺；②袢利尿剂：主要包括呋塞米；③保钾利尿剂：如阿米洛利和氨苯蝶啶；④醛固酮受体拮抗剂：螺内酯。在高血压治疗中，噻嗪类利尿剂应用较多。

利尿剂在高血压治疗中历史悠久，是一类传统的降压基础用药。在过去因为有糖脂代谢副作用，一度提出不宜作为一线降压药。但大规模临床试验结果表明，小剂量的利尿剂降压治疗能有效预防卒中和减少冠心病的发生。如EWPHE、SHEP等研究通过应用小剂量噻嗪类利尿剂，已证实小剂量（12.5～25 mg/d）噻嗪类利尿剂控制血压有效，能明显降低脑卒中、冠心病事件的发生和逆转左心室肥厚；同时对糖、脂肪、电解质代谢的不良反应也较小。目前利尿剂在几个重要的高血压治疗指南中被列为主要降压药之一。

4. β受体阻滞剂

早在20世纪40年代，药理学家根据肾上腺素受体对不同化合物的不同生理效应，将其分为α和β两种亚型。后根据基因克隆的结果α和β亚型又可分成数种亚型。β_1亚型分布于突触后效应细胞、突触前肾上腺素能和胆碱能末梢，β_2亚型分布于突触后效应细胞（如心肌、平滑肌），β_3分布于突触后效应细胞（脂肪细胞）。

β受体阻滞剂的共同特点是与儿茶酚胺或拟肾上腺素药物竞争受体，从而阻断其激动β受体的作用，抑制交感神经、减慢心率、降低心肌收缩力、减少心排血量、降低血压，属中强效降压药物。根据其对 β_1 和 β_2 受体阻滞作用选择性的差别，可分为非选择性 β 受体阻滞剂（同时作用于 β_1 和 β_2 受体，如普萘洛尔、纳多洛尔）和选择性 β 受体阻滞剂（主要作用于 β_1 受体，如美托洛尔、阿替洛尔、比索洛尔）。由于非选择性 β 受体阻滞剂对支气管和血管平滑肌的 β_2 受体也有阻滞作用，可引起支气管痉挛等副作用，目前已很少应用。临床常用选择性 β_1 受体阻滞剂。

β 受体阻滞剂是否作为一般降压的初始选择存在争议。《2007 年 ESC/ESH 高血压指南》指出高血压药物治疗的获益主要是源于血压的降低，五类抗高血压药物都适于起始治疗和维持治疗；也适合单独治疗和联合治疗；β 受体阻滞剂对于伴有心绞痛、心力衰竭、心肌梗死等并发症的高血压患者已证明是有益的；β 受体阻滞剂仍是高血压治疗方案中初始治疗和维持治疗的一个选项。《2013 年 ESC/ESH 高血压指南》对此重新予以确认[5]。但 2014 年的 JNC8 并不推荐 β 受体阻滞剂作为一般降压的初始选择[6]。

四、老年高血压的药物治疗策略

1. 无明显靶器官损害的情况

在国内外高血压防治指南建议中，利尿剂、长效 CCB 或 ACEI/ARB 均可作为首选。指南建议是建立在各大研究基础上的，如 SHEP 研究采用的是氯噻酮，Sys-Eur 采用了长效 CCB 尼群地平，或增加依那普利或利尿剂，Syst-China 同样采用了尼群地平，或增加卡托普利或利尿剂。由于单药控制血压达标率较低，可选择三类药物中的两种联合治疗，其中 ACEI/ARB 与利尿剂、ACEI/ARB 与长效 CCB、CCB 与利尿剂的联合首先考虑，仍不能达标时可三药联用。

β 受体阻滞剂在无强制适应证的老年高血压患者不作为首选。研究认为虽然其降低肱动脉压力的作用和其他药物类似，但其降低中心动脉压弱于其他药物，在靶器官保护方面（尤其脑卒中）作用较差。α 受体阻滞剂不作为一线用药，但在合并良性前列腺增生的老年患者可考虑选用。

2. 合并糖尿病

老年患者常常合并糖尿病，在选择降压药物时，除常规考虑药物的降压疗效、副作用、服药便捷性、价格外，尚要考虑下列因素：①对糖尿病治疗的影响：在高血压合并糖尿病患者选择降压药物时应有利于糖尿病的治疗，减少或至少不增加降糖药物的剂量；②对心脑血管并发症的影响：应有利于冠心病的一级和二级预防、减少冠心病发生率、减少心血管事件和脑卒中发生率；③保护肾功能：约有 1/3 的 2 型糖尿病患者合并肾病，2 型糖尿病是肾病最常见的致病因素之一。

《2009 年 ESC/ESH 高血压指南》的再评价指出：通过临床试验的 meta 分析显示，所有主要的降压药物均可以预防糖尿病患者心血管并发症，可能是因为血压下降本身带来的保护作用，所有这些药物均可以考虑用于糖尿病患者的降压治疗；糖尿病患者通常需要联合治疗才能有效降低血压，治疗方案中必须包括 ACEI/ARB，因为证据显示，ACEI/ARB 可以延缓肾病的发生和进展，对于肾具有更好的保护作用。“再评价”再次肯定了目前主要的降压药物种类（包括利尿剂、β 受体阻滞剂）均可以用于糖尿病合并高血压的治疗。《2013 年 ESC/ESH 高血压指南》维持之前看法。2009 年美国糖尿病协会（ADA）指南建议：所有糖尿病患者的高血压治疗方案中应该包括 ACEI 或者 ARB；如果其中的一种不能耐受，应该以另一种代替。近年来，关于利尿剂和 β 受体阻滞剂在糖尿病高血压患者中的应用有很多讨论和不同意见，主要在于这些药物潜在的对糖代谢的不良影响，但从目前的证据来看，在适宜的患者，利尿剂（如在高盐摄入、心力衰竭患者）和 β 受体阻滞剂（如在交感亢进、冠心病、心力衰竭等患者）是糖尿病高血压患者不可缺少的降压药物。

因此在高血压合并糖尿病的降压治疗中，首选 ACEI/ARB。血压达标通常需要 2 个或更多药物的联合用药，可联合 CCB、利尿剂、β 受体阻滞剂，但联合治疗中应当包括 ACEI/ARB。除非血压控制不佳或合并有前列腺增生，一般不考虑使用 α 受体阻滞剂。

3. 合并脑血管疾病

高血压是引起缺血性和出血性脑血管病的主要危险因素，恰当的降压治疗可使脑血管病发病率降低 30%～50%。但是需要指出，老年人如果血压降得过快、过低将会导致重要脏器供血不足，出现脑血管意外，尤其缺血性脑血管病。卒中的急性期快速降压是利还是弊仍不明确。在急性期建议将血压控制在中间水平（160/100 mmHg 左右）比较适当。

多个研究表明 CCB 在脑血管疾病的治疗方面具有优势，可以明显降低脑血管病发病率。FEVER 研究入选伴高危因素的高血压患者，在应用利尿剂基础上，随机用非洛地平或安慰剂治疗随访 4 年，结果非洛地平缓释片治疗组脑卒中事件相对危险性明显下降。PATS 和 PROGRESS 研究的结果均表明，降压治疗对中国脑血管病患者二级预防有益，可明显降低脑卒中再发危险。Syst-Eur 和 Syst-China 研究均显示尼群地平使卒中发生率大幅度下降。我国为脑卒中大国，和西方国家相比，我国的脑卒中发生率高、致死/致残率高，CCB 的选择使用更加符合我国的疾病谱特点。可以首选作用平稳、无明显致直立性低血压作用的 CCB，如尼莫地平、尼卡地平等。合并脑血管疾病的老年患者，常常需要联合治疗，联合应用 ACEI/ARB 和噻嗪类利尿剂可降低卒中再发率。

4. 合并冠心病

如果合并冠心病，舒张压不能降得过低。积极降低收缩压有利于降低心肌后负荷，但同时如果舒张压过低则可能影响冠状动脉的灌注。目前研究已较为肯定，对于冠心病患者其舒张压水平和心血管事件存在“J 曲线”。Messerli 等荟萃了 20 多项研究，发现过低舒张压带来临床终点增加的“J 曲线”现象，绝大部分引起缺血性心脏病，部分也包括脑卒中和全因死亡，J 点的范围主要集中在 70～90 mmHg 区间[7]。Sys-Eur 研究表明，对于老年单纯收缩期高血压患者，当收缩压未达标时，积极降低收缩压能有效预防心血管事件发生，直至舒张压达到 55 mmHg。对于合并冠心病患者，舒张压不宜低于 70 mmHg[8]。关于最低安全舒张压水平无共识，目前认为舒张压维持在 70～79 mmHg 是安全的。

（1）稳定型心绞痛

除非有禁忌，ACEI 应当用于稳定型心绞痛同时合并高血压、糖尿病、左心室射血分数≤40％或慢性肾功能不全的所有患者。低危患者的应用有争议。ARB 药物适应证同 ACEI，以及不能耐受 ACEI 者。

β受体阻滞剂是高血压合并心绞痛发作患者治疗的首选药物，推荐用于心肌梗死或急性冠脉综合征（ACS）后左心室功能正常的患者、左心室功能障碍（EF＜40％）或心力衰竭或既往心肌梗死的所有患者。

CCB 可用于缓解症状，但应当避免使用短效硝苯地平。CCB 能够扩张冠状动脉，解除冠状动脉痉挛，增加心肌供血；能够减弱心肌收缩力，扩张血管而降低外周血管阻力，从而减少心脏作功，降低心肌氧耗；心肌细胞缺血缺氧时，可出现心肌细胞内钙超载，CCB 能够阻滞钙离子内流，从而保护缺血心肌；同时它还有抗血小板聚集等作用。因为具有以上作用机制，CCB 对劳力和自发心绞痛都有效，特别是抗冠脉痉挛作用突出，是抗心肌缺血的基本药物。大多数临床研究结果都支持长效钙通道阻滞剂抗心肌缺血的疗效和安全性。ACTION 和 CAMELOT 两项研究进一步显示，长效 CCB 应用于冠心病患者具有明确的临床效益，更为重要的是，稳定型冠心病患者在已经接受现代充分治疗的基础上，加用长效 CCB 能够进一步减少冠脉血运重建、减少心绞痛的发作、延缓冠状动脉粥样斑块进展，有效地改善病情进展并显著减少心血管事件[9-10]。

（2）ACS

β受体阻滞剂是 ACS 治疗的基石，可减少梗死面积，降低猝死风险，提倡尽早（24 h 内）使用。ACEI/ARB 可作为 ACS 患者的降压首选，有利于减轻心梗面积扩张，防止左心室重构以及心腔扩大。在 ACEI 或β受体阻滞剂治疗基础上，醛固酮受体拮抗剂可进一步增加获益，利尿剂则适用于充盈压升高、肺静脉淤血或有心力衰竭证据的患者，但应注意低钾血症。目前没有证据显示 CCB 对急性 ST 段抬高型心肌梗死有益，但短效硝苯地平会增加死亡率，也不推荐地尔硫䓬和维拉帕米常规应用于 ACS 患者，仅作为持续或频繁心肌缺血时用于无严重左心室功能障碍或其他禁忌证者的替代药物治疗。

（3）合并心衰

轻度心力衰竭患者首选噻嗪类利尿剂，严重心力衰竭患者选择袢利尿剂。但利尿剂也激活多种不良机制，因此可联合 ACEI/ARB、β受体阻滞剂和醛固酮受体拮抗剂治疗，减少不良反应。ACEI 可降低缺血性左心室功能障碍患者的死亡率，还能明显降低高危患者的心力衰竭发作和新发糖尿病风险。ARB 明显降低 2 型糖尿病和肾病患者的心力衰竭发病率，与 ACEI 效果无差异。推荐 β 受体阻滞剂用于高血压相关左心室收缩功能障碍患者的长期治疗，首选临床试验证实的 4 种药物（卡维地洛、琥珀酸美托洛尔、比索洛尔及奈必洛尔）。螺内酯可使 C 期心力衰竭患者全因死亡风险降低 30%，依普利酮使左心室射血分数<40%患者的死亡风险降低 15%，使轻度症状（NYHA Ⅱ级）慢性心力衰竭患者的心血管死亡及住院风险降低 37%。

对于 CCB 类药物，地尔硫䓬或维拉帕米不应用于心力衰竭或左心室功能障碍的患者。尽管 PRAISE 研究、PRAISE-2 研究、DiDi 研究和 V-HeFT-Ⅲ等多个研究显示，对于稳定的心力衰竭患者，氨氯地平、非洛地平的应用可能是安全的，但是 CCB 不能作为心力衰竭治疗的常规药物[11-14]。仅当标准治疗不能耐受，或者血压、心绞痛控制较差或有其他临床情况和特别适应证的情况下，才考虑选择恰当的药物如氨氯地平、非洛地平与地高辛、利尿剂和 ACEI/ARB 等心力衰竭常规药物联合使用。

5. 合并慢性肾功能不全

对于高血压患者，保持其肾功能最适宜的方法是严格控制血压。对于肾功能基本正常的高血压患者，只要未出现微量白蛋白尿或蛋白尿，ACEI/ARB 和 CCB 均具有肾保护作用，氨氯地平的肾保护作用与 ACEI 相同。但如果已经有了蛋白尿，在阻止肾病进展方面，ACEI/ARB 优于 CCB。IDNT 研究显示，对于有蛋白尿的 2 型糖尿病患者，与氨氯地平治疗组相比，厄贝沙坦组肌酐增高及发展为终末期肾病的相对危险下降 23%[15]。因此，当患者尚未出现蛋白尿或肾小球滤过率尚正常（>60 ml/min）时，CCB 可以作为一线降压药，能够充分地保护肾功能。当肾小球滤过率降低而尚无蛋白尿时，CCB 也可以作为一线降压药。但如果已经有微量白蛋白尿或蛋白尿，应该首选 ACEI/ARB，但是不排斥联合应用 CCB。因为有研究显示，CCB 与 ARB 合用时，并不减弱或消除 ARB 的肾保护作用。而且为了达到理想的血压控制，大部分患者需要联合用药。

总之，老年患者出现合并症的时间多较长，降压药物的选择需要从合并症方面考虑其有效性和安全性，尽量做到降压平稳有效，副作用少和服药简单、依从性好，以期控制好老年人高血压和减少高血压并发症。

（张海华　俞梦越）

参考文献

[1] Chobanian AV, Bakris GL, Black HR, et, al. Seventh Report of the Joint National Committee on Prevention, Detection, Evaluation, and Treatment of High Blood Pressure. Hypertension, 2003, 42: 1206-1252.

[2] 吴锡桂，段秀芳，黄广勇，等. 我国老年人群单纯性收缩期高血压患病率及影响因素. 中华心血管病杂志，2003，31：456-459.

[3] Dahlöf B, Lindholm LH, Hansson L, et al. Morbidity and mortality in the Swedish Trial in Old Patients with Hypertension (STOP-Hypertension). Lancet, 1991, 338 (8778): 1281-1285.

[4] Liu L, Wang JG, Gong L, et al. Comparison of active treatment and placebo in older Chinese patients with isolated systolic hypertension. Systolic Hypertension in China (Syst-China) Collaborative Group. J Hypertens, 1998, 16 (12 Pt 1): 1823-1829.

[5] The Task Force for the management of arterial hypertension of the European Society of Hypertension (ESH) and of the European Society of Cardiology (ESh), 2013 ESH/ESC guidelines for the management of arterial hypertension. Eur Heart J, 2013, 34 (28): 2108-2109.

[6] James PA, Oparil S, Carter BL, et al. 2014 evidence-based guideline for the management of high blood pressure in adults: report from the panel members appointed to the Eighth Joint National Committee (JNC8). JAMA, 2014, 311 (5): 507-20. doi: 10.1001/jama.2013.284427.

[7] Messerli FH, Panjrath GS. The J-curve between blood pressure and coronary artery disease or essential hypertension: exactly how essential? J Am Coll Cardiol, 2009, 54 (20): 1827-1834.

[8] Fagard RH, Staessen JA, Thijs L, et al. On-treatment diastolic blood pressure and prognosis in systolic hypertension. Arch Intern Med, 2007, 167 (17): 1884-1891.

[9] Lubsen J, Wagener G, Kirwan BA, et, al. ACTION (A Coronary disease Trial Investigating Outcome with

Nifedipine GITS) investigators. Effect of long-acting nifedipine on mortality and cardiovascular morbidity in patients with symptomatic stable angina and hypertension: the ACTION trial. J Hypertens, 2005, 23 (3): 641-648.

[10] Brener SJ, Ivanc TB, Poliszczuk R, et, al. Antihypertensive therapy and regression of coronary artery disease: insights from the Comparison of Amlodipine versus Enalapril to Limit Occurrences of Thrombosis (CAMELOT) and Norvasc for Regression of Manifest Atherosclerotic Lesions by Intravascular Sonographic Evaluation (NORMALISE) trials. Am Heart J, 2006, 152 (6): 1059-1063.

[11] Packer M1, O'Connor CM, Ghali JK, et al. Effect of amlodipine on morbidity and mortality in severe chronic heart failure. Prospective Randomized Amlodipine Survival Evaluation Study Group. N Engl J Med, 1996, 335 (15): 1107-1114.

[12] Packer M, Carson P, Elkayam U, et al; PRAISE-2 Study Group. Effect of amlodipine on the survival of patients with severe chronic heart failure due to a nonischemic cardiomyopathy: results of the PRAISE-2 study (prospective randomized amlodipine survival evaluation 2). JACC Heart Fail, 2013, 1 (4): 308-314.

[13] Figulla HR, Gietzen F, Zeymer U, et al. Diltiazem improves cardiac function and exercise capacity in patients with idiopathic dilated cardiomyopathy. Results of the Diltiazem in Dilated Cardiomyopathy Trial. Circulation, 1996, 94 (3): 346-352.

[14] Cohn JN, Ziesche S, Smith R, et al. Effect of the calcium antagonist felodipine as supplementary vasodilator therapy in patients with chronic heart failure treated with enalapril: V-HeFT III. Vasodilator-Heart Failure Trial (V-HeFT) Study Group. Circulation, 1997, 96 (3): 856-863.

[15] Lewis EJ1, Hunsicker LG, Clarke WR, et, al; Collaborative Study Group. Renoprotective effect of the angiotensin-receptor antagonist irbesartan in patients with nephropathy due to type 2 diabetes. N Engl J Med, 2001, 345 (12): 851-860.

第六章　老年继发性高血压的临床鉴别与诊治

我国已步入老龄社会，第六次全国人口普查数据显示，≥60 岁人口占 13.26%，≥65 岁人口占 8.87%。2015 年国家统计局全国抽样调查研究显示 60 岁及以上人口比重上升 2.89 个百分点，65 岁及以上人口比重上升 1.60 个百分点。伴随人口老龄化，老年高血压患病率也在增加，2000—2001 年顾东风等对全国 12 个省市人群的高血压抽样调查显示，64～74 岁人群的高血压患病率是 48.8%，与 1991 年相比增加 16.5%，显著高于同期中青年人群的患病率[1]。以往认为继发性高血压（secondary hypertention）多发生于年轻人，但大量流行病学及临床证据表明老年继发性高血压发病率可能更高，同时老年人群顽固性高血压患病率较高。如果老年人血压突然升高、原有高血压突然加重或应用多种降压药物仍控制不理想，应注意除外继发性高血压。老年人继发性高血压如果未得到合理诊治可显著增加缺血性心脏病、脑卒中、肾衰竭、主动脉与外周动脉疾病等靶器官损害的危险，是老年人群致死和致残的主要原因之一。

近年来高血压的认知率及治疗率有明显提高，虽然继发性高血压所占比例为 5%～10%[2]，但老年高血压人群比例大，患继发性高血压的绝对人数不少，同时由于继发性高血压病因繁杂，诊断率并不高。继发性高血压如能早期诊断可明显提高治疗率、阻止病情的进展，部分患者甚至通过手术可以治愈。因此提高老年继发性高血压的鉴别诊断意识有着重要的临床意义。

老年高血压的定义：根据 2014 年 JNC8、《2010 年中国高血压防治指南》《2008 年中国老年高血压治疗专家共识》，年龄≥60 岁、血压持续或 3 次以上非同日坐位收缩压≥140 mmHg 和（或）舒张压≥90 mmHg，可定义为老年高血压。若收缩压≥140 mmHg 而舒张压<90 mmHg，则定义为老年单纯收缩期高血压（ISH）[3-6]。

目前继发性高血压一般根据疾病的性质、起源，按系统进行分类。

一、常见老年继发性高血压病因及发病机制

1. 肾性高血压

患肾疾病时出现的高血压谓之肾性高血压（renal hypertension），为继发性高血压中最常见者，包括肾实质性及肾血管性高血压，前者以原发性肾脏疾病（慢性肾炎、肾盂肾炎和多囊肾）、糖尿病肾病、结缔组织疾病肾损害（狼疮性肾炎、硬皮病）等多见，近年来随着肾移植的开展，移植术后肾功能不全继发性高血压比例增加；后者主要以肾动脉粥样硬化造成的单侧或双侧肾动脉或肾动脉重要分支狭窄为主，少数为大动脉炎、纤维肌性发育不良（fibromuscular dysplasia，FMD）引起。发病机制主要为：①RAAS 激活：肾动脉狭窄或阻塞（肾动脉狭窄大于 70%，同时狭窄近/远端收缩压力阶差大于 30 mmHg）时，肾缺血刺激近球细胞分泌肾素，激活了 RAAS 进而引起高血压。②肾排水、排钠能力减弱或丧失：慢性广泛性肾实质病变时，由于大量肾单位丧失了排水、排钠能力，而剩余肾单位又不能充分代偿，结果导致钠水潴留、血容量增加和心排血量增大，产生高血压，但血管外周阻力可正常甚至低于正常。③肾分泌血管舒张物质生成减少：肾不但分泌血管收缩因子，肾髓质间质细胞还分泌多种血管舒张因子，如前列腺素 E_2（PGE_2），具有抗高血压作用。上述机制互为因果，形成恶性循环。

2. 嗜铬细胞瘤

嗜铬细胞瘤（pheochromocytoma）多发生于肾上腺髓质（80%～90%），单侧为主，其主要分泌去甲肾上腺素和肾上腺素，部分位于腹膜后主动脉旁交感神经节（占 10%～15%），其分泌去甲肾上腺素，少数发生于异位，国内报道过发生于膀胱和心的嗜铬细胞瘤。约 10%为恶性，主要表现为病理上包膜不完整及周围浸润。由于嗜铬细胞瘤

持续或间歇释放大量儿茶酚胺（CA），包括去甲肾上腺素和肾上腺素、多巴胺，作用于相应受体，使小血管收缩和心排血量增加，导致血压升高。这种血压升高多为阵发性，即当缺氧、麻醉、肌肉活动、性活动或肾上腺部位受刺激时，就可激发瘤细胞释放这些物质而使血压突然升高，伴有头痛、心悸、大汗三联征等典型症状。但随年龄的增长，儿茶酚胺的反应性反而下降，以致老年嗜铬细胞瘤患者难以表现出典型的症状：阵发性血压增高伴心动过速、头痛、出汗、面色苍白；当血中比类物质含量降低时，血压也随之下降，但也有少数患者血压呈持续性升高。应用α、β受体阻滞剂可有效控制心排血量增加，并使血压得到一定程度控制。

3. 原发性醛固酮增多症

原发性醛固酮增多症（primary aldosteronism，简称原醛），见于肾上腺皮质球状带肿瘤或双侧肾上腺皮质增生时，成年人多见，女性发病率略高于男性。三要为：①肾上腺醛固酮的腺瘤（Conn 综合征），占原发性醛固酮增多症的 60%～85%，单侧多见。②特发性醛固酮增多症（IHA）占 10%～20%，表现为单侧或双侧肾上腺皮质球状带弥漫性或局限增生，双侧多见。③糖皮质激素可抑制性醛固酮增多症（GRA），为家族性或散发性的 8 号染色体 11β 羟化酶基因序列融合有关的常染色体显性遗传病。④肾上腺皮质癌（醛固酮癌）。上述原因引起血中醛固酮增加，肾近球小体细胞的肾素分泌抑制，血浆肾素低于正常，导致水钠潴留，血容量和心排血量增加引起高血压，但部分反映为一过性低血压。另外，由于醛固酮促进肾曲小管的 Na^{+}-K^{+} 交换使排钾增加，常导致低钾血症，但发病初期的老年患者可无严重低钾血症。

4. 皮质醇增多症

皮质醇增多症（hypercortionlism）是由于肾上腺皮质分泌过量的糖皮质激素（主要是皮质醇）所致，约 80%患者伴有高血压。可分为促肾上腺皮质激素（ACTH）依赖性库欣（Cushing）病，非促肾上腺皮质激素（ACTH）依赖性库欣（Cushing）综合征。血压升高的主要机制为：糖皮质激素可促进水、钠潴留和增加血浆容量；刺激肾素合成，激活肾素-血管紧张素系统（RAS）；加强血管对缩血管物质（如去甲肾上腺素）的反应。如果伴有盐皮质激素（去氧皮质酮、醛固酮）增加时，则水、钠潴留加重。

5. 甲状腺功能紊乱

甲状腺功能亢进症（甲亢）时分泌过多的甲状腺激素造成心肌收缩力及心排血量增加，同时交感神经兴奋，肾素、血管紧张素原的释放增加共同促进血压升高。部分甲状腺功能减退症（甲减）患者也可表现为血压增高，但多数无肾素增加引起的外周血管阻力升高，且以舒张压增高为主。

6. 阻塞性睡眠呼吸暂停综合征（obstructive sleeping apnea syndrome，OSAS）

OSAS 在老年肥胖人群中发病率为中年人群的 3 倍，为 32%～81%。OSAS 是高血压发生、发展的独立危险因素之一，也是导致老年高血压（尤其是难治性高血压）的重要因素之一，分为中枢性、周围性和混合性，引起高血压的原因尚不明确，可能机制为：睡眠分裂，交感神经活动增强，儿茶酚胺分泌增多，肥胖和遗传及老龄[7-8]。

7. 主动脉狭窄

主动脉狭窄（coarctation of aorta）引起的高血压，成人主要由导管后性主动脉狭窄所致。表现为心脏收缩代偿性加强，而射出的血液又不能顺利通过狭窄部，致使大量血液蓄积在容量有限的狭窄部近心端的主动脉及其分支中，狭窄部近心端的上肢动脉血压升高，而下肢血压多正常或降低；尤其当运动时，由于心排血量的增加，可使其收缩压突然升高。此外，曾有人提出主动脉缩窄时，起源于缩窄部远心端的肾动脉可能因血灌流不足而引起肾缺血，从而促使肾素的分泌增多，但尚无有力的证据。

8. 神经源性继发性高血压

主要和脑梗死、颅内出血、肿瘤占位引起心血管运动中枢障碍有关。

9. 遗传性高血压

①Liddle 综合征，主要是肾小管上皮细胞阿米洛利敏感性钠通道（ENaC）β/r 亚单位基因突变引起钠离子重吸收增多，钾离子排泄增加[9-10]。②Gordon 综合征，为罕见的常染色体显性遗传病，第 17 号染色体 WNK1 基因缺失和 WNK4 基因错位引起钠氯离子转运体激活，造成钠离子重吸收增加[11]。

10. 主动脉瓣关闭不全/严重贫血

少数收缩期高血压继发于主动脉瓣关闭不全、

严重贫血时，左心室射血速率和心脏指数增高，但总血管外周阻力正常。

11. 药物性高血压

包括甘草、避孕药、类固醇、非甾体消炎药、可卡因、促红细胞生成素等，主要与药物的副作用有关。

总之，继发性高血压中各种调压机制之间常是相互联系着的。在高血压的发生中，一个加压机制的激活，常可导致另一个加压机制的激活（如交感神经兴奋→肾素分泌↑→血管紧张素↑）或者通过负反馈作用，一个加压机制的激活又对另一个加压机制起着抑制作用（如盐皮质激素↑→血容量↑→肾素↓）。继发性高血压一旦发生后，其发展过程表现出一定的复杂性。

二、继发性高血压的临床表现

除高血压引起的相关症状，各种继发性高血压又有各自的临床表现，如肾性高血压主要表现为肾功能不全，同时可有腹部高调的收缩期肾血管杂音。而嗜铬细胞瘤可以表现为头痛、怕热、多汗、窦性心动过速、面色苍白、消瘦及类似甲亢的高代谢表现，部分常伴有糖代谢异常，老年人嗜铬细胞瘤发病率虽较低，但其发作频率、发作持续时间个体差异大，加之随年龄的增长，机体对儿茶酚胺类物质的反应性下降，致使老年人嗜铬细胞瘤临床表现隐匿。原发性醛固酮增多症可因低血钾表现为周期性麻痹，各种心律失常和夜尿增多，同时因β细胞分泌胰岛素不足，发生高血糖反应。皮质醇增多症表现为向心性肥胖、满月脸、皮肤紫纹及菲薄、多毛、肌肉萎缩，糖耐量异常，易感染，女性可出现月经紊乱。神经源性高血压可表现为中枢系统功能障碍。OSAS打鼾是主要表现，多呈间歇性，不规则，突然出现或停止。一般持续20 s，打鼾-呼吸暂停-憋醒循环出现，白天疲劳嗜睡，同时可有注意力不集中等表现。主动脉狭窄可有下肢低血压，活动能力下降。

三、辅助检查

由于继发性高血压有各自独特原因，辅助检查也有相对特殊性。除了常规的一般检查，应根据临床线索依次进行筛查，逐渐缩小范围最终明确病因。

1. 一般检查

血钠、血钾（低于3.0 mmol/L）但早期可正常或轻度降低，24 h尿钾（大于30 mmol/L）测定。如高钠，低钾血症，高尿钾注意原醛。血浆肌酐水平、肌酐清除率、血糖及糖化血红蛋白水平、尿微量白蛋白及24 h尿微量白蛋白或白蛋白检测可提示肾性高血压（包括糖尿病肾病）。

2. 特殊病因筛查

甲状腺功能检测T3、T4升高，TSH降低（甲亢）；卧立位肾素、血管紧张素及醛固酮检测，醛固酮分泌、抑制实验，肾素激发实验，血浆肾素活性显著降低，小于1 ng/(ml·h)，血浆醛固酮(ng/dl)和肾素[1 ng/(ml·h)]比值大于40（原醛）；血尿儿茶酚胺及其代谢产物香草基苦杏仁酸（VMA）、甲氧基肾上腺素（MN）和去甲肾上腺素（NMV）检测，腔静脉分段取血检测（血儿茶酚胺），尿变肾上腺素检测因波动性小不受儿茶酚胺脉冲式释放影响，可随时检测（嗜铬细胞瘤）[12-13]。24 h尿中17-羟及17-酮类固醇增多（大于150 μmol/L）、小剂量地塞米松抑制试验及肾上腺皮质激素兴奋试验阳性（皮质醇增多症）。抗核抗体、抗双链DNA抗体及抗中性粒细胞胞质抗体（ANCA）阳性（结缔组织病）。

3. 24 h动态血压监测

老年患者血压波动较大时动态血压监测有助于提供老年继发性高血压的线索。

4. 影像诊断

肾上腺超声及增强CT可用于筛查肾上腺肿瘤及异位肿瘤占位。颅脑CT扫描、磁共振成像可显示颅内病变及蝶鞍肿瘤占位。^{131}IMIBG显像因85%可被肿瘤吸收、浓缩和显影可用于病变定位，对于肾上腺外肿瘤诊断率高于CT。肾血管超声可提示肾动脉狭窄，肾动脉造影可明确肾动脉狭窄。主动脉造影可明确诊断主动脉缩窄。大剂量断层静脉肾盂造影、放射性核素肾图有助于肾性高血压诊断。

5. 呼吸睡眠监测评估（多导睡眠仪检查）

7 h睡眠过程中，每次暂停大于10 s以上，呼吸暂停超过30次或呼吸紊乱指数（AHI）大于5次为OSAS。AHI＝(呼吸暂停次数＋低通气次数)/总睡眠时间。AHI小于5为正常，5～20为轻度OSAS，20～50为中度OSAS，大于50为重度OSAS。

6. 特殊遗传性疾病的基因检测

包括阿米洛利敏感性钠通道（ENaC）β/r亚单

位基因及 WNK 和 WNK4 基因检测。

四、继发性高血压的临床诊断

1. 继发性高血压临床线索

严重顽固高血压，年轻时发病，原有控制良好的血压突然恶化，突然发病，合并周围血管病的高血压。

2. 提示继发性高血压的特征性体格检查结果

库欣（Cushing）综合征面容，神经纤维瘤性皮肤斑（嗜铬细胞瘤），听诊有腹部杂音（肾血管性高血压），触诊有肾脏肿大（多囊肾），听诊有心前区或胸部杂音（主动脉缩窄或主动脉病变），股动脉搏动消失或胸部杂音（主动脉缩窄或主动脉病变），股动脉搏动消失或延迟、下肢血压显著降低（主动脉缩窄或主动脉病变）。

3. 诊断思路

继发性高血压虽然病因较多，但老年高血压病人群常规检查可用于初步筛查，同时为针对性检查提供线索，有些甚至能够直接找出病因。如疑为肾实质性高血压时，应在初诊时对所有高血压患者进行血常规、尿常规、血肌酐等检查了解肾小球及肾小管功能，血肌酐水平更是强烈预测因子。老年高血压患者常规筛查肾及肾血管多普勒超声（对于多囊肾、肾动脉起源附近的狭窄有较高的诊断价值），而肾血管造影是诊断肾动脉狭窄的金标准。出现三高两低现象：高血钠、高醛固酮、高尿钾，低肾素、低血钾时应注意肾素、血管紧张素及醛固酮检测，并行肾上腺超声及 CT 检查有无原醛。对于突发、波动性血压增高的患者，应考虑是否患有嗜铬细胞瘤，可行血、尿儿茶酚胺检测，并通过间碘苄胍（MIBG）进行全身扫描定位，及腹部超声及 CT 明确占位性诊断。呼吸睡眠监测有助于了解 OSAS。总之，除常规检查外同时应注意特异性检查。

五、临床治疗方法

对于继发性高血压治疗的关键在于针对原发病病因治疗，但同时应兼顾高血压急症及亚急症的处理。

1. 一般治疗

与普通继发性高血压治疗原则基本相似，如控制体重、合理饮食、戒烟、限酒（过量饮酒对收缩压和舒张压均有影响），故须告知患者戒烟限酒、保证充足的睡眠、缓解精神压力、适量运动等。同时必须考虑到老年人特殊的生理特点。

2. 老年肾实质性高血压患者的治疗

在排除同时伴有其他必须高盐饮食疾病的条件下，每日钠盐摄入应少于 3 g，有效利尿依赖残余肾功能，多个欧美人群降压治疗临床试验表明，利尿剂能减少心血管事件及降低病死率。药物治疗时首选血管紧张素转化酶抑制剂（ACEI）或血管紧张素Ⅱ受体拮抗剂（ARB），小剂量开始，减少血压波动，同时可根据患者血压、肾功能及电解质调整剂量[14]。若血清肌酐超过 265 μmol/L（3 mg/dl）则不宜再用，但近年来的研究表明，在血肌酐 265～442 μmol/L 应用 ACEI 对肾功能仍有保护作用。在应用 ACEI 初始 2 个月内，血肌酐可能会上升，如升幅少于 30%，属正常反应，如升幅超过 30% 则属异常，多由肾缺血引起，此时应停用 ACEI 并积极寻找肾缺血原因，如纠正后血肌酐能降至用药前水平，则可继续应用。肾实质性高血压的治疗应在治疗原发疾病的基础上积极进行药物和非药物降压治疗，尽可能将血压控制在 130/80 mmHg 以下。对于 24 h 尿蛋白排泄量大于 1 g 的糖尿病肾病患者，应尽可能将血压控制在 125/75 mmHg 以下[15]。降压药物的选择可根据具体情况而定，如合并蛋白尿和（或）心力衰竭优先选用 ACEI 和 ARB；合并高尿酸可选用氯沙坦；单纯收缩压升高时加利尿剂。部分由结缔组织疾病引起者可应用激素和免疫抑制剂治疗。

3. 肾血管性高血压患者的治疗

经皮肾动脉成形术（PTRA）是肾动脉狭窄的首选治疗[16-17]。手术指征：考虑肾动脉狭窄引起的继发性高血压；单侧或双侧肾动脉主干或大分支狭窄大于 50% 以上，同时不伴明显肾萎缩；狭窄近远端收缩压力阶差大于 30 mmHg；两侧肾静脉肾素活性比大于 1.5；肾动脉无严重钙化；不能耐受外科手术。手术成功指标为狭窄近远端收缩压力阶差小于 30 mmHg 或平均动脉压差小于 20 mmHg。目前常用经皮肾动脉球囊扩张术或支架置入术对狭窄≥70% 的患者进行治疗，大部分患者术后血压控制良好，部分仍需服用药物，其降压及改善肾功能的程度取决于肾动脉狭窄所导致的肾损伤程度，而不完全取决于狭窄程度。对肾动脉狭窄＜70% 患者进行早期选择性介入治疗可能是未来重要的研究方向。

4．内分泌性高血压的治疗

内分泌性高血压以原醛、库欣（Cushing）综合征、嗜铬细胞瘤居多，如有手术适应证老年患者可通过手术取得较好的治疗效果。但应充分做好术前准备，如嗜铬细胞瘤主要是应用 α 受体阻滞剂（酚苄明）及 β_1 受体阻滞剂，使得因儿茶酚胺引起的循环紊乱得以恢复，最好应用 2 周以上，如需急诊手术术前用药不应小于 18 h，减少术中肿瘤切除时的血压过度波动。如无法手术，应用 α 受体阻滞剂（酚苄明）时应注意容易出现直立性低血压，并联合用 β_1 受体阻滞剂，大剂量 ^{131}I-MIGB 放射治疗对于恶性嗜铬细胞瘤有一定疗效。原醛症患者手术切除腺瘤或癌是最好方案，术前可给予低盐饮食，补钾，口服螺内酯治疗。如无法手术则螺内酯为首选药物，疗效不佳，则可联用 ACEI、ARB 或钙通道阻滞剂等药物，对糖皮质激素可治性醛固酮增多症患者，推荐用小剂量糖皮质激素治疗以纠正高血压和低血钾，治疗中监测血钾；肾上腺皮质腺癌内科治疗首选米托坦。对于库欣（Cushing）综合征根据肿瘤部位可采取肾上腺或垂体手术，药物（如赛庚啶）可作为辅助治疗。甲亢主要应用药物如丙硫氧嘧啶及非选择性 β 受体阻滞剂普萘洛尔（心得安）。甲状腺功能减退症（甲减）者可以补充甲状腺素。

5．OSAS 的治疗

减轻体重和改善生活方式如戒酒对其治疗非常重要，而中、重度中枢性和混合性患者可行持续气道正压通气（nCPAP）治疗，有助于睡眠期间改善通气和白天嗜睡症状，提高睡眠质量，降低血压。对有鼻、咽、腭等解剖结构明显异常的患者可考虑相应的外科治疗，同时应避免使用引起呼吸抑制的药物，部分改善鼻腔阻塞的药物对周围性 OSAS 患者可能有效。

6．单基因遗传性高血压的治疗

Liddle 综合征应用保钾利尿药阿米洛利、氨苯蝶啶治疗效果好，由于醛固酮水平低，螺内酯治疗无效。Cordon 综合征，限制钠盐同时应用噻嗪类利尿药非常有效，同时应纠正电解质紊乱和酸中毒。

七、临床小结

我国正逐渐进入老龄社会，继发性高血压患者比例逐渐增加，老年患者多合并原发性高血压及多器官系统疾病，临床上容易忽视继发因素，一旦发生继发性高血压血压波动较大且控制困难，对机体的损害可能大于年轻继发性高血压患者。因此采取正确临床思路识别和熟悉老年继发性高血压的临床特征及实验室参数对于诊断非常重要，同时可为病因不同的继发性高血压患者制订个性化治疗方案。

（雷警输）

参考文献

[1] 顾东风，吴锡桂，甘文奇，等．中国成年人高血压患病率、知晓率、治疗和控制状况．中华预防医学杂志，2003，37（2）：84-89.

[2] Omura M，Saito J，Yamaguchi K，et al. Prospective study on the prevalence of secondary hypertension among hypertensive patients visiting a general outpatient clinic in Japan [J]. Hypertens Res，2004，27（3）：193-202.

[3] 2014 Evidence-Based Guideline for the Management of High Blood Pressure in Adults Report From the Panel Members Appointed to the Eighth Joint National Committee（JNC 8），JAMA，2014，311（5）：507-520.

[4] 中国老年高血压治疗共识专家委员会．中国老年高血压治疗专家共识．中华老年心脑血管病杂志，2008，10（9）：641-649.

[5] 中国高血压防治指南修订委员会．中国高血压防治指南 2010．中华高血压杂志，2011，19（8）：701-742.

[6] Chobanian AV. Clinical practice：isolated systolic hypertension in the elder. N Engl J Med，2007，357（22）：789-796.

[7] Denker MG，Cohen DL. Use of continuous positive airway pressure for sleep apnea in the treatment of hypertension. Curr Opin Nephrol Hypertens，2014，23（5）：462-467.

[8] Qureshi A，Ballard RD. Obstructive sleep apnea. J Allergy Clin Immunol，2003，112（4）：643-651.

[9] 车武强，蒋雄京．Liddle 综合征．中华高血压杂志，2016，24（5）：483-486.

[10] Kun Qi Yang，Yan Xao. Molecular genetics of Liddle's syndrome. Clin Chim Acta，2014，436：202-206.

[11] A. Bruel，R. Vargas Poussou. Gordon syndrome：The importance of measuring blood pressure in children. Arch Pediatr，2016，23（8）：827-831.

［12］ Chao CT，Wu VC et al. Diagnosis and managent of primary aldosteronism：an up dated review. Ann MED，2013，45：375-383.

［13］ 赵家胜，李颖，贺铭，等. 肾上腺静脉采血在原发性醛固酮增多症分型诊断中的价值. 中华医学杂志，2013，93：579-582.

［14］ Hackam DG，Khan NA，Hemmelgarn BR，et al. The 2010 Canadian Hypertension Education Program recommendations for the management of hypertension：part 2—therapy. Can J Cardiol，2010，26（5）：249-258.

［15］ American Diabetes Association. Standards of medical care in Diabetes-2010. Diabetes care，2010，33（suppl1）：S11-61.

［16］ 苏绍萍，白静，高磊，等. 老年高血压肾动脉狭窄患者介入治疗的长期疗效分析. 中华老年心脑血管病杂志，2011，13（3）：227-230.

［17］ Hirsch AT，Haskal ZJ，Herder NR，et al. ACC / AHA 2005 guidelines for the management of patients with peripheral arterial disease（lower extremity，renal，mesenteric，and abdominal aortic）. J Am Coll Cardiol，2006，47：1239-312.

第七章　老年慢性心力衰竭的诊断与治疗

心力衰竭（心衰）是65岁以上老年人群中最常见的心血管疾病，其患病率随年龄增加而升高。老年人心力衰竭在发病规律、临床表现及治疗效果中都有不同于年轻人的特点。例如，老年心力衰竭常合并多种危险因素或合并其他脏器功能不全；老年心力衰竭早期常为射血分数正常的心力衰竭，逐渐进展为收缩功能不全的心力衰竭；老年心力衰竭临床表现常复杂多样且不典型，需要认真鉴别；老年心力衰竭易受其他合并症的影响，常规药物应用受限，治疗常效果不佳且不良反应增多，给临床用药带来挑战。在我国，人口老龄化趋势快，心血管疾病危险人群基数大，老年心力衰竭应该得到更多的关注和研究，进一步提高老年心力衰竭的诊疗水平。

一、流行病学特点

《美国心脏病-卒中2016年最新报告》显示[1]，美国65岁人口中，心衰发病率达到10‰，且年龄在65～85岁之间，每增加10岁男性发病率增加1倍，女性发病率增加2倍[2]。并且在Kaiser Permanente的报告中指出老年人心衰发病率的增高和心衰患者存活率的增高是导致老年心衰发病率增长的两大主要因素，尤其见于男性患者[3]。危险因素方面，美国国家健康营养调查（NHANES）公布了六大传统危险因素，分别为：①冠心病（RR＝8.1）和糖尿病（RR＝1.9）；②吸烟（RR＝1.6）；③心脏瓣膜疾病（RR＝1.5）；④高血压（RR＝1.4）；⑤高钠饮食（RR＝1.4）；⑥肥胖（RR＝1.3）[4]。亚洲地区，南亚地区风湿性心脏病仍为主要危险因素，然而在中国、日本等地区，缺血性心脏病有逐渐升高趋势并成为主要危险因素[5]。死亡率方面，2016年美国最新报告发现心衰后死亡率有减低趋势，可能归因于近年采取的循证医学治疗的方法。《中国2015年心血管疾病报告》显示我国慢性心衰患病率为0.9%，北方高于南方，城市高于农村，且随着年龄增加显著上升[6]。我国“十二五”启动的多中心、前瞻性中国心力衰竭注册登记研究（China-HF）自2012年1月至2014年12月纳入国内88家医院的8516名患者，2016年初步结果显示，我国心衰患者平均年龄（66±15）岁，呈上升趋势，且达到指南推荐的规范用药的比例较其他发达国家偏低[7]。随着我国人口老龄化的迅速增进，老年心衰的问题日渐突出，完善我国老年心衰流行病学调查和临床诊治工作的任务迫在眉睫。

二、病因及诱发因素

（一）老年心力衰竭患者病因方面的特点

1. 高血压和冠心病成为主要病因

约75%的患者有进展性高血压。高血压既可以作为单一致病因素，也可作为冠心病的危险因素和冠心病一起引起和加重心衰[8]。冠心病在老年心衰时的发病特点也与年轻患者不同，一次急性心肌缺血即可诱发心衰[8]。反复心肌梗死病史，多支病变，多次冠脉介入治疗（PCI）或冠状动脉旁路移植术（CABG）＋PCI均为老年心衰的危险因素。

2. 常见多个病因并存的情况

例如高血压、冠心病和糖尿病并存；老年退行性瓣膜疾病和高血压和（或）冠心病并存等。

3. 一些少见病因不容忽视

如原发性扩张型心肌病、肥厚型心肌病、限制型心肌病、心肌炎等。

4. 其他疾病治疗过程中发生心衰的现象较常见

如肿瘤放化疗过程中发生急性心衰，肺炎等感染性疾病治疗过程中发生急性心衰，脑血管疾病急性治疗过程中发生心衰等。

（二）老年患者心力衰竭诱因的特点

由于老年人体力劳动和活动力均减少，体力活动诱发的心衰机会相对减小，同时由于老年人机体抵抗力下降，各种感染特别是呼吸道感染成为诱发心衰的常见原因，如患肺炎的老年人9%死于心衰。心律失常，特别是心房颤动（房颤）也是老年患者中较常见的诱因，一旦发生房颤，可使患者的心排血量降低30%，尤其是快速性房颤，常常诱发和加重老年心衰。老年人还常因其他疾病在住院过程中大量输液，接受各种手术或者其他应激状态出现心衰。此外，老年心衰患者多伴发其他系统疾病，如肾功能不全、贫血等，这些疾病的发展也可成为诱发或加重心衰的原因。其他诱因还包括超出平时的体力劳动（如外出旅游）、突然的精神刺激、进食进水过量等。纠正或控制这些诱发因素，是防治老年心力衰竭的重要环节。

三、老年心力衰竭的临床表现

（一）老年心力衰竭的症状特点

可以典型也可以不典型。典型的心衰症状有劳力性呼吸困难、夜间阵发性呼吸困难、端坐呼吸及下肢水肿等。不典型症状则表现多样，可以主要表现为疲乏、精神萎靡、食欲减退；也可以表现为夜间睡眠困难、需要坐起缓解；还有些患者主诉头晕、心悸，少数以烦躁等精神症状为突出表现。在一些心脏外器官系统疾病较重的患者，原发疾病的症状可以掩盖心衰的早期症状。

由于老年心衰患者的临床表现常不典型，若患者出现以下情况应考虑心衰的可能性：如在原有心脏病（如冠心病、高血压心脏病或退行性瓣膜病）的基础上出现疲乏，精神差，不伴发热的咳嗽、咳痰，食欲减退，夜间憋气或需要高枕卧位，尿量减少，心率增快，短期内肺部出现湿性啰音等。有些老年人只有头晕、心悸，却没有气短、呼吸困难等典型心衰症状；还有些老年人合并肺部疾病，常被误诊为哮喘、慢性支气管炎等。另有一些老年患者以精神症状为突出表现，如头晕、烦躁等，如不注意鉴别，很容易被误诊为脑血管疾病、脑肿瘤等。有研究发现，老年心衰患者发生认知缺陷的现象较其他患者更为普遍（$P<0.0001$）。虽然心衰状况与血压水平无关，但是心衰患者的收缩压低于130 mmHg，提示有发生认知缺陷的可能。收缩压每下降10 mmHg，相应发生认知缺陷的风险增加24%。综上所述，对老年患者，如果出现咳嗽、气喘、乏力、头晕、肺部啰音甚至精神症状，都应考虑心衰的可能。

（二）老年心力衰竭的体征特点

由于老年人活动量较小，老年心衰不易被早期发现，一旦在日常活动或低于日常活动时出现心衰症状，常常已是较严重的心衰。甚至在一些有卒中史的老年患者，由于大脑功能减退或语言表达能力下降，对心衰的感知和诉说滞后，常在心衰病情较重时才被发现。因此，在老年心衰患者，其客观病情常重于临床表现。所以，对老年心衰患者的客观体征把握更加重要。在老年心衰的急性加重期，常有呼吸频率加快，肺部听诊呼吸音减低或双肺底湿啰音，心率加快，早期血压可增高，严重时则血压下降。注意颈静脉充盈、肝大和腹水体征。对卧床时间较长的患者，其水肿可能以腰骶部明显。

（三）老年心力衰竭的心功能特点——舒张性心力衰竭（DHF）最常见

大多数患者（88%）患有高血压，而血压控制不良是诱发舒张性心衰的最常见因素[9]。心房颤动、心房扑动等心律失常的出现也可诱发舒张性心衰的发生。DHF（LVEF＞45%～50%）在心衰中约占50%，随着年龄增长，其发生率明显增高，特别是老年女性成为高发人群。近年，DHF作为一种严重影响老年人寿命和生活质量的常见疾病，已经逐渐受到重视。DHF的症状和体征无特异性。呼吸困难、疲倦、乏力是特有的症状，但引出和评估这些症状是需要经验和技巧的。由于DHF缺乏特异的临床表现，容易误诊，应及早进行相关辅助检查，如超声心动图和X线胸片等。组织多普勒成像（TDI）是用于检测心肌运动速度的新技术。舒张早期Em波和舒张晚期Am波速度反映心室壁松弛性和伸展性。正常时Em/Am＞1。舒张早期松弛性下降，则Em速度下降，Em/Am倒置。这一指标受心室容量负荷及二尖瓣压差影响小，对松弛性更具代表性。当二尖瓣频谱出现“伪性正常”时，TDI仍可显示Em/Am倒置，被认为是目前评价左心舒张功能较敏感和特异性的指标。若常规治疗无效，进行试验性治疗是减少老年人DHF误诊误治的一个有效方法[10-11]。

（四）老年心力衰竭患者常伴多系统疾病

包括慢性心律失常、呼吸系统疾病、慢性肾功能不全、脑血管疾病等。这一方面使得老年心衰患者的病情判断变得复杂，另一方面使许多治疗心衰的有效药物应用受限。有限的研究表明，对于老年心衰患者，有肯定疗效的药物有利尿剂、ACEI、洋地黄制剂和β受体阻滞剂，老年心衰的药物选择必须强调个体化且兼顾全身[12]。

（五）老年心力衰竭的临床评估还应重视营养和精神方面的异常

多数老年人消化功能减退，老年人发生心衰时胃肠道淤血，造成胃肠道功能紊乱、营养吸收障碍、组织水肿、水钠潴留，从而加重心衰形成恶性循环。因此即使给予静脉营养治疗，连续5～7天，就可以明显改善心脏功能。另外，有研究表明，抑郁症使患有单纯收缩期高血压的老年人发生心衰的危险性显著增加[13-14]。

四、用于诊断和鉴别诊断的辅助检查

由于老年心衰症状常不典型，且常合并其他多种疾病，使得老年心衰的诊断变得更加复杂，此时，各种客观检查就显得尤为重要。

（一）X线胸片

是诊断心衰的基本检查，可以评估肺淤血情况，也能检测出心脏扩大、胸腔积液等，并且能证实由肺部疾病或感染等引起或导致的呼吸困难。如不存在肺淤血，当发现典型症状和体征时对心力衰竭预测才有意义。

（二）心电图

怀疑心衰的患者心电图通常是有改变的，心电图对心律失常和冠心病等病因有提示作用。虽然不正常的心电图对心衰的预测价值较小但完全正常的心电图发生心衰尤其是收缩功能不全的概率非常小（$P<10\%$）[15]。

（三）超声心动图

对诊断心衰或心功能不全有一定权威性，包括频谱多普勒、彩色多普勒和组织多普勒。应用组织多普勒在评价心脏功能的同时可以评价心衰患者左心室心肌收缩和舒张运动的同步性，结果阳性的患者可进行心室再同步化治疗，可能改善心脏功能。

（四）心导管检查

指南认为心导管检查作为有创检查不列入心衰的常规诊断和治疗项目。

（五）血浆N末端脑钠肽原（NT-proBNP）

既往临床常用脑钠肽（BNP）作为标志物评价心衰[16]。近年来，NT-proBNP开始得到广泛应用。与BNP相比，NT-proBNP半衰期更长，可达60～120 min，血浆浓度较高，更加灵敏，且个体内变异小，几乎无昼夜变化，在体外的稳定性较好，不易降解[17]。此外，NT-proBNP的检测与重组BNP等药物无交叉反应。所以，以NT-proBNP作为心衰标志物的检测更有意义。目前，指南推荐NT-proBNP＞125pg/ml作为慢性心衰的诊断标准之一。老年心衰患者的NT-proBNP浓度与肺毛细血管楔压（PCWP）正相关，与左心室射血分数（LVEF）负相关。测定血浆NT-proBNP有助于老年心源性或非心源性急性呼吸困难的鉴别。

（六）其他

近年也有关于促红细胞生成素（EPO）的研究发现，在校正了传统危险因素后，EPO＞432pmol/L的患者心衰发生率增加了34％。同时，也有研究发现胰岛素样生长因子结合蛋白-1（IGF-1）水平增高，心衰发生率增加[18-21]。

五、老年心力衰竭的药物治疗

《2016年欧洲心力衰竭指南》将心力衰竭重新分类为射血分数降低的心力衰竭（HFrEF，EF≤40％），射血分数中间值心力衰竭（HFmrEF，40％≤EF≤49％）和射血分数保留的心力衰竭（HFpEF，EF≥50％）。对于HFrEF，指南推荐应采取常规的药物治疗。目前研究发现，对心力衰竭有肯定疗效的药物包括利尿剂、β受体阻滞剂、ACEI和ARB类药物、洋地黄制剂和醛固酮受体拮抗剂等[22-23]。

（一）利尿剂

能减轻体液潴留，所以应用利尿剂能改善心力衰竭患者的呼吸困难。这也是在美国心脏病学会/美国心脏协会（ACC/AHA）将其列为Ⅰ类建议的药物。老年人因各种生理代偿功能低下，体液总量减少等，应用利尿剂后易出现不良反应，如电解质失调、血压下降、肾功能不全、脑缺血不足甚至血栓形成等，必须重视。

（二）ACEI 和 ARB 类药物

可以通过抑制心肌重构，改善心肌顺应性；降低血压、减轻心脏后负荷而降低左心室舒张末压；改善内皮细胞功能，保护心肌，预防缺血性心脏病发生，从而可能改善老年心衰的预后[25]。PEP-CHF 研究（850 例慢性心衰的老年患者应用培哚普利）未能表明随访期间内主要终点事件发生率的降低，但是 1 年之内心血管病死率和因心衰而住院率明显下降[26]。现有的 LIFE 等试验已表明，ARB 和 ACEI 类药物可以改善舒张期高血压性肥厚心脏的左心室充盈模式。所有收缩性 CHF 患者，除非有禁忌证或不能耐受，均应长期应用 ACEI 或 ARB 类药物。必须慎用的情况有双侧肾动脉狭窄、血肌酐水平显著升高、高钾血症、低血压等。

老年心衰早期以舒张功能不全常见，超声心动图表现为左心室射血分数正常，左心室舒张功能减退。患者一般症状较轻，但也有部分患者出现较典型心衰症状。预防左心室肥厚和冠心病是避免出现此种心功能不全的根本措施。老年舒张性心功能不全时，ACEI 或 ARB 有助于逆转左心室肥厚或阻止肥厚加重，利尿剂亦可以改善症状。CHARM-Preserved 试验是比较完整的评价 DHF 药物治疗的大型随机试验，超过 3000 例患者参加了该试验并观察了 3 年，证明口服坎地沙坦治疗，能够降低心衰的再住院率和病死率，且口服坎地沙坦还使糖尿病的发病率下降了 40%。

此外，在一项研究中，直接肾素抑制剂未能降低 6 个月和 12 个月的住院率，故暂不推荐为 ACEI 和 ARB 的替代药物。

（三）β 受体阻滞剂

β 受体阻滞剂通过减慢心率、降低后负荷、减低心肌耗氧量、抗氧化等作用，可以有效拮抗肾上腺素能受体通路的过度激活对心脏的毒害作用。ACC/AHA 有关慢性心衰的治疗指南中推荐将卡维地洛、比索洛尔、美托洛尔 3 种药用于老年心衰。最近，有关 β 受体阻滞剂的一个主要研究已经表明，奈必洛尔对于老年心衰患者有益。奈必洛尔对老年心衰患者预后和在住院干预治疗效果的研究（SENIORS）表明：使用 β 受体阻滞剂与安慰剂对照相比，其所有原因导致的死亡或由于心血管事件入院治疗的主要终点有显著下降[27]。老年人大多存在心脏储备能力差的特点，对 β 受体阻滞剂反应往往比较敏感，应用时必须从小剂量开始，在严密检测下逐渐增加剂量。

（四）醛固酮受体拮抗剂

醛固酮受体拮抗剂除有利尿作用外还可以抑制 RAAS，从而抑制心肌胶原的增加。由于醛固酮对心力衰竭的病理生理作用即“醛固酮逃逸”现象，决定了心力衰竭现代治疗方案中醛固酮受体拮抗剂具有不可替代的作用。研究发现，服用螺内酯男性乳房增生和乳腺疼痛的发生率约 10%，而且血肌酐大于 2.5 mg/dl，血钾大于 5.0 mmol/L 时不宜使用螺内酯。依普利酮是一种新的选择性醛固酮受体拮抗剂，对睾酮和孕酮影响很小。2003 年公布的一项大型、随机、双盲循证医学研究试验，对 6632 例心肌梗死后心力衰竭病例进行了研究，平均随访 16 个月，依普利酮显示出良好效果，试验组总死亡率降低 15%，心血管病所致死亡率下降 17%，心脏性猝死率下降 21%，不良反应与安慰剂相似。

（五）I_f 钾通道抑制剂

伊伐布雷定通过阻断窦房结 I_f 钾通道减慢心率，在窦性心律，心率大于 70 次/分的 HFrEF 患者中已被证实能够降低死亡和住院的联合终点发生率。对于 EF<35%、心率大于 75 次的窦性心律患者，建议服用伊伐布雷定。

（六）洋地黄制剂

对心衰的治疗早已得到肯定，DIG 试验发现洋地黄类药物对 LVEF 正常的心衰治疗有效。老年心衰时同样可以应用，但老年人往往存在肾功能不全、易并发电解质紊乱等，耐受性较差，宜定期监测临床表现及药物浓度。

（七）联合用药

老年心衰合并左心室收缩功能受损者，常继发于长期高血压或冠心病，此时患者逐渐出现左心衰竭的症状，以后甚至出现全心衰竭。超声心动图表现为左心室扩大，左心室射血分数减低。多项研究发现，老年收缩性心衰患者应用 ACEI 治疗后生存率明显提高。多数临床试验积极推荐有心脏收缩功能低下但无症状的患者服用ACEI和β受体阻滞剂；而有症状的心衰患者，可以在应用ACEI同时加用袢利尿剂、β受体阻滞剂及醛固酮受体拮抗剂；应用利尿剂和严格控制入量可有效改善临床症状，应注意补充钾和钠等电解质。堪萨斯大学医学中心的Patricia A. Howard和Marvin I. Dunn博士在寻找缩短因慢性心衰住院患者的住院治疗时间的研究中，对积极利尿疗法的安全性、有效性进行了检测。研究对象为65岁以上的患者。采用强化利尿疗法，静脉注射呋塞米100 mg后，继续以呋塞米20～40 mg/h的速率静脉输入，与传统疗法相比，强化利尿疗法增加了利尿效果而对血液化学成分无不良影响[28]。此外，该疗法使平均住院时间从5.7天缩短到3.4天。在充分利尿的基础上，应采用随时调整的方法逐渐增加β受体阻滞剂和ACEI/ARB用量至可以耐受，并坚持长期服用，可以明显改善预后。

多项大规模临床试验证实达到靶剂量的ACEI/ARB和β受体阻滞剂可以有效降低慢性心衰的死亡率和心血管事件的发生率。有证据表明，加用醛固酮受体拮抗剂可进一步改善心衰患者的预后。应用血管扩张剂（如硝普钠）可以改善左心室收缩功能不全的老年心衰患者的症状，硝酸酯类药物适用于高血压合并冠心病引起的心衰。洋地黄类药物虽然也可以改善症状，减少因心衰而住院的概率，但并不改善预后。目前的临床试验尚不支持老年高血压合并心衰患者联合应用ARB和ACEI药物。一般情况下应避免使用短效的钙通道阻滞剂，如果必须使用，可选用长效制剂。在治疗心衰的同时应注意控制心肌缺血、糖尿病、血脂异常等其他心血管危险因素。

以往的研究已表明，他汀类药物对冠心病有益，但对慢性心衰患者的治疗价值尚不清楚。2007年美国心脏协会（AHA）年会上，多中心、随机、双盲安慰剂对照CORONA研究（瑞舒伐他汀治疗心力衰竭多国研究）结论公布。该研究并未显示出他汀类药物对慢性心衰本身的治疗效果。在心衰优化治疗基础上加用瑞舒伐他汀，未能进一步降低收缩性心衰患者的心血管死亡率和事件发生率。

对于HFmrEF和HFpEF，尚未有治疗手段能够明确降低其死亡率，所以，目前治疗以缓解症状、改善生存质量为主。利尿剂通常能改善充血状态；然而，鲜有证据表明β受体阻滞剂和ACEI/ARB能够改善症状（仅坎地沙坦被证实能够改善NYHA心功能分级）。奈必洛尔、地高辛、螺内酯可能能够改善心衰住院率，可考虑使用。此外，对于HFmrEF和HFpEF患者，原发疾病（高血压、糖尿病和心肌缺血）的治疗非常有必要。

六、老年心力衰竭的非手术器械治疗

近年来，老年心力衰竭的各种器械疗法在不断发展，包括埋藏式心脏复律除颤器（ICD）、心脏再同步化治疗（CRT）、迷走神经刺激、压力感受器激活治疗（BAT）、膈肌起搏器等[29]。目前，ICD和CRT被证实能够改善老年心衰患者的生活质量和生存率。

（一）ICD对心衰患者猝死的预防作用

老年心衰患者室性心律失常、心动过缓、心脏停搏的发生率大大增加，因此，心衰患者有一定的猝死风险。ICD能够有效预防致死性心律失常的发生，提高患者生存率。对于缺血性心脏病和扩张型心肌病患者，如果经过最优药物治疗后EF＜35%，NYHAⅡ～Ⅲ级，可考虑植入ICD进行心脏性猝死的一级预防，对于发生过室性心律失常或心动过缓的患者，也应采用ICD进行二级预防。但是，对于NYHA Ⅳ级的患者，如果没有CRT的指征，则不建议采用ICD治疗。

（二）CRT在改善心衰症状的同时提高患者生存率

多项研究（COMPANION、CARE-HF、RAFT、MADIT-CRT等）表明，CRT能够改善特定心衰患者人群的生存质量，提高生存率。对宽QRS波的心衰患者，CRT不仅能够使心脏起搏同步化，还能延缓甚至逆转心肌重构。因此，对于QRS波大于150 ms，经过最优药物治疗后EF＜35%，并伴有完全性左束支传导阻滞的老年心衰患者，指南推荐其采用CRT治疗。

七、影响预后的因素

心衰是一种高致死性疾病。尽管ACEI、血管紧张素Ⅱ受体拮抗剂（ARB）及β受体阻滞剂的应用使心衰患者的预后得到明显改善，但5年总死亡率及心功能Ⅲ～Ⅳ级患者2年内死亡率仍高于50%[30-31]。心力衰竭的治疗是一项系统工程，有许多因素会影响老年心衰患者的预后。

研究发现，年龄增加、男性、既往心肌梗死病史、慢性肝病、肺炎、肾衰竭和脑梗死是影响老年心衰患考预后的不利因素，而冠状动脉旁路移植术（CABG）和ICD植入术则可以明显改善老年心衰患者的预后。据新英格兰医学杂志报道，心衰患者的颈静脉压升高和第三心音的出现提示预后不良[32]。Mark H. Drazner等对2596名目前或过去出现过心衰症状的患者颈静脉压升高和（或）第三心音对预后的意义进行了评估。研究发现，对其他心衰指标校正后的多变量分析结果强烈表明有这两个查体结果中的一个或两个的患者，明显比无这两个症状的患者因心衰而住院的可能性更大。这些患者虽然不会死于心律失常，但其总死亡率和泵衰竭死亡率的危险性有所增加。

有关老年心衰临床预后特点的研究发现，病因、年龄、NYHA心功能分级、LVEF、BNP、血肌酐、血糖、出院前6 min步行试验为影响再住院的主要因素[33]。

此外，大量研究已经证明，糖尿病与心衰具有多种共同的危险因素，两者常可共同发病或同时存在，但糖尿病对心衰患者预后的影响却常常被忽视。最近，DIG（Digitalis Investigation Group）试验对比进行了分析。该研究中证实了糖尿病是心衰的独立危险因素并且影响心衰患者的预后。在年龄因素分析中，年轻组受试者糖尿病相关死亡率男女大致相同（为6% *vs.* 8%），但是在老年组中，糖尿病相关死亡率在女性较男性明显升高（为19% *vs.* 4%）[34]。

总之，由于目前临床和基础研究十分有限，而老年心衰患者的实际情况较为复杂，病因和诱因多种多样，临床表现变幻多端，常常同时合并多种慢性疾病，使老年心衰的诊断和治疗水平滞后于传统心衰治疗。相信随着研究的不断进展和深入，临床医务工作者对老年心衰的认识和治疗水平的不断提高，老年心衰的预后一定能够得到较大的改善。

（俞梦越　宋菲）

参考文献

［1］Mozaffarian D，Benjamin EJ，Go AS，et al. Heart disease and stroke statistics-2016 update：A report from the american heart association. Circulation，2016，133（4）：e38-e60.

［2］Ammar KA，Jacobsen SJ，Mahoney DW，et al. Prevalence and prognostic significance of heart failure stages：application of the American College of Cardiology/American Heart Association heart failure staging criteria in the community. Circulation，2007，115：1563-1570.

［3］Barker WH，Mullooly JP，Getchell W. Changing incidence and survival for heart failure in a well-defined older population，1970-1974 and 1990-1994. Circulation，2006，113（6）：799-805.

［4］He J，Ogden LG，Bazzano LA，et al. Risk factors for congestive heart failure in US men and women：NHANES I epidemiologic follow-up study. Arch Intern Med，2001，161（7）：996-1002.

［5］Sakata Y，Shimokawa H. Epidemiology of heart failure in Asia. Circ J，2013，77（9）：2209-2217.

［6］国家心血管病中心. 中国心血管病报告2015. 北京：中国大百科全书出版社，2015.

［7］张健，张宇辉. 多中心、前瞻性中国心力衰竭注册登记研究——病因、临床特点和治疗情况初步分析. 中国循环杂志，2015，30（5）：413-416.

［8］Khatibzadeh S，Farzadfar F，Oliver J，et al. Worldwide risk factors for heart failure：A systematic review and pooled analysis. Int J Cardiol，2013，168（2）：1186-1194.

［9］Little WC. Heart failure with a normal left ventricular ejection fraction：diastolic heart failure. Trans Am Clin Climatol Assoc，2008，119：93-99.

［10］Hunt SA，Abraham WT，Chin MH，et al. 2009 focused update incorporated into the ACC/AHA 2005 Guidelines for the Diagnosis and Management of Heart Failure in Adults：a report of the American College of Cardiology Foundation/American Heart Association Task Force on Practice Guidelines：developed in collaboration with the International Society for Heart and Lung Transplantation. Circulation，2009，119：e391-479.

［11］Dickstein K，Cohen-Solal A，Filippatos G，et al. ESC Guidelines for the diagnosis and treatment of acute and chronic heart failure 2008：the Task Force for the Diagnosis and Treatment of Acute and Chronic Heart

Failure 2008 of the European Society of Cardiology. Developed in collaboration with the Heart Failure Association of the ESC (HFA) and endorsed by the European Society of Intensive Care Medicine (ESICM). Eur Heart J，2008，29：2388-2442.

[12] Lenzen MJ，Rosengren A，Scholte op Reimer WJ，et al. Management of patients with heart failure in clinical practice：differences between men and women. Heart，2008，94：e10.

[13] Grippo AJ，Johnson AK. Biological mechanisms in the relationship between depression and heart disease. Neurosci Biobehav Rev，2002，26：941-962.

[14] Guck TP，Elsasser GN，Kavan MG，et al. Depression and congestive heart failure. Congest Heart Fail，2003，9：163-169.

[15] Velagaleti RS，Gona P，Larson MG，et al. Multimarker approach for the prediction of heart failure incidence in the community. Circulation，2010，122 (17)：1700-1706.

[16] Cournot M，Mourre F，Castel F，et al. Optimization of the use of B-type natriuretic peptide levels for risk stratification at discharge in elderly patients with decompensated heart failure. Am Heart J，2008，155：986-991.

[17] Mckie PM，Cataliotti A，Lahr BD，et al. The prognostic value of N-terminal pro-B-type natriuretic peptide for death and cardiovascular events in healthy normal and stage A/B heart failure subjects. J Am Coll Cardiol，2010，55 (19)：2140-2147.

[18] Tang WH，Katz R，Brennan ML，et al. Usefulness of myeloperoxidase levels in healthy elderly subjects to predict risk of developing heart failure. Am J Cardiol，2009，103：1269-1274.

[19] Kaplan RC，McGinn AP，Pollak MN，et al. High insulinlike growth factor binding protein 1 level predicts incident congestive heart failure in the elderly. Am Heart J，2008，155：1006-1012.

[20] Cleland JG，Tendera M，Adamus J，et al. The perindopril in elderly people with chronic heart failure (PEP-CHF) study. Eur Heart J，2006，27：2338-2345.

[21] Chaudhry SI，Mcavay G，Chen S，et al. Risk factors for hospital admission among older persons with newly diagnosed heart failure：Findings from the Cardiovascular Health Study. J Am Coll Cardiol，2013，61 (6)：635-642.

[22] Yancy CW，Jessup M，Bozkurt B，et al. 2016 ACC/AHA/HFSA focused update on new pharmacological therapy for heart failure：An update of the 2013 ACCF/AHA guideline for the management of heart failure：A report of the american college of Cardiology/American heart association task force on clinical practice guidelines and the heart failure society of america. Circulation，2016，DOI：10. 1161/CIR. 0000000000000435.

[23] Meyer P，White M，Mujib M，et al. Digoxin and reduction of heart failure hospitalization in chronic systolic and diastolic heart failure. Am J Cardiol，2008，102：1681-1686.

[24] Pitt B，Reichek N，Willenbrock R，et al. Effects of eplerenone，enalapril，and eplerenone/enalapril in patients with essential hypertension and left ventricular hypertrophy：the 4E-left ventricular hypertrophy study. Circulation，2003，108：1831-1838.

[25] Zanchetti A，Cuspidi C，Comarella L，et al. Left ventricular diastolic dysfunction in elderly hypertensives：results of the APROS-diadys study. J Hypertens，2007，25：2158-2167.

[26] Beckett NS，Peters R，Fletcher AE，et al. Treatment of hypertension in patients 80 years of age or older. N Engl J Med，2008，358 (18)：1887-1898.

[27] van Veldhuisen DJ，Cohen-Solal A，Bohm M，et al. Beta-blockade with nebivolol in elderly heart failure patients with impaired and preserved left ventricular ejection fraction：Data From SENIORS (Study of Effects of Nebivolol Intervention on Outcomes and Rehospitalization in Seniors With Heart Failure). J Am Coll Cardiol，2009，53：2150-2158.

[28] Brunner-La Rocca HP，Buser PT，Schindler R，et al. Management of elderly patients with congestive heart failure—design of the Trial of Intensified versus standard Medical therapy in Elderly patients with Congestive Heart Failure (TIME-CHF). Am Heart J，2006，151：949-955.

[29] Naidu SS，Wong SC，Steingart RM. Interventional therapies for heart failure in the elderly. Heart Fail Clin，2007，3：485-500.

[30] Huynh BC，Rovner A，Rich MW. Long-term survival in elderly patients hospitalized for heart failure：14-year follow-up from a prospective randomized trial. Arch Intern Med，2006，166：1892-1898.

[31] Curtis LH，Greiner MA，Hammill BG，et al. Early and long-term outcomes of heart failure in elderly persons，2001-2005. Arch Intern Med，2008，168：2481-2488.

[32] 徐兵，唐丽萍，张浩，等. 影响心力衰竭患者再入院

的多因素分析. 中国心血管病研究杂志，2008，6(3)：205-209.

[33] Kosiborod M，Inzucchi SE，Spertus JA，et al. Elevated admission glucose and mortality in elderly patients hospitalized with heart failure. Circulation，2009，119：1899-1907.

[34] Bohm M，Borer J，Ford I，et al. Heart rate at base line influences the effect of ivabradine on cardiovascular outcomes in chronic heart failure：analysis from the SHIFT study. Clin Res Cardiol，2013，102：11-22.

第八章　老年退行性二尖瓣环钙化的诊断与治疗

二尖瓣环钙化是老年退行性心脏瓣膜疾病在二尖瓣的表现形式，是影响二尖瓣外科手术预后的重要因素，是老年人心血管事件或死亡的重要危险因素。随着当今老龄化的加剧，该疾病已引起越来越多的重视。然而目前对于该病的发病机制尚不明确，近来研究提出该病并非单纯的年龄相关的退化性病程，而是包括动脉粥样硬化在内的多种机制共同参与的过程。由于临床症状无特异性，诊断较为困难，常规外科手术风险大，因此对该病的诊疗仍是当今巨大的挑战。随着经皮瓣膜介入技术的发展，可能为该病的治疗提供新的希望。

老年退行性心脏瓣膜疾病（senile degenerative heart valvular disease，SDHVD）又称老年钙化性心脏瓣膜疾病，或老年心脏钙化综合征，是指随着年龄的增长，心瓣膜周围结缔组织发生退行性病变及纤维化，在脂质沉积的基础上出现钙盐沉积，导致瓣膜狭窄和（或）关闭不全。临床上主要表现为钙化性主动脉瓣狭窄或二尖瓣环钙化（mitral annulus calcification，MAC）。随着老龄化加剧，SDHVD 发病率也在不断上升，目前总体发生率为 22.4%[1]，已成为老年群体心力衰竭、心律失常以及晕厥和猝死的重要原因[2]。MAC 是 SDHVD 的重要表现形式之一，MAC 常常导致二尖瓣反流及心律失常，并直接影响心脏外科手术的预后，是目前瓣膜疾病研究的热点领域之一。本文就该病流行病学与临床特点、发病机制、诊断与治疗的现状与前景展开综述。

一、流行病学与临床特点

MAC 是指二尖瓣纤维支持结构的慢性退行性病变[3]。1910 年 Dewisky 首次描述了 36 例患者二尖瓣环非炎性的钙化性病变的具体特征；并且指出这一病理过程与 1904 年 Monchkebery 首先描述的主动脉瓣狭窄的过程相似，认为都是自然衰老过程中发生退行性钙化性瓣膜病变[3]。主动脉瓣膜承受的血流冲击力较二尖瓣瓣膜大，因此主动脉瓣钙化发病率明显高于二尖瓣钙化的发病率。我国 50 岁以上的中老年人群中，瓣膜钙化的检出率为 12.5%，其中 94.4% 为主动脉瓣钙化[4]。由于绝大多数 MAC 患者无明显临床症状，因此难以对 MAC 真实发病率进行评估。经超声心动图及 CT 评估的 MAC 发病率为 8%～15%[4]，在患有心血管疾病的老年人群中，MAC 的发病率高达 42%[5]。高龄、合并多种冠状动脉粥样硬化危险因素、慢性肾功能不全的人群中发病率明显升高[6]。根据国内一项小样本研究，老年退行性瓣膜疾病患者中同时合并主动脉瓣及二尖瓣钙化的患者比例约为 28%[7]。

MAC 早期对二尖瓣的功能及左心室功能通常不会产生太大影响，因此早期通常无症状，或虽有临床症状但无特异性。MAC 进一步发展则增加了二尖瓣反流发生或加重的风险，随着反流的进展可能逐渐出现心衰症状，并可能伴随心律失常的发生。Framingham 队列研究经多因素校正后得出结论：MAC 患者发生房颤的风险显著增加（HR：1.6；95% CI：1.1～2.2）[8]。此外，MAC 患者中房室传导阻滞、束支传导阻滞、室内阻滞的发生率均比一般人群要高[9]。

二、发病机制

老年钙化性心脏瓣膜疾病发病的确切机制尚未完全阐明，也未达成完全共识，传统观念认为是年龄相关的“退行性”改变，是机械性磨损所致，而现在研究观点认为钙化性瓣膜病并非只是年龄增大而导致的不可避免的退行性结果[10]，可能存在复杂的内在机制，如脂质沉积、机械压力、炎症反应、异常钙磷代谢、高同型半胱氨酸血症等多种发病机制早年都有较多研究，近来还有文献报道钙化瓣膜病还与遗传因素有关，多个基因单核苷酸多态性可能与瓣膜钙化相关，如 apoB 基因的 rs1042031、rs6725189 位点；ACE 基因的 rs4340 位点；IL10 基因的 rs1800896、rs1800872 位点；LPA 基因 rs10455872 位点等[11]。而随着动脉粥样硬化危险因素的普遍流行和心脑血管疾病发病率的不断提升，近年来研究的主要争论焦点在于 MAC 与动脉粥样硬化、心脑血管疾病之间的关系。

研究表明 MAC 在动脉粥样硬化患者中发生率高于普通人群，组织学检查发现脂质及吞噬了脂质的泡沫细胞大量聚集在钙化瓣膜中[12]。Olsson 等[13]研究发现，在病变的瓣膜细胞外的脂质与氧化性低密度脂蛋白聚集在钙盐沉积区域、内皮下及深层纤维组织。推测脂质及氧化性低密度脂蛋白作用于内皮细胞及瓣膜成纤维细胞同时激活炎性细胞，并启动了瓣膜钙化的过程。随后的许多研究表示 MAC 与动脉粥样硬化的危险因素如年龄、高血压、糖尿病、高脂血症、肾功能不全等密切相关。Atar[14]研究发现随着严重的阻塞性冠状动脉疾病发病率的增加，MAC 的发病率也在增加。根据一项前瞻队列研究结果，MAC 被认为是多发动脉粥样硬化、心律失常、冠心病、卒中等事件的独立预测因素[15]。因此许多研究者认为 MAC 可能是粥样硬化性疾病的一个标志，AS 和 MAC 是同一种疾病的不同表现形式。

然而近来 Bhatt 等的大规模回顾性研究却提出 MAC 的发生并没有与 CAD 病史显著相关，而且高血压、糖尿病、肾功能损伤等心血管疾病的危险因素也并没有与 MAC 显著相关。此外，冠脉病变特征与 SYNTAX 评分也不与 MAC 直接相关[16]。研究者认为 MAC 这一因素不足以被独立出来看作 CAD 的一个标志，MAC 可能仅仅是年龄相关的心脏退行性病变的良性标志，而非用来判断冠脉病变严重度的指标。这一研究的缺陷在于没有考虑合并主动脉瓣钙化的人群，亦没有区分不同严重程度的 MAC 对结果的影响。在 Framingham 心脏研究的亚组分析中，MAC 病变厚度每增加 1 mm，心血管死亡率、全因死亡率几乎增加近 10%[2]。在北美 Manhattan 研究中，轻度 MAC 并没有与心血管事件风险增大有关，而随着 MAC 严重度的增加，心血管风险呈显著增大趋势[15]。因此该研究也存在一定的局限性。

除了心血管疾病外，MAC 与脑血管疾病的关系也并不明确。Kizer 研究认为 MAC 是脑梗死的重要危险因素之一[17]，而近来 Rodriguez 研究却认为经过多因素校正后并未发现 MAC 导致脑梗死风险增加[18]。MAC 与脑梗死相关联这个现象可能是由于 AC 患者中合并颈动脉斑块或房颤者逐渐增多，也可能是由于钙化的二尖瓣结构自身栓子脱落所导致。

总之，心脏瓣膜钙化究竟是动脉粥样硬化的病因之一，还是仅仅只是一种原发退行性病变，尚没有统一的定论。笔者认为，根据目前的临床证据，MAC 有助于预测亚临床动脉粥样硬化的存在和心脑血管事件的可能，但这一作用仍需要大规模的临床试验证实。

三、诊断方法的应用与创新

（一）常规诊断依据

目前对 MAC 并没有明确的影像学定义。超声显像具有较高的敏感性及特异性，是目前诊断 MAC 的主要依据[11]。与风湿性瓣膜病变所导致的由瓣膜蔓延至瓣环及根部的钙化不同，退行性瓣膜钙化病变从瓣根、瓣环部位逐渐向瓣膜部位蔓延，瓣膜回声增强并保持一致，通常多无瓣叶之间的粘连，病变主要导致瓣膜关闭不全。严重的 MAC 也可能会导致瓣叶受累，尤其是前叶运动的受累而引起二尖瓣狭窄，门诊超声数据显示这一现象的发生率约为 0.5%[19]。二维超声特征为在二尖瓣叶之后、左心室后壁内膜之前的带状局限性增厚，呈斑点或斑块样回声增强。Framingham 中心通过将二尖瓣环钙化定义为 M 型超声下收缩期及舒张期均可见的带状回声增强，平行于左心室后壁，在房室交界与二尖瓣后叶的连接处钙化最明显[6]。若室间隔膜部、主动脉瓣环及二尖瓣处出现增强的线带状、斑点状、片状强回声，可诊断为主动脉瓣和二尖瓣合并钙化[20]。胸骨旁短轴切面可以对 MAC 进行定量评估，主要可分为轻度（二尖瓣环区域的局限性斑块状回声增强）、中度（1/3 至 1/2 的瓣环周长可见回声增强）、重度（超过 1/2 的瓣环周长或延伸至左心室流出道的回声增强）。也有研究采用瓣环厚度对 MAC 的严重程度进行分级，<2 mm 为轻度，2～5 mm 为中度，>5 mm 为重度[21]。近来 Tayyar 还利用二维超声斑点追踪技术研究 MAC

患者的左心室结构与功能，结果显示 MAC 患者通常伴有左心收缩和（或）舒张功能不全[21]。

（二）更准确的新兴影像学技术

有研究者认为由于仅凭传统超声心动图不能区别增厚的瓣膜组织是钙化斑还是胶原纤维，并且对于二尖瓣特殊的鞍状结构的评估能力有限，因此并非最佳诊断方法。经食管超声可获取更为清晰的图像，并可以在多个切面包括离轴切面对左心房进行检查以全面确定反流。实时三维超声目前则主要应用于科学研究。经三维超声测量发现，研究者认为 MAC 患者的二尖瓣环面积并没有因为钙化而缩小，但二尖瓣环收缩功能明显下降，尤其是前后径轴向的收缩力下降[22]。有研究根据外科手术所见对各种超声方法的准确性进行评价，结果显示三维超声心动图的准确性高达 90%以上（经食管与经胸分别是 96%、90%），显著优于经胸或经食管二维超声（准确率分别为 77%、87%）[23]。三维超声还可以对 MAC 患者的左心房结构及功能进行评估。近来 Adil 等[24]首次利用三维超声评估 MAC 患者左心房结构与功能，结果显示 MAC 患者左心房直径通常显著扩大，左心房功能受损，并通常伴有左心房指数（LAVI）的明显升高。

如果术前超声心动图不能提供较为完整的二尖瓣病变信息，CT 也可以对 MAC 钙化灶的定位及其与周围结构的关系进行准确评估。此外，CT 成像可以采用 Agatston 方法定量评估二尖瓣环不同层面的钙化程度。CT 最重要的价值是为外科手术不同的方案选择及其可能的风险进行评估[25]。CT 可以在术前测量最小的二尖瓣瓣口直径并与合适的生物瓣口径进行比较，并判断周围有无可供缝合的软瓣叶组织。如果瓣口面积可以与生物瓣口径相匹配并有足够可供缝合的组织，则术中无需大范围地清除钙化病变。反之则可能需要大范围切除钙化灶，此时如果术者经验不足，则应提前寻求更有经验的外科大夫来协助手术[26]。此外，有研究者提出在 CT 重建中，以简化的平面 D 形二尖瓣模型来替代传统的非平面鞍状二尖瓣模型[27]，目前已广泛用于经皮二尖瓣治疗术前评估及器械选择中。CT 的主要缺点包括辐射量较大，对于合并房颤或其他心律失常的患者图像质量欠佳等，并且目前三维实时超声技术也可以提供与 CT 类似的参数评估，因此今后还应进一步探索 CT 与三维超声之间的对比并逐渐建立 MAC 影像评估的金标准。

四、治疗现状与前景

（一）药物治疗

目前，没有任何一种有循证证据的治疗方法可以延缓 MAC 的进展或阻止 MAC 的发生。RAAVE 研究[28]结果显示，他汀类药物能减缓钙化瓣膜病的进展，然而近来研究显示钙化瓣膜病早期应用他汀类药物效果较好，在钙化瓣膜病较重的患者应用他汀类药物无显著获益[29]。通常用于心血管疾病的药物如阿司匹林、β受体阻滞剂、肾素-血管紧张素抑制剂等是否对于 MAC 的发生发展具有预防功效也尚不可知。

（二）手术治疗

Huber 等[30]报道，对 80 岁以上老年患者行瓣膜手术，尽管手术死亡比例增加，但患者术后生活质量显著改善，且能够良好地长期生存。然而 MAC 是老年患者二尖瓣术后早期死亡的独立危险因素，对于严重的 MAC 患者，MAC 病变手术往往风险极高[31]。对于严重瓣叶退行性病变蔓延至瓣叶及瓣下结构的患者通常应选择二尖瓣置换术。仅当瓣叶及瓣下结构的钙化非常轻微时，方可考虑二尖瓣成形。不论是二尖瓣成形还是置换，人工瓣环成形对于瓣叶的良好接合及防止术后瓣环扩张具有重要意义，而人工瓣环在钙化灶处难以进行缝合，早期采用不清除钙化组织的情况下直接新建瓣环，然而这种方式可能会导致瓣周漏、栓塞、瓣膜破裂等并发症，住院死亡率可达 20%～28%，显著高于普通二尖瓣置换（2.5%～8.5%）[32-33]。少数研究者提出在二尖瓣成形术中不切除钙化灶、不进行瓣环重建，而只采用“缘对缘”修补、单纯瓣叶修补、人工腱索重建等技术，尽管这些技术可以减少心脏破裂、冠脉损伤，然而远期反流和心衰的风险却大大增加，仅可在高龄且极高危的患者中考虑应用[30]。

目前认为最佳术式是 Carpentier 等提出的彻底清除钙化组织后行瓣环重建[9]。许多研究表明这种术式中远期效果良好，住院期间死亡率仅 0%～8.2%，5 年生存率高达 84%～100%[34-36]。近来 Tomoya 等研究中包含 61 例广泛二尖瓣环钙化患者，术后 30 天无一例死亡，5 年生存率为 75.6%[36]。在这种术式中，用于重建人工瓣环的材料尤为重要。Casselman 提出可以采用自体二尖瓣前叶作为重建材料，然而这仅能在前叶瓣膜得以保存的前提下实现[37]。另一些研究者提出采用 Dacron 或心包补片来进行瓣环重建，后瓣环与左心室相连的部分可采用自体心包膜，无室壁支持的部分以及前瓣环则选用更坚固的戊二醛加固猪心包膜。Feindel 报道采用心包补片进行瓣环重建术后 5 年生存率良好[38]，近来 Tomoya 的研究也表明心包补片瓣环重建中期生存率良好，是安全有效的术式[36]。

对于广泛切除钙化病变的术式最大的担忧是左心室破裂和冠脉损伤等并发症，术中大范围切除钙化病变者，因并发症发生死亡的概率高达 9%[38]。然而近来的临床研究表明这种并发症的发生率相对很低。Feinel 报道清除钙化灶术后再手术率约 11%，原因主要包括补片破裂、人工瓣膜破裂等，但术后并无左心室破裂或室壁瘤形成[38]。Tomoya 报道在 61 例接受该术式的 MAC 患者中仅 1 例发生左心室破裂[36]。心包补片可以加固房室沟的完整性从而减少室壁破裂的可能。如果钙化清除不彻底，心包补片可能因此发生破裂，因此彻底清除钙化对于减少术后并发症极为重要。但值得注意的是，对于钙化已波及左心房、左心室的患者则难以彻底清除。

尽管如此，该术式仍具有很多局限性。关于 MAC 患者外科术后长期预后的研究较少，且多为单中心的回顾性研究，样本数量有限，且随访期相对较短，尚不能据此成为外科术式的“金标准”。此外，对于合并高龄、肾功能不全等预期生存期不长的重度高危 MAC 患者，该术式创伤较大，许多研究者认为对此类患者可考虑选择单纯瓣叶或瓣下结构修补，无需置入人工成形环，可以有效防止房室沟破裂及冠状动脉损伤[31]。

（三）经导管二尖瓣介入治疗

受到外科瓣膜修复手术方法的启发，一系列经导管二尖瓣治疗的技术被研发并逐渐应用于临床，经导管二尖瓣修补技术是在 Alfieri 的缘对缘修补术的基础上开发出的微创治疗技术。EVEREST 等系列研究结果提示，二尖瓣夹（MitraClip）对于不能耐受外科手术的二尖瓣反流患者是安全有效的[39-40]，尤其对于高危退行性二尖瓣反流患者，MitraClip 在将来可能是值得尝试的选择。至 2015 年 10 月，国外已经开展超过 25 000 例 Mitraclip 手术[41]，而国内该技术发展相对滞后。2012 年上海复旦大学中山医院成功运用 MitraClip 系统完成国内首例经导管二尖瓣修复术，此后浙江大学附属第二医院也顺利开展此项技术。但是这一新技术还有很多潜在的问题，其长期耐用性及安全性尚不明确。目前我国 MitraClip 暂未上市，仅处于临床研究阶段，尚不能常规应用于临床。

随着经导管主动脉瓣置入术（transcatheter aortic valve implantation，TAVI）的不断成熟和广泛应用，研究者开始将视线投到二尖瓣领域，并初步将 TAVI 术的瓣膜应用于二尖瓣置换中，2014 年 Portugal 等[42]首次报道经导管将人工主动脉瓣置入二尖瓣位置的手术案例，尽管术后有患者出现瓣周漏，但短期预后良好。2016 年 Lee 等[43]报道一位 84 岁高龄的主动脉瓣、二尖瓣钙化狭窄患者，在进行外科主动脉瓣置换术中直视下成功置入经导管瓣膜 SapienXT。然而用于 TAVI 的瓣膜对于经导管二尖瓣置入术（TMVI）来说并非最佳选择，这些瓣膜都存在共同的问题：瓣膜是管状的，并不能很好地匹配二尖瓣的鞍状结构；置入过程需要瓣环整周的钙化来提供透视下的影像；如果人工瓣膜口径偏小则容易发生瓣周漏，偏大则损伤瓣周结构；难以重置或调整等。因此 TMVI 主要的发展方向应是设计针对二尖瓣特定病变的 TMVI 专用器械，近来已有 5 个厂家的 TMVI 瓣膜（CardiAQ，Tiara，Fortis，Tendyne，Intrepid）成功完成了人体试验，这些人工瓣膜具有可供准确定位与固定的装置，同时改良后的瓣膜材料和形状更能适应二尖瓣的生理结构，同时减少了左心室流出道梗阻的风险。

关于 MAC 患者的经导管二尖瓣置入的文献报道非常有限，对于其有效性及安全性仍颇有争议。Quebec City group 系统回顾了现有的 9 个文献报道，表明 TMVI 用于重度 MAC 患者在理论上和技术上是可行的，其早中期血流动力学及临床结局良好[44]，TMVI 术中无一例死亡，术后仅两例死亡且为非心源性死因，3 个月中期随访 8 例患者中有 6 例存活并且生活质量改善[44]。然而，尽管如此，一项入选了 44 例患者的最新 TMVI 注册研究的初步结果显示 30 天死亡率高达 34%[45]，尽管远期随访结果尚未公布，但根据现有数据推测远期结果可能并不理想。

关于TMVI，我们面临的挑战还有很多。首先，MAC患者病变复杂，通常缺乏彻底的、稳定的钙化灶用于人工瓣膜的锚定，重度的MAC患者术后二尖瓣环容易破裂。直至今日我们对于瓣环口径、钙化程度的评估仅有初步的认识，而对于如何选择人工瓣尺寸、如何入路、定位、固定、回收等技术仍知之甚少。实时三维超声及CT三维重建对于明确MAC的位置及判断二尖瓣面积可能具有重要价值[46]，因此影像技术的不断发展可能为临床实践带来新的提高。此外，目前正在评估中的经导管人工瓣膜多为非钙化性二尖瓣反流而设计，目前的器械并不能完成对钙化病变进行操作。但随着TMVI器械设计的不断改进，将来可能会打破这些限制。也有研究者认为导管、导丝、球囊等操作可能会导致钙化的碎片脱落从而引发冠脉或者脑栓塞，然而目前尚无研究证实这一推测。目前，TMVI仅适用于完全没有其他治疗选择的患者，并应在注册研究的框架下进行。

五、小结

以二尖瓣环钙化为代表的SDHVD是老年人心力衰竭、心脏性猝死的重要原因之一，既往认为MAC是一种年龄相关的退行性病理过程，目前越来越多的证据显示MAC也可能是一种主动的动脉粥样硬化过程，并与心血管事件风险密切相关，但目前缺乏定论，仍需要大规模临床试验的证实。该病起病隐匿、缺乏特征性的临床表现，易于误诊和漏诊，因此依靠常规超声心动图进行早期诊断具有重要意义，发展新兴影像学技术如实时三维超声、CT可能为临床诊断和手术治疗提供新的策略。尽管MAC外科手术术式不断改良，但风险仍较高，虽然TMVI适应证有限，有效性及安全性也尚存争议，但随着人工瓣膜的改良、影像学技术的创新和发病机制的不断探索，相信TMVI将可能成为未来的治疗趋势。

（诸葛瑞琪　吴永健）

参考文献

[1] Allison MA, Cheung P, Criqui MH, et al. Mitral and aortic annular calcification are highly associated with systemic calcified atherosclerosis. Circulation, 2006, 113 (6): 861-6.

[2] Fox CS, Vasan RS, Parise H, et al. Mitral annular calcification predicts cardiovascular morbidity and mortality: the Framingham Heart Study [J]. Circulation, 2003, 107 (11): 1492-6.

[3] Korn D, Desanctis RW, Sell S. Massive calcification of the mitral annulus. A clinic pathological study of fourteen cases [J]. N Engl J Med, 1962, 267 (1): 900-9.

[4] 马世霞，贾武梅，武晓云. 中老年人左心瓣膜钙化的超声心动图分析 [J]. 中国医学文摘，2007，16 (2): 103-105.

[5] Foley PW, Hamaad A, El-Gendi H, et al. Incidental cardiac findings on computed tomography imaging of the thorax [J]. BMC Res Notes, 2010, 3: 326.

[6] Barasch E, Gottdiener JS, Larsen EKM, et al. Clinical significance of calcification of the fibrous skeleton of the heart and aortosclerosis in community dwelling elderly: The Cardiovascular Health Study (CHS) [J]. Am Heart J, 2006, 151 (1): 39-47.

[7] 牛进国，简立国. 老年退行性心瓣膜病的临床特点分析 [J]. 河南医学研究，2016，25 (3): 505.

[8] O'Neal WT, Efird JT, Nazarian S, et al. Mitral annular calcification and incident atrial fibrillation in the Multi-Ethnic Study of Atherosclerosis [J]. Europace, 2015, 17 (3): 358-63.

[9] Yigal Abramowitz, Hasan Jilaihawi, Tarun Chakravarty. Mitral Annulus Calcification [J]. JACC, 2015, 66 (17): 1935-1940.

[10] Sell S, Scully RE. Aging changes in the aortic and mitral valves. Histologic and histo-chemical studies, with observations on the pathogenesis of calcific aortic stenosis and calcification of the mitral annulus [J]. Am J Pathol, 1965, 46: 345-65.

[11] Anton GKutikhin, Arseniy EYuzhalin, Elena B Brusina. Genetic predisposition to calcific aortic stenosis and mitral annular calcification [J]. Mol Biol Rep, 2014, 41 (9): 5645-5663.

[12] 许梦，王红. 老年钙化瓣膜病的研究新进展 [J]. 医学综述，2014，20 (12): 2202-2205.

[13] Olsson M, ThybergJ, Nilsson J. Presence of oxidized low density lipoprotein in nonrheumatic stellotic aortic valves [J]. Arterioscler Thromb Vasc Biol, 1999, 19 (5): 1218-1222.

[14] Atar S, Jeon DS, Luo H, et al. Mitral annular calcification: a marker of severe coronary artery disease in patients under 65 years old [J]. Heart, 2003, 89 (2): 161-4.

[15] Kohsaka S, Jin Z, Rundek T, et al. Impact of mitral annular calcification on cardiovascular events in a multiethnic community: the Northern Manhattan Study [J]. JACC Cardiovasc Imaging, 2008, 1 (5): 617-623.
[16] Hemal Bhatt, Dharmesh Sanghani, Kell Julliard. Is Mitral Annular Calcification Associated With Atherosclerotic Risk Factors and Severity and Complexity of Coronary Artery Disease [J]? Angiology, 2015, 66 (7): 659-666.
[17] Kizer JR, Wiebers DO, Whisnant JP, et al. Mitral annular calcification, aortic valve sclerosis, and incident stroke in adults free of clinical cardiovascular disease: the Strong Heart Study [J]. Stroke, 2005, 36 (12): 2533-7.
[18] Rodriguez CJ, Bartz TM, Longstreth WT Jr, et al. Association of annular calcification and aortic valve sclerosis with brain findings on magnetic resonance imaging in community dwelling older adults: the Cardiovascular Health Study [J]. J Am Coll Cardiol, 2011, 57 (21): 2172-80.
[19] Muddassir SM, Pressman GS. Mitral annular calcification as a cause of mitral valve gradients [J]. Int J Cardiol, 2007, 123 (1): 58-62.
[20] 于长春. 老年退行性心脏瓣膜病临床分析 [J]. 中国社区医师（医学专业），2012，14（5）：16.
[21] Tayyar Gokdeniz, Faruk Boyaci, Engin Hatem. Association of Mitral Annular Calcification with Left Ventricular Mechanics: A Speckle Tracking Study [J]. Echocardiography, 2015, 32 (9): 1374-1383.
[22] Pressman GS, Movva R, Topilsky Y. Mitral Annular Dynamics in Mitral Annular Calcification: A Three-Dimensional Imaging Study [J]. J Am Soc Echocardiogr, 2015, 28 (7): 786-94.
[23] Newcomb AE, David TE, Lad VS, et al. Mitral valve repair for advanced myxomatous degeneration with posterior displacement of the mitral annulus [J]. J Thorac Cardiovasc Surg, 2008, 136 (6): 1503-9.
[24] Adil Bayramoğlu, Hakan Taşsolarl, Ylmaz Ömür Otlu. Assessment of left atrial volume and mechanical functions using realtime three-dimensional echocardiography in patients with mitral annular calcification [J]. Anatol J Cardiol, 2016, 16 (1): 42-7.
[25] Jennifer Higgins, John Mayo, Peter Skarsgard. Cardiac Computed Tomography Facilitates Operative Planning in Patients With Mitral Calcification [J]. Ann Thorac Surg, 2013, 95 (1): e9-11.
[26] Anita W. Asgar. Sizing the Mitral Annulus: Is CT the Future [J]? Cardiovascular imaging, 2016, 9 (3): 281-282.
[27] Philipp Blanke, Danny Dvir, Anson Cheung. A simplified D-shaped model of the mitral annulus to facilitate CT-based sizing before transcatheter mitral valve implantation [J]. Journal of Cardiovascular Computed Tomography, 2014 (8): 459e467.
[28] Moura LM, Ramos SF, Zamorano JL, et al. Rosuvastatin affecting aortic valve endothelium to slow the progression of aortic stenosis [J]. J Am Coll Cardiol, 2007, 49 (5): 554-561.
[29] RossebφAB, Pedersen TR, Boman K, et al. Intensive lipid lowering with simvastatin and ezetimibe in aortic stenosis [J]. N Engl J Med, 2008, 359 (13): 1343-1356.
[30] Huber CH, Goeber V, Berdat P, et al. Benefits of cardiac surgery in octogenarians a postoperative quality of life assessment [J]. Eur J Cardiothorac Surg, 2007, 31 (6): 1099-1105.
[31] Akimasa Morisaki, Yasuyuki Kato, Yosuke Takahashi. Mitral valve repair without mitral annuloplasty with extensive mitral annular calcification [J]. Interactive CardioVascular and Thoracic Surgery, 2014 (19): 1080-1082.
[32] Chan V, Jamieson WR, Lam BK, et al. Influence of the On-X mechanical prosthesis on intermediate-term major thromboembolism and hemorrhage: a prospective multicenter study [J]. J Thorac Cardiovasc Surg, 2010, 140 (5): 1053-8.
[33] Kaneko T, Aranki S, Javed Q, et al. Mechanical versus bioprosthetic mitral valve replacement in patients <65 years old [J]. J Thorac Cardiovasc Surg, 2014, 147 (1): 117-26.
[34] Chan V, Ruel M, Hynes M, et al. Impact of mitral annular calcification on early and late outcomes following mitral valve repair of myxomatous degeneration [J]. Interact Cardiovasc Thorac Surg, 2013, 17 (1): 120-5.
[35] Mihaljevic T, Koprivanac M, Kelava M, et al. Mitral valve replacement in patients with severely calcified mitral valve annulus: surgical technique [J]. J Thorac Cardiovasc Surg, 2013, 146 (1): 233-5.
[36] Tomoya Uchimuro, Toshihiro Fukui, Atsushi Shimizu. Mitral Valve Surgery in Patients With Severe Mitral Annular Calcification [J]. Ann Thorac Surg, 2016, 101 (3): 889-95.

[37] Casselman FP, Gillinov AM, McDonald ML, Cosgrove DM. Use of the anterior mitral leaflet to reinforce the posterior mitral annulus after debridement of calcium. Ann Thorac Surg, 1999, 68 (1): 261-2.

[38] FeindelCM, TufailZ, DavidTE, et al. Mitralvalvesurgery in patients with extensive calcification of the mitral annulus [J]. J Thorac Cardiovasc Surg, 2003, 126 (3): 777-82.

[39] Feldman T, Wasserman HS, Herrmann HC, et al. Percutaneous mitral valve repair using the edge-to-edge technique: six-month results of the EVEREST Phase I Clinical Trial. J Am Coll Cardiol, 2005, 46 (11): 2134-2140.

[40] Mauri L, Foster E, Glower DD, et al. 4-year results of a randomized controlled trial of percutaneous repair versus surgery for mitral regurgitation [J]. J Am Coll Cardiol, 2013, 62 (4): 317-328.

[41] Mathias Orban, Braun, Martin Orban. Established interventions for mitral valve regurgitation [J]. Herz, 2016, 41 (1): 19-25.

[42] Ladeiras-Lopes R, Vouga L, Braga P, et al. Simultaneous transapical implantation of an inverted transcatheter aortic valve-in-ring in the mitral position and transcatheter aortic valve replacement: first-in-human report [J]. J Am Coll Cardiol, 2014, 63 (12): e25.

[43] Lee R, Fukuhara S, George I, et al. Mitral valve replacement with severe mitral annular calcification using transcatheter valve [J]. J Thorac Cardiovasc Surg, 2016, 151 (3): e47-9.

[44] Puri RAO, del Trigo M, Campelo Parada F, et al. Transcatheter mitral valve implantation for inoperable severely calcified native mitral valve disease: A systematic review [J]. Catheter Cardiovasc Interv, 2016, 87 (3): 540-548.

[45] Guerero M, Dvir D, Himbert D, et al. Transcatheter mitral valve replacement with balloon expandable valves in native mitral valve disease due to severe mitral annular calcification: Results from the first global registry [J]. J Am Coll Cardiol, 2015, 66 (15): B291.

[46] Blanke PNC, Webb J, Dvir D, et al. Multimodality imaging in the context of transcatheter mitral valve replacement: Establishing consensus among modalities and disciplines [J]. JACC Cardiovasc Imaging, 2015, 8 (10): 1191-1208.

第九章　老年人缺血性心脏病的介入治疗

第一节　老年人急性心肌梗死急诊经皮冠状动脉介入治疗的特点与策略

随着人口老龄化，老年人急性心肌梗死（AMI）的发病率逐渐增高，成为导致老年人死亡的最常见疾病之一。老年AMI患者合并症多，来势凶猛，救治难度大，病死率高。心律失常、心力衰竭、休克和肺部感染是老年人AMI的最常见并发症。其发生率均高于中青年患者，且与死亡率密切相关。近10年来再灌注治疗（包括溶栓药物的应用、急诊介入治疗或外科血运重建术）在老年AMI人群中的应用逐渐增多。随着AMI治疗方法的不断发展，AMI在总体人群中的死亡率已从80年代的20%左右降至10%以下，但老年AMI患者的死亡率仍很高，促使人们注意针对这一特殊人群探索降低其死亡率并提高生活质量的方法。

一、老年人AMI的特点

（一）老年人AMI的临床特点

老年人发生AMI后危险性较中青年人群明显增高，表现为死亡率、再梗死发生率及AMI严重并发症发生率均明显增高三大临床特征。流行病学方面老年女性AMI所占比例较年轻人群增高，约占老年AMI患者的一半。在溶栓疗法应用之前，60岁以上老年人AMI住院死亡率高达26.1%，75岁以上高达30%以上，梗死后1年内死亡率仍高达13.5%～24.0%，再梗死率达3.5%。AMI严重并发症在老年人主要表现为充血性心衰、心源性休克及心脏破裂，其发生率明显增高。

老年人AMI危险性增高主要与下述四方面原因有关：①与增龄有关的心脏退行性变化：老年人心脏在解剖及功能上逐渐发生退行性变，心肌收缩力减弱，室壁顺应性下降，心排血量减少。②老年冠心病患者心脏的解剖及功能变化：发生AMI之前，老年冠心病患者多有较长心绞痛病史、心肌缺血范围广、多支病变居多，且常有陈旧性心肌梗死病史，故心肌收缩储备力差，合并缺血性心肌病者多，一旦发生AMI则易出现急性肺水肿、心源性休克等严重血流动力学障碍。③其他疾病的影响：老年人常常合并的非心脏性全身疾病（如糖尿病、肾功能不全、呼吸功能不全等）及其他心血管系统疾病（如高血压心脏病、心律失常等）对AMI时的心功能可产生不利影响。④延迟就诊就治：因老年AMI发病时症状多不典型，无典型胸痛症状、非Q波AMI及无ST段抬高AMI者的比例较高，易发生延迟就诊及漏诊情况，使梗死面积不断扩大、病情不断恶化。

（二）老年AMI患者介入治疗的难点

对老年AMI患者实施急诊介入治疗比年轻人具有更大的风险和难度，这主要是由于：①老年人外周动脉硬化常很严重，髂动脉和主动脉走行弯曲，故导引导管难以顺利到达冠状动脉口部，亦难以提供良好的支撑力，急诊介入治疗时这种困难可能更为突出。②老年人冠状动脉复杂病变比例很高，冠脉钙化和扭曲程度常很重，且弥漫性病变居多，给支架的成功置入带来一定困难，且长球囊和旋磨术应用的概率增多。③老年AMI患者常为多支、多处病变，Killip 3级以上血流动力学改变者多，平均左心室射血分数低，常需要主动脉内球囊反搏作为辅助支持，使手术更加复杂化。④老年人肝、肾功能减退者较多，介入治疗术中应用的造影剂及术后应用的抗血小板药物易诱发肝肾功能不全。鉴于以上原因对老年人实施急诊介入治疗之前应仔细分析病变特征以减少失误，并应当由有经验和配合良好的技术队伍在设备齐全的心导管室进行。

（三）老年 AMI 溶栓治疗的局限性

20 世纪 80 年代初期开展溶栓治疗时，70 岁以上老年人一般不纳入，当时认为老年人非 Q 波 AMI 多见，溶栓治疗效果不明显，出血并发症（尤其颅内出血）发生率较高。20 世纪 80 年代中期以来 ISIS-2 及 GUSTO 等国际大规模临床试验发现，对存在溶栓适应证的老年人，虽然溶栓治疗的效果不及年轻人，但用溶栓后死亡率降低的绝对值来衡量，与 50 岁以下 AMI 患者溶栓疗效无明显差别。因此，目前年龄本身不作为溶栓治疗的禁忌证。尽管如此，溶栓治疗对老年 AMI 患者仍存在下述局限性。①老年 AMI 患者存在溶栓禁忌证者较非老年人群多；②老年人溶栓后出血并发症发生率高于非老年人群；③溶栓即刻成功率低，溶栓效果较差，即溶栓后 TIMI3 级比率较低，溶栓成功后残余狭窄较重，再闭塞率高，溶栓后心脏破裂比率较高等；④部分老年 AMI 患者症状、心电图甚至心肌酶的改变不典型，使部分老年 AMI 患者不能得到及时确诊而进行溶栓治疗。

二、老年人 AMI 的介入治疗特点及策略

20 世纪 90 年代中期以后，随着介入治疗操作者经验的积累、技术的提高和器械的改进，老年 AMI 急诊介入治疗有了较大进展，主要表现在冠状动脉支架和强效抗血小板药物的广泛应用使手术成功率提高、并发症减少及老年 AMI 接受急诊介入治疗的人数逐渐增多。尽管如此，老年人 AMI 往往合并心源性休克、左主干病变、多支血管病变甚至慢性闭塞性病变（CTO）。

（一）合并心源性休克的老年 AMI 急诊经皮冠状动脉介入治疗（PCI）

1. 药物治疗

心源性休克重在早诊早治，治疗的首要目标是保持血压维持组织灌注。若患者无明显肺水肿，可适量补液，并应用血管活性药物，如果条件允许可置入右心导管，以了解循环容量、左心室充盈压力、心排血量，指导补液速度。血管活性药物使用时应注意采取能够维持灌注的最小剂量，避免过量使用导致心肌耗氧量增加、组织血管过度收缩，从而加重心肌缺血及外周灌注不良。

2. 主动脉内球囊反搏（IABP）

IABP 能够增加冠脉血流、在不增加心脏需求量的情况下增加心排血量、降低左心室后负荷、降低左心室充盈末压力。IABP 的使用明显降低了急性心梗合并心源性休克患者的死亡率，IABP 的并发症为出血、血小板减少、溶血、下肢缺血、主动脉夹层、股动脉损伤、血栓栓塞、脓毒症等；并发症的发生率约为 10%～30%，严重并发症的发生率约 2.5%～3%；IABP 的禁忌证为严重的主动脉瓣关闭不全、外周血管狭窄、主动脉动脉瘤。对于 AMI 合并心源性休克患者，应及时进行 IABP，另外，IABP 也适用于 AMI 伴发严重二尖瓣反流、室间隔破裂的患者，维持血流动力学稳定以接受随后的外科手术，或者右心室心梗导致低血压患者对补液及血管活性药物疗法无效时。但是需要特别注意的是，低体重老年女性进行 IABP 后因为同时需要强化抗栓治疗，中、重度出血并发症以及脑卒中发生率往往较高。根据 IABP-SHOCK Ⅱ试验，美国及 ESC 治疗指南均将 IABP 在急诊 PCI 中的应用由Ⅰ类推荐下降至Ⅱ类推荐级别，2013 年美国 ST 段抬高型心肌梗死（STEMI）指南对 IABP 的应用列为Ⅱa/B 推荐，ESC 指南则为Ⅱb/B 推荐。

3. 急诊 PCI 治疗

对于老年 AMI 患者，如果年龄小于 75 岁且心梗发生后 36 h 内出现心源性休克，则患者需要进行急诊 PCI 或冠状动脉旁路移植术（CABG），对于大于 75 岁的高龄患者，需要结合患者意愿以及临床情况（患者器官功能、休克持续时间及程度、基础疾病等）仔细选择可能通过急诊血运重建治疗受益的患者。

4. 溶栓治疗

由于 AMI 合并心源性休克患者存在明显低血压、低灌注状态，所以溶栓药物可能难以到达病变部位发挥溶栓作用，在 IABP 基础上进行溶栓治疗较单纯溶栓或单纯 IABP 治疗院内死亡率虽有所降低，但仍明显高于 IABP 基础上进行血运重建治疗者。仅推荐对于无法或不愿接受冠脉血运重建治疗的急性 ST 段抬高型心肌梗死（STEMI）合并心源性休克的老年患者，在 IABP 基础上行溶栓治疗。

（二）合并左主干病变的老年 AMI 急诊 PCI

1. 治疗原则

大部分该类患者存在严重的心源性休克及严重再灌注损伤，溶栓治疗往往不能获得满意的再灌注效果，而急诊 PCI 治疗应该是首选的。根据

SHOCK试验结果，《美国心脏病学会（ACC）/美国心脏协会（AHA）介入诊治指南》建议AMI发病36 h内，休克18 h内行直接PCI。对于左主干病变而外科手术风险高的患者，PCI可以作为冠状动脉旁路移植术的替代治疗。2009年《美国AHA介入诊治指南》将合并左主干病变的AMI PCI从Ⅲ类适应证提升为Ⅱb类适应证。

不少研究显示，对于梗死相关动脉为左主干的老年AMI患者，发病后存活者多为左主干非完全闭塞，或存在较好侧支循环，或为右冠状动脉优势者，急诊PCI有可能降低病死率，并提高远期预后。老年人左主干病变所致AMI急诊PCI术后常常会出现上消化道出血或应激性溃疡（应用替罗非班者更多见）、急性肾衰竭、肺部感染等并发症，这些都是增加院内死亡的重要原因。因此，对于此类患者，需要积极抗感染、应用质子泵抑制剂、无创呼吸机或床旁血滤，IABP的使用最好在2周以上，以最大程度提高生存率。

2. 左主干闭塞病变的急诊PCI技术细节

（1）左主干闭塞病变的急诊PCI，要求术者有丰富的经验、娴熟的技巧与良好心理素质，术中操作宜果断、沉稳、简洁、流畅以及快速。

（2）PCI入路上尽量采用股动脉路径，因对于老年人来说其操作简单、迅速，血管较少痉挛与变异，可保证手术顺利、快速完成，但是一旦需要更换特殊器械可不受导管和路径的限制。如股动脉入路困难也可选择桡动脉或肱动脉入路。但当病变累及左主干分叉时，桡动脉入路将会使介入手术受到很大限制。

（3）左主干远端分叉病变的PCI策略，单支架抑或双支架，需要根据前三叉病变的形态与特点灵活决定，以保证优势血管的前向血流为目的，而不宜过于追求完美，以免术式复杂化、操作时间增加、术中风险增加。

3. 有关IABP的应用建议

对于左主干闭塞的老年AMI患者，尤其对于左主干完全闭塞且无侧支循环者，应用IABP辅助循环是必要的。

虽然最新的IABP-SHOCK 2研究结果不支持在接受早期血运重建的心源性休克患者中常规置入IABP，但是在2013年ACCF/AHA的STEMI指南中，仍建议对药物治疗难以很快稳定的心源性休克患者置入IABP（Ⅱa推荐）。对于无保护左主干的急诊PCI，尤其是并发心源性休克的患者，置入IABP支持应该有助于改善心功能和冠脉灌注。对于部分术前尚未发展为心源性休克的患者，也应预防性置入IABP，有助于避免快速恢复血流后，因为可能的严重再灌注损伤导致短时间内血流动力学急剧恶化，从而使患者失去进一步治疗时机。

此外，由于国内尚无Impella、Tandem Heart等左心室辅助装置，部分泵功能严重障碍IABP亦无法维持足够循环时，可考虑使用体外膜肺氧合（extracorporeal membrane oxygenation，ECMO）技术，IABP的使用最好在2周以上。

三、合并多支血管或CTO的老年AMI急诊PCI

1. 合并多支血管或CTO病变的定义

目前多将除了罪犯血管之外，非此次梗死相关的另外两支血管存在1或2支血管管腔直径狭窄大于50%～70%的病变称为多支血管病变，其中非梗死相关血管中有1支以上血管呈慢性闭塞者称之为STEMI合并CTO。约有10%的STEMI患者为合并非罪犯血管CTO。

2. 合并多支血管或CTO的治疗策略

合并多支病变和（或）CTO的病例往往合并心源性休克，治疗上往往需积极的IABP辅助，如果患者拒绝CABG治疗，或术者认为病变需要急诊PCI治疗，治疗上有三种策略：①仅梗死相关血管干预策略（culprit-only PCI，single-vessel PCI）；②同时多支血管干预策略（multi-vessel PCI，onetime PCI，complete PCI）；③分次干预策略（staged PCI）。

3. 合并多支血管或CTO的治疗建议

（1）再灌注治疗的目的仍然是尽早、充分、持续地恢复梗死相关血管的TIMI 3级血流，现有的循证医学仍然强力支持目前的指南建议，即仅对梗死相关血管PCI策略。对非梗死相关血管进行PCI可能有益，但大多数临床医师建议延期、分次进行，治疗决策取决于非罪犯病变的复杂性及其非梗死相关血管的供血范围，对左心室功能影响越大的病变同期干预获益越大，但需要认真评估病变复杂程度和手术医师的技术水平是否达到处理该病变的能力，尤其是一旦发生非梗死相关血管急性闭塞的能力，否则后果可能是极其严重的。

（2）随着术者操作技术、介入器械和抗栓药物的不断发展进步，对于合并心源性休克的多支血管病变患者行“one-time PCI”有一定合理性，尤其对于存在明显不稳定狭窄病变，或者存在同时急性闭塞的其他血管，然而这种做法仍然具有较高风险，应由具备熟练处理复杂病变能力的操作者进行，并应事先做好血流动力学支持或准备，一旦发生非梗死相关血管的急性闭塞，能够及时进行血流动力学支持，并能在短时间内完成紧急技术操作以恢复血流灌注。

（3）部分血流动力学稳定的STEMI患者急诊PCI时进行非梗死相关血管的PCI也是可行的，尤其存在明显不稳定狭窄病变，或者靶血管判断困难时，但需要具备非常丰富的介入治疗经验，且在充分抗栓基础和冠状动脉病变并不复杂的前提下进行。

（4）如果非梗死相关血管为CTO，不管是否合并心源性休克，考虑到此时急诊PCI干预的成功率与可行性，除非判断为成功率较高且不会需要太长时间者可试行同期干预，否则仍建议延期、分次进行为主。

（5）对于目前随机对比试验结果的理解，由于研究的样本量小、入选标准与真实世界的差异性，不宜推广到所有多支病变患者，目前仍然不宜主要采用一次干预策略。

（6）所有STEMI患者在处理非梗死相关血管病变时应遵循“越简单越好”的基本原则，以恢复3级血流为主要目标，在此前提下尽可能简化技术操作，避免复杂技术方案和追求完美，尽可能缩短手术操作时间、节省造影剂用量，以最大限度地降低术中风险和术后心脏及肾脏并发症发生率。

（7）对于一线工作的急诊PCI医师，在技术和经验尚不足够时尽可能仅行梗死相关血管的介入治疗，若遇血流动力学不稳定的多支病变需要干预时，尽可能在经验丰富的上级医师指导或支持下进行。

四、总结

总之，高龄是AMI近期及远期病死率增加的危险因素。老年AMI具有临床表现不典型、易致就医延误、误诊率较高、血管病变复杂（多伴有钙化、成角、弥漫以及慢性闭塞病变）、往往合并多支血管病变的特点，临床合并症及并发症均较多，存在较多特殊梗死类型。医生需严密监测心电图及心肌酶学变化，避免误诊、漏诊。治疗上目前主张早期血运重建，老年患者CABG术后卒中风险增加，死亡率较高；静脉溶栓治疗增加出血并发症风险；而PCI对于老年AMI患者是安全且有效的，优于CABG及静脉溶栓治疗，但仍需注意抗栓治疗的出血问题。

老年AMI患者治疗策略的选择需考虑个体差异，并且需要大规模及多中心的临床随机对照试验数据进一步指导治疗及改善预后。今后的研究除了提高介入治疗手术的即刻成功率，减少术中并发症之外，还应注重减少围术期并发症、死亡率及提高其远期疗效。衰老是一个客观存在的、不可抗拒的生理过程，因此，用急诊介入治疗延长老年AMI人群的存活是一项艰巨而又意义重大的任务。

（张大鹏　杨新春）

第二节　老年稳定型冠心病患者介入治疗和冠状动脉旁路移植术的选择

随着人口老龄化的快速到来，冠心病的发病率有逐年增高的趋势。早期冠心病的治疗以药物治疗和冠状动脉旁路移植术（CABG）为主要治疗措施。随着经皮冠状动脉介入治疗（PCI）的不断发展，PCI治疗老年冠心病得到极大的改进。由于老年冠心病患者需要考虑的危险因素相对较多，对于老年稳定型冠心病（stable coronary artery disease，SCAD）患者的血运重建，其主要方法为CABG和PCI，在CABG和PCI之间，如何进行平衡和选择以达到改善预后、减少心梗和死亡的目的，一直是具有争议的问题。

一、慢性稳定型冠心病左主干病变的血运重建

对明显左主干病变（狭窄>50%）的SCAD患者，是选择CABG还是PCI，仍有争议，但多推荐用CABG以改善患者预后和生存率，而PCI的应

用也在不断拓宽。建议对此类 SCAD 患者，进行 SYNTAX 评分以选择血运重建方式[1]。对某些选择性无保护左主干病变患者，可以用 PCI 替代 CABG。左主干病变伴远端血流低于 TIMI3 级者，PCI 较 CABG 更迅速和安全。对某些选择性的稳定无保护左主干病变患者，解剖上 PCI 中低风险（例如 SYNTAX 积分＜33 分、左主干远端分叉病变），或者存在 CABG 高风险的临床情况（例如中度慢性阻塞性肺水肿、以往卒中、心脏手术史，STS 积分预测手术病死率＞2％）的患者，行 PCI 血运重建是合理的。左主干合并具有不利于 PCI 的解剖因素的稳定患者，如 SYNTAX 积分＞32 分，则不应 PCI，而推荐 CABG[2]。

药物洗脱支架（drug-eluting stent，DES）的广泛应用，降低了 PCI 术后的不良事件发生率。已有多项研究评价了西罗莫司（雷帕霉素）或紫杉醇洗脱支架用于左主干病变的疗效。总体结果显示，在部分无左主干保护病变患者，DES 与 CABG 的结果已基本相当。MAIN-COMPARE 注册结果显示，尽管 CABG 的 3 年无靶病变血管重建生存率更高，但两者累计生存率及复合终点事件（死亡、Q 波 MI、卒中）的发生率均无显著性差异。风险评分有利于指导左主干病变患者选择 DES 或 CABG。在低、中危的无保护左主干病变患者，DES 与 CABG 的长期生存率基本相当，PCI 为其理想或合理的治疗选项；而在高危左主干病变患者，由于 CABG 的长期生存率更高，应尽量选择 CABG。SYNTAX 试验左主干病变亚组分析发现，在 SYNTAX 积分较低（0～22 分）和中度（23～32 分）的左主干病变患者，PCI 与 CABG 的 12 个月心脑血管事件发生率相关；在积分较高（≥33 分）的患者，PCI 后 12 个月心脑血管事件发生率显著高于 CABG。在积分较低（0～22）的患者，如左心功能正常的孤立性无保护左主干病变，或合并单支血管病变者，可根据患者具体情况选择 PCI 或 CABG。在中度积分（23～32 分）患者，PCI 是合理的，但应根据患者具体情况选择治疗。而积分较高（≥33 分）的患者，其病变较为复杂，PCI 一般也不可行，应选择 CABG[3]。

二、SCAD 冠状动脉非左主干多支血管病变

对于多支冠脉血管病变的 SCAD 患者，包括三支血管病变（伴或不伴前降支近端病变），或前降支病变伴其他一支血管病变时，CABG 对改善生存率有益。CABG 对改善两支血管病变伴严重和广泛心肌缺血患者的生存率有益，也对改善轻中度左心功能不全（LVEF35％～50％）的多支血管病变患者或左前降支近端狭窄但心肌存活患者的生存率有好处。对三支血管病变并且 SYNTAX 积分＞22 分或累及前降支的患者，CABG 较 PCI 更优先考虑[3]。同样，糖尿病多支血管病变患者（三支血管病变或包含近侧左前降支病变的复杂性两支病变，尤其是可以应用左内乳动脉作为旁路血管时），相比 PCI，可能优先考虑 CABG 改善生存率（Ⅰ类推荐，B 级证据）。在对前降支进行 CABG 时，应尽量使用内乳动脉作为旁路移植血管。对以往接受过 CABG 的患者，尚存在一支或多支血管病变不能 PCI 治疗时，为了控制心绞痛症状，CABG 可能较 PCI 更为合理。对有存活心肌的心绞痛患者，CABG 时经心肌血管重建可以改善症状。

BAITI 试验 10 年随访结果也显示，PCI 与 CABG 的 10 年生存率无显著性差异，在非糖尿病患者中，两者生存率几乎相当。然而，PCI 的再次血管重建率显著高于 CABG。与 CABG 相比，非糖尿病多支血管病变患者使用 DES 不增加死亡与 MI，但其再次血管重建率可能依然高于 CABG。

ARTSⅡ试验将置入雷帕霉素洗脱支架的多支血管病变患者与 ARTSⅠ试验中置入裸支架（BMS）或接受 CABG 的患者进行非随机对比，结果显示，雷帕霉素洗脱支架组的 1 年主要不良心脑血管事件发生率与 CABG 基本相当，而雷帕霉素洗脱支架组的 1 年死亡、脑血管意外与 MI 的发生率甚至还低于 CABG。一项比较多支血管病变 DES 与 CABG 的非随机研究显示，两者死亡、脑血管事件发生率均无显著性差异。新近发表的纽约州注册资料显示，在 3 支血管病变患者，CABG 的 18 个月未校正生存率与 DES 组相当，但 CABG 的 18 个月校正生存率依然高于 DES。SYNTAX 试验（90％以上为多支病变）显示，紫杉醇洗脱支架与 CABG 的 30 天与 12 个月死亡率相当。与 CABG 相比，紫杉醇洗脱支架的卒中发生率更低。将 SYNTAX 试验中死亡、MI 与卒中等安全终点联合进行分析发现，紫杉醇洗脱支架与 CABG 的总体安全终点事件发生率无显著性差异。而 PCI 的再次血管

重建率依然高于 CABG。采用 SYNTAX 进行分层分析显示，在积分较低（0～22 分）的三支血管病变患者，紫杉醇洗脱支架与 CABG 的 12 个月主要不良心脑血管事件发生率相当；而在积分中度（23～32 分）与较高（≥33 分）的患者，PCI 的 12 个月心脑血管事件发生率均显著高于 CABG。

以上研究显示，老年多支血管病变的治疗中，与 CABG 相比，PCI 并不增加患者死亡或心梗的发生率，但可能会增加再次血运重建率。应根据患者病变的严重程度选择治疗方式。此外，如果预计 SCAD 患者不能耐受 PCI 术后适当的双联抗血小板治疗，行冠脉内支架置入术时应慎重决策。

三、SCAD 冠状动脉单支血管病变

SCAD 无前降支近段病变的单支血管病变，首选 PCI 的推荐类型及证据级别为Ⅰ，C，首选 CABG 的推荐类型及证据级别为Ⅱb，C，PCI 优于 CABG。SCAD 存在前降支近段病变的单支病变，首选 PCI 的推荐类型及证据级别为Ⅰ，A，首选 CABG 的推荐类型及证据级别为Ⅰ，A，PCI 与 CABG 相当。对于单支血管病变的患者，PCI 与 CABG 的远期生存率和 MI 发生率相当[1]。

四、SCAD 合并糖尿病的治疗方式选择

对于糖尿病多支血管病变患者，BMS 时代大量研究显示，CABG 的生存率可能与 PCI 相当或更高。BART 试验 10 年随访结果显示，糖尿病多支血管病变患者 CABG 的 10 年生存率显著高于 PCI。Hlatky 等的一项包括 6 个随机试验共 499 例糖尿病患者的 meta 分析显示，PCI 与 CABG 的 5 年死亡率并无显著性差异。DES 有望改善糖尿病多支血管病变患者 PCI 的临床结果，但其不良事件发生率仍高于 CABG。ARTS 试验 2 年随访结果显示，糖尿病患者 CABG 后死亡与不良心脏事件的发生率显著低于 BMS 组。最近公布的 CARDIA 试验显示，在合并复杂病变（61％为三支血管病变）的糖尿病患者，使用雷帕霉素洗脱支架行 PCI 的 1 年心脑血管事件发生率与 CABG 无显著性差异，雷帕霉素洗脱支架的再次血运重建率却依然高于 CABG。SYNTAX 试验显示，在接受药物治疗的糖尿病患者，紫杉醇洗脱支架的心脑血管事件发生率显著高于 CABG[4-5]。因此，对于糖尿病多支病变患者，现有资料更多支持 CABG[6]。

所以，PCI 适合于①中等范围以上心肌缺血或有存活心肌的证据，伴有前降支受累的单支或双支血管病变，能达到完全血运重建，PCI 成功率高、手术风险低、再狭窄率低的人群；②能够进行完全血管重建的多支病变，有外科手术禁忌证或外科手术高危，或要接受非心脏外科大手术的患者。

合并糖尿病、多支血管病变、左心室功能减退、左主干远端以及伴有前降支近段病变的多支血管病变以及通过 PCI 不能达到完全血运重建的患者，选择 CABG 的获益更大。CABG 适用于左主干病变（狭窄＞50％）、多支血管病变伴左心室功能异常（LVEF＜50％）、伴有前降支近端明显狭窄的双支血管病变、经充分药物治疗后仍存在进行性缺血且病变不适合 PCI 或其效果不理想者、前降支闭塞而无前壁 MI 者、非前降支开口或近端的不能血运重建的单支血管病变。

年龄＞75 岁是 PCI 并发症风险增加的主要因素之一。并且，老年人的冠状动脉病理形态学改变以及临床情况更为复杂，随着年龄增加，出现不良事件的风险逐渐增高。老年患者进行 PCI 的可行性虽然已明确，但需要进行 PCI 的老年患者合并存在多种疾病，如肾衰竭、卒中、肿瘤等，因此风险高。至今缺乏针对老年患者 PCI 与 CABG 的随机研究。在支架置入时代，老年患者 PCI 的成功率和再狭窄率的发生和非老年患者相似，但是住院期间心血管事件的发生率、远期死亡率、PCI 相关并发症和出血事件却明显增高。老年稳定型冠心病患者 PCI 的适应证参照稳定型冠心病 PCI 适应证，但要结合老年患者具体病情，评估手术风险，衡量与其他治疗方式相比较的疗效差异进行综合评估。

（唐其东　杨瑶琳）

第三节　预防老年患者冠状动脉支架置入术后再狭窄的研究进展

老年人是冠心病的主要患病人群。越来越多的老年患者因冠心病接受冠脉支架置入术的治疗。自

1987 年冠脉支架置入术开始广泛应用于冠心病的介入治疗后，其早已成为冠心病最主要的治疗手段之一。支架置入的方式、技术以及支架本身，各方面都不断得到改进。但是冠脉支架置入术后的再狭窄问题始终没有良好的解决办法。一直以来，众学者针对预防冠脉支架置入术后再狭窄的发生，分别从口服药物、药物涂层支架、放射治疗和基因治疗等多方面进行了大量的探索、研究。本文即对此作一综述。

PCI 是临床治疗冠心病的重要手段之一[7]。与冠状动脉旁路移植术相比，冠脉支架置入术具有手术创伤小、风险小、患者痛苦少、恢复快等优点，也是避免球囊扩张术后血管弹性回缩和重建的有效方法[8-10]。因此，该技术出现后便迅速得到广大临床工作者和患者的青睐。但与此同时，心内科的工作者们也不得不面对支架置入术后再狭窄（instent restenosis，ISR）的问题[11-13]。据统计[14-16]，裸金属支架（BMS）置入后约有 30％的患者发生再狭窄，而药物洗脱支架（DES）置入后再狭窄的发生机会仍有 5％～10％。由于年龄是影响冠心病发生、发展的一个独立的危险因素[17]，老年人是冠心病的主要患病人群。并且老年患者支架置入术后再狭窄的概率则更高，约为 10％～58％。冠脉支架置入术后再狭窄的问题成为冠心病治疗领域中的一个重要课题。经过多年不断的研究探索，众学者们分别从影响因素、发生机制、药物预防以及技术、设备改进等方面进行了大量的研究，现将主要研究成果做一综述。

一、影响因素及发生机制

1. 影响因素

冠脉支架置入术后再狭窄的发生受多重因素综合影响，其病理生理过程复杂。大量的临床回顾性研究针对年龄、吸烟、饮酒、高血压、糖尿病及高血脂等一般因素进行了分析[18-19]。结果表明，上述因素均会增加 ISR 的发生风险。近年来，针对合并糖尿病的患者冠脉支架置入术后再狭窄的发生率的研究逐渐增多。研究结果[20]证明，合并有糖尿病的冠心病患者，其接受冠脉支架置入治疗后发生再狭窄的风险增加一倍。主要是因为糖尿病患者伴有的高胰岛素血症导致血管内皮、平滑肌、血脂水平等发生病变，从而使血管管腔狭窄。ISR 的发生还与原血管自身的特点，如部位、大小、长度等密切相关，左前降支发生 ISR 的概率最大，其次为左回旋支。其他如遗传因素也被证实对 ISR 的发生有一定的影响。

2. 发生机制

为明确 ISR 的发生机制，广大学者从影像学[21]、动物实验[22]、血流动力学及分子生物学[23]等多层面进行了深入的研究报道。首先，病理生理学方面的研究结果证明再狭窄主要是由于球囊扩张后血管发生了弹性回缩的急性反应，以及球囊扩张的过程中造成原动脉斑块与正常血管壁组织的连接部位破裂，暴露血管内皮下组织，促进了血小板的黏附、聚集和血栓的形成。血小板衍生生长因子（platelet-derived growth factor，PDGF）的释放则会进一步导致 VSMC 增殖增加，最终使血管负性重塑，导致 ISR 发生。

分子生物学方面的研究[24]则证实 PDGF、生长因子（如内皮细胞生长因子、转化生长因子、胰岛素样生长因子、成纤维细胞生长因子等）、白介素-1/白介素-10 以及内皮素和血管紧张素肽等多种因子可刺激 VSMC 增殖，从而发生 ISR。随着对 ISR 发生的根本原因的探索，丝裂原活化蛋白激酶（MAPK）级联通路和磷脂酰肌醇-3 激酶（PI3K）/蛋白激酶（BAKT）通路逐渐成为研究的焦点。前者通过依次激活 Raf（MAPKKK）、MEK 和 ERK 而导致 VSMC 的增殖。后者则在调控细胞周期、分化及凋亡的过程中扮演着重要的角色。而胰岛素样生长因子可以通过 PI3K 促进 VSMC 的增殖和迁移。总之，上述研究分别从不同层面证明了冠脉支架术后 ISR 的发生与 VSMC 的过度增殖导致血管内皮增厚有关。

二、防治方法

1. 控制危险因素

使患者养成良好的生活习惯，比如戒烟、严格控制血糖、降血脂和积极治疗原发病等是预防 ISR 发生的必不可少的方法。尤其是老年患者，可能存在合并一种以上的基础病，吸烟史较长，戒烟困难等情况。因此，更应重视老年患者 ISR 发生的危险因素的控制，对防治 ISR 的发生起到积极主动的作用。

2. 药物防治

(1) 西药：防治 ISR 的临床常用药物包括抗凝、抗血小板药物（如肝素、阿司匹林、氯吡格雷等），降脂药物如他汀类，尿激酶、链激酶、纤溶酶原激活物等溶栓药物。抗凝、抗血小板药物可以抑制血小板的聚集，防止早期血栓形成，从而降低 ISR 的发生风险。其中阿司匹林和氯吡格雷已成为临床冠脉支架置入术后预防血小板聚集的常规双联用药。但该类药物尚待解决的问题是部分患者会出现氯吡格雷和阿司匹林抵抗现象，并且，阿司匹林和氯吡格雷之间的相互作用机制尚未明确[25]。降脂药物如他汀类，能有效调节血脂，通过减少血脂在血管壁上的沉积，预防动脉粥样硬化斑块的形成，减少 ISR 的发生。也有研究认为，冠心病的控制效果与低密度脂蛋白的降低幅度呈正相关[26]。尿激酶、链激酶及纤溶酶原激活物作为溶栓常用药物，主要用于支架置入术后的急性和亚急性血栓性血管闭塞，其溶栓再通效果令人满意。

(2) 中药：中医在疾病的诊断和治疗等方面自成体系，别具一格。冠心病在中医的学术体系中属于胸痹范畴，通过辨证可分为气虚血瘀型、心血瘀阻型和痰阻心脉型三类。中药治疗 ISR 的研究近年来取得了很大进展，有学者认为发生 ISR 主要是因为心气亏虚[27]，动血无力，在一点上，老年患者表现得尤为明显。因此恰当的中药制剂，如心通1～3 号可以有效地防治 ISR 的发生。给予同样的辩证观点，也有学者采用益气活血、活血化瘀、益心通络和解毒散结等[28]方药对支架置入术后再狭窄进行研究治疗，并取得了一定的效果。还有部分学者报道阐述了凉血生肌法可以减少心血管不良事件和冠脉再狭窄的发生率的观点[29]。当然中成药及中药单体治疗 ISR 的研究也进行得如火如荼。更有相当一部分研究将中西药物结合运用，取长补短，其治疗效果较令人满意。

3. 药物洗脱支架

药物洗脱支架就是采用抗血管重塑和内皮细胞增殖的药物在支架表面形成涂层，再通过局部缓释的方式防止 ISR 的发生。2001 年 9 月，在瑞典的欧洲心脏病协会上公布的著名的 RAVEL 实验结果开启了药物洗脱支架的新纪元。随后，药物洗脱支架技术飞速发展，至今已广泛应用于临床。

(1) 抗内皮细胞增殖支架：抗内皮细胞增殖支架的代表涂层药为雷帕霉素及其衍生物、紫杉醇。雷帕霉素抑制白细胞的浸润和聚集，调节代谢、增殖和凋亡有关的基因表达。紫杉醇则是一种免疫抑制药物，通过阻止细胞有丝分裂，减少血管平滑肌的增殖，从而减少 ISR 的发生。但是药物洗脱支架就像一把双刃剑，在抑制平滑肌细胞增殖的同时，也影响到正常内皮细胞，而留下发生迟发血栓的隐患。近几年，国内发表了一些关于中药提取物涂层支架的 ISR 防治的动物实验，如栀子苷、黄芩苷和银杏内酯 B 等，初步得出了肯定的结论[30]。Che 等[31]也得出了 Akt1 siRNA 涂层支架有显著抑制 ISR 发生的效果。

(2) 内皮种植支架：内皮种植支架防治 ISR 的原理是由支架携带载体种植内皮细胞，再经基因修饰，使血管壁受损部位快速生成新的内皮，避免血栓的形成和 ISR 发生。近年来针对内皮种植支架的研究较之前有所减少，可能是因为经过国内外学者的大量研究试验后，种植的血管内皮组织如何更稳固地黏附于支架，而不被血流冲击脱落的问题仍未得到有效的解决[32]。要攻克该难题，尚需一定的时间进行技术改进。但是内皮种植支架旨在尽可能还原血管正常的生理结构，一旦突破瓶颈，相信该技术带来的治疗效果一定是令临床工作者和患者欣喜的。

(3) 生物可吸收支架：生物可吸收支架的研发理念是随着时间的推移，置入的支架可以被机体吸收、溶解，以减小异物对机体的刺激，减少冠脉支架置入术的长期并发症。但是据报道[33]，目前，与药物洗脱支架相比，生物可吸收支架在临床应用中尚未表现出其优势，而是反而增加了血栓形成信号[34]。因此，该项技术尚有待更进一步的研究改进。

4. 放射治疗

放疗可以通过 β 射线或 γ 射线的局部照射减少动脉内膜的增生，明显降低 ISR 的发生率。但是由于其有可能损伤放射源两侧的血管而导致两侧血管的狭窄，或者放射剂量过大时导致血管瘤样扩张，放射疗法在临床应用时须格外谨慎，其安全性问题尚待解决[35]。

5. 基因治疗

目前已有的研究分别对参与血栓的形成、血

管活性物质、生长因子、细胞周期的基因做了研究报道[36]。主要包括 TNF-α 基因、白介素-6/白介素-10 基因、CYP2C19 基因、炎症细胞因子基因、GF-β1 启动子、载脂蛋白 A5 及其 1131T/C 位点基因、MMP-1 5A/6A 基因、胆固醇酯转移蛋白（CETP）基因等做了研究报道。其中 TNF-α 基因、白介素-6/白介素-10 基因被认为与 ISR 的发生无关[37]。戴海鹰等[38]认为血清 APOA5-1131C 等位基因与早发冠心病及 ISR 的发生有关，其可能成为预测早发冠心病及 ISR 的危险因素。国内外均有学者[39]认为 TGF-β1 基因被抑制后能显著减少 ISR 的发生。基因治疗是通过将与 ISR 发展有关的基因转移到局部血管，保护血管内皮组织，预防 ISR 的发生。经过国内外的不断研究，已经有一些基因治疗逐步应用于临床，并取得了不错的治疗效果。但是大多数基因目前仍然缺乏大量的动物实验、临床试验去证明其有效性和安全性。基因治疗体现了“治本”的思路，随着分子生物学的深入研究，将会成为 ISR 防治的一个有力手段。

三、结语

综上所述，老年患者人群普遍新陈代谢减慢，身体各项功能呈逐渐衰退的趋势，并且合并糖尿病等疾病的患者较多。因此，老年患者在冠心病的疾病过程中和冠脉支架置入术后所表现出的机体变化、反应都有其不同于非老年患者的特性。加之老年人口数量不断扩大，因冠心病接受冠脉支架置入术的人数也随之逐年增加。如何更有效地防治支架置入术后再狭窄的问题应得到特别的重视。近年来临床工作者与基础研究者从各方面多管齐下，已取得了很可观的研究成果。尽管有报道认为冠脉支架置入术后的生存率低于冠状动脉旁路移植术，但笔者认为尚需进一步大样本量的研究来验证该观点。冠脉支架置入术创伤小、恢复快、患者住院周期短的优势明显，而预防再狭窄的整体研究进展趋势使我们有理由相信冠脉支架置入术的前景光明，再狭窄的问题终会被攻克。

（武振林）

第四节　老年人冠状动脉介入治疗中无复流的处理策略

2012 年《ACC 不稳定型心绞痛指南》更新指出大于 75 岁的稳定型冠心病（CAD）患者定义为老年 CAD 患者。其冠脉表现为弥漫严重的多支病变和左主干病变。与药物治疗相比，血管重建更有利于改善早期症状。2013 年《ACCF/AHA 急性 ST 段抬高型心肌梗死（STEMI）指南》指出高龄患者出血风险高、存在多种共患疾病和肾功能不全（CKD）。急性心肌梗死（AMI）死亡的患者中，60%～90%是老年人。老年患者病死率明显高于中青年，而且随增龄而上升。AMI 3 周病死率，65 岁为 18.1%，＞75 岁为 33.1%；6 周病死率，中青年 9.1%，老年人 28.6%，50 岁为 12.2%，＞60 岁为 24.9%，＞70%岁为 30.3%，＞80 岁为 45.7%，年龄愈大，病死率愈高；中青年 10 年病死率为 10.5%，老年人为 30%～40%。老年 AMI 死因以泵衰竭多见（54%），心脏破裂次之（21%）。

冠状动脉内无复流是急性冠脉综合征介入治疗过程中的严重并发症，定义为血管造影无血管机械性阻塞证据，而冠状动脉前向血流急剧减少或缺血区心肌组织无血流灌注的一种现象，发生率为 0.6%～42%。常见于急性冠脉综合征、急性心肌梗死的急诊介入治疗，导致心肌继续缺血、梗死范围扩展、心室重构、心功能恢复障碍甚至死亡，增加心功能不全、恶性室性心律失常和心脏破裂的风险，使住院死亡率和心肌梗死发生率增加 5～10 倍。择期介入治疗过程中无复流的发病率在 3%～5%左右，尽管与急诊介入相比发病率下降，但是患者临床症状重，血流动力学变化明显，相对风险更高。老年人急性心肌梗死和急性冠脉综合征注重早期介入干预治疗，但是由于血管条件差、缺血耐受程度低、心功能差、肾功能差不能耐受过多造影剂使用、出血并发症多不能耐受过多肝素和Ⅱb/Ⅲa 拮抗剂，一旦出现介入无复流急性期死亡率明显升高，预后差。所以对于老年患者，预防无复流的发生，降低无复流的发生率，迅速纠正无复流现象能更好地保护其安全，改善预后[40]。

欧洲心脏病学会、美国心脏病学院基金会和美国心脏协会对《急性ST段抬高型心肌梗死（STEMI）治疗指南》进行了修订，《欧洲心肌血运重建指南》也已发表。中华医学会心血管病学分会动脉粥样硬化和冠心病学组组织专家于2010年对《中国急性ST段抬高型心肌梗死诊断和治疗指南》进行了更新。在我国推荐使用的第三版“心肌梗死全球定义”，将心肌梗死分为5型，其中4a型：经皮冠状动脉介入治疗相关心肌梗死，包括“造影示冠状动脉主支或分支阻塞或持续性慢血流或无复流或栓塞”。说明临床上对于无复流的危害有了一致的更深入的理解。

一、无复流现象的发生机制

1. 经典理论机制

1968年Ames等发现无复流现象以来，急性心肌梗死的治疗跨越了常规药物治疗、静脉溶栓治疗、介入治疗和急诊介入治疗时代，对于无复流的理解也在逐渐深入。无复流现象根据其特征和发生机制大致分为动物实验性无复流、心肌梗死再灌注无复流和介入治疗无复流三类。其发病机制复杂多样，未能明确有效的预防和治疗手段。介入过程中无复流由于原发病危险程度高，而且经常伴随加重的临床症状和风险，迄今也较少有系统的针对无复流的大规模临床研究。

无复流经典的发病机制涉及范围广泛，血管远端微栓塞和血管壁痉挛似乎是介入过程中无复流的主要原因，但是冠状动脉闭塞导致的缺血性损伤和再灌注损伤在急性心肌梗死后无复流中肯定也起着重要作用。心肌梗死再灌注无复流的发生机制包括心肌坏死顿抑、再灌注损伤-氧自由基、α-肾上腺素能大血管和微小血管收缩、局部血管紧张素-Ⅱ受体密度增加、中性粒细胞活化与内皮细胞相互作用等。介入过程中无复流的发生机制包括斑块或血栓导致远端血管栓塞，局部缩血管物质释放导致血管痉挛等因素。从临床治疗效果上看，针对介入过程中的无复流采取的以血管扩张药物为主的解除血管痉挛的治疗方法作用有限，提示血管痉挛不一定是介入无复流的主要因素[41]。

2. 介入治疗过程中的无复流现象及其发生的原因

冠状动脉介入过程中可通过血流或TIMI血流变化直观地观察到无复流现象的发生全过程。常见过程是：急性心肌梗死罪犯血管，在具有无复流易患因素的条件下，小直径球囊扩张或抽吸导管抽吸后获得前向血流达TIMI 3级。无复流现象通常出现在置入支架释放后或球囊后扩张后。可以设想从易损斑块成分分析，脂质成分或某种脂质成分参与的可能性大。随着介入血管内影像技术的进步和介入治疗水平的提高，近期国内外学者从临床治疗和发病机制研究等多方面逐渐关注靶病变易损斑块脂质成分和负荷量对ACS、远端血管栓塞和无复流的影响，并发现了一些相关关系。

一般认为，靶病变部位残余血栓或易损斑块内成分通过支架网眼挤压入血流是导致无复流的重要原因。从发病机制研究上看，易损斑块内成分及其含量分析对急性冠脉综合征（ACS）患者预后判断很重要。常规灰阶血管内超声难以定量区分易损斑块成分，而且对于ACS患者反复超声导管探查也增加远端血管栓塞或无复流的风险。利用虚拟组织学超声（VH-IVUS）技术可以定量、定性区别纤维斑块、纤维脂肪斑块、坏死核心和钙化病变。PROSPECT（providing regional observations to study predictors of events in the coronary tree）研究指出，高危薄纤维帽斑块（TCFA）、冠脉斑块负荷大于70%以上和血管床面积少于4 mm^2，是三年以内患者再次出现冠脉事件的三个最重要的危险因子[42]。

近年来利用虚拟组织学血管内超声（VH-IVUS）研究了哪些斑块脂质成分可能导致无复流或远端血管栓塞。由于患者病变程度不同以及结果判定标准差异，不能确定哪一种成分起决定性作用，但是似乎无论是坏死核心本身还是高危TCFA斑块都和无复流和远端栓塞相关[43]。

除了VH-IVUS以外，近红外光谱技术（near-infrared spectroscopy，NIRS）能够避开血细胞和血管内皮的影响，评价动脉粥样硬化斑块的脂质成分和蛋白含量，并以不同的颜色标定。Madder等利用NIRS发现脂质核心容量是导致ACS的重要因素[44]。ACS患者靶病变斑块内的脂质核心有更高的脂质核心负担指数（LCBI）[45]。2010年JACC病例个案报道首例ACS PCI患者联合使用VH-IVUS和NIRS，发现靶病变部位斑块较大，内富含脂质成分，尽管支架释放满意，但是患者术后胸部不适，心肌酶升高。作者认为由于靶病变动脉粥样硬化斑块内脂质成分含量较高，出现“奶酪刨丝器效应”（cheese grater effect）导致远端栓塞或无复流现象[46]。

近年来冠脉内微栓塞形成逐渐被认为是介入无复流发病机制的主要始动过程。Kotani 在 2002 年对急诊 PCI 术中无复流患者冠脉内抽吸物质进行分析。他发现和介入术后血流正常的抽吸物相比抽吸物不是血栓块，而是含有斑块碎屑和胆固醇结晶（42% *vs.* 6%，67% *vs.* 13%，$P<0.01$）[47]。越来越多的证据显示直径小于 60 μm 的碎屑导致微栓塞。动物实验发现，使用 42 μm 直径的微颗粒冠脉灌注可以导致冠脉血流减慢，并出现微循环损伤[48]。临床研究也发现多数 PCI 导致的微栓塞颗粒其最大直径在 56 μm 以下[49]。

二、无复流现象的高危因素

（1）临床因素：无预适应，出现心肌梗死后心绞痛，心源性休克，高三酰甘油（甘油三酯）血症等。

（2）结构因素：病变接近闭塞，溃疡，血栓负荷，钙化，大隐静脉桥，无力型冠状动脉。

三、无复流的诊断和鉴别诊断

急诊 PCI 发生无复流现象，常见的临床表现有胸痛持续不缓解，或缓解后再次加重，血流动力学、心电生理不稳定。同时伴有心电图 ST 段再次抬高并且持续不回落。目前，冠状动脉造影，尤其是在急诊 PCI 的过程中，仍然是诊断无复流的简便必要的临床方式。冠状动脉造影时 TIMI 血流和心肌造影剂染色（心肌微灌注 Blush 分级）是最直观、常用的诊断方法。

TIMI 血流分级用于评估心外膜下冠状动脉的前向血流。这种方法可测定冠状动脉造影剂的廓清率。虽然有时 TIMI 血流分级并不完全可靠，但是与 TIMI 3 级血流相比，TIMI1 级和 2 级患者预后不良更为明显[50]。心肌声学造影（myocardial contrast echocardiography，MCE）检查发现 TIMI 2 级血流与无复流区域相一致[51]；因此，再灌注血流应达到 TIMI 3 级才表明心肌再灌注可能成功。

心肌微灌注分级（BLUSH 分级）被用来评估心肌造影剂的充盈和廓清。分级方法如下：0 级，组织水平没有明显灌注；1 级，有心肌造影剂染色，没有造影剂廓清；2 级，有造影剂染色，廓清缓慢；3 级，心肌造影剂染色和廓清在 3 个心动周期以内。Blush 分级 0 或 1 级时的心肌梗死面积大于 2 级或 3 级。心外膜下冠状动脉的前向血流已达 TIMI3 级的病例，Blush 分级可以进一步对预后进行危险分层。

此外，临床上有很多技术可以单独或联合应用，为无复流诊断提供帮助。这些技术包括：MCE，磁共振成像（magnetic resonance imaging，MRI），冠状动脉内压力测定，冠状动脉内多普勒超声，冠状动脉内组织超声，心电图，心肌坏死标志物，心肌闪烁显像和电子束 CT 等。

四、无复流现象的预防

由于介入治疗过程中无复流大幅提高了围术期风险，缺乏有效的治疗方法，影响长期预后，所以早期预测无复流的发生，提前预防，可以使患者最大程度获益。

对于具备无复流高危临床特征的患者，应在造影过程中早期识别无复流的影像特征。例如：造影所见罪犯血管高血栓负荷是无复流现象的独立预测因素，包括：梗死相关血管（IRA）完全闭塞处呈切面残端、闭塞近端血栓长度＞5 mm、有浮动血栓存在、闭塞远端有造影剂持续滞留、参考血管直径≥4 mm、血栓长度超过参考血管之间的三倍等。早期识别预测无复流影像特征后，应选择有效的预防措施，包括：预防性应用Ⅱb/Ⅲa 受体拮抗剂，预防性于冠脉内给药，使用血管内抽吸，准备 IABP 等。

无复流高危患者，PCI 前冠脉内注射钙通道阻滞剂或腺苷可能有预防作用，充分的抗凝、抗血小板治疗和Ⅱb/Ⅲa 受体拮抗剂有助于减少无复流现象[52-54]。远端血栓保护装置的预防作用有限[55]。Assali 等[56]研究结果表明对 AMI 患者行 PCI 时球囊扩张前后于冠脉内弹丸注射腺苷 24～48 μg 较不用腺苷组相比无复流并发症的发生率显著降低。类似研究也显示，冠脉内注射腺苷可使 PCI 后获得 TIMI 3 级血流的比例明显高，而且无复流现象、MI 发生率和心脏事件明显减少[57]。

尽管急诊冠脉介入治疗使用血管内抽吸近年来有一定的争论，但是早在 2008 年，韩国 Bae 等在 57 例 ACS 患者介入治疗过程中对 12 例无复流患者 VH-IVUS 检查发现病变部位纤维脂肪斑块容量和介入治疗无复流相关，提示支架展开前充分抽吸可能对减少无复流有帮助[58]。Amano 等在支架展开前对 119 名 ACS 患者的 121 个病变部位进行 VH-IVUS 检查，其中 15 个是易损斑块，24 个溃疡斑块，82 个作为对照组。与对照组相比，纤维脂肪斑块在易损斑块组中较多，坏死核心在溃疡斑块组中较多，二者都与无复流形成有明显的相关性[59]。也有学者在 STEMI PCI 过程中，应用血栓抽吸再灌注后对靶病变进行 VH-IVUS 检查认为坏死脂质核心容量是无复流的独立预测因子[60]。

多个研究显示，支架置入前手动抽吸导管血栓能够改善心肌灌注，减少无复流和慢血流的发生率，改善患者预后。早期实验包括 REMEDIA、VAMPRIE、DEAR MRI 和 EXPORT。2008 年 EuroPCR 汇报的 TAPAS 研究和 2009 年的 ATTEMPT meta 研究均显示与单纯 PCI 相比，血栓抽吸结合 PCI 治疗显著改善心肌染色分级和 ST 段回落程度，30 天及一年全因死亡率降低。然而，2013—2014 年 ESC TASTE 研究结果显示血栓抽吸组 30 天及一年全因死亡率并没有降低，欧洲心脏病学会对于急性心肌梗死 PCI 血栓抽吸推荐类别由Ⅱa 类降至Ⅱb 类。尽管如此，国内外对于 TASTE 研究的患者分布和血栓抽吸的应用还有争论，毕竟术后即刻血流灌注改善，无复流发生明显减少[61]。JACC 在 2013 年发表的一个包括 25 个随机对照试验的 meta 分析指出，与单纯 PCI 相比，介入术中采用人工血栓抽吸，尽管远期临床获益不肯定，但是 6 个月内 STEMI 患者死亡率明显下降[62]。

血栓抽吸方法除了上述的减少血栓负荷、改善术后冠脉血流和心肌灌注的研究外，对于出现无复流以后的应用报道很少。2002 年 Kotani 单个病例报道 RCA STEMI（第二弯曲后完全闭塞）病变部位大坏死核心球囊扩张后无复流，再次进入抽吸导管抽吸后血流即刻恢复 TIMI 3 级[63]。抽吸样本病理检查为胆固醇结晶和巨噬细胞为主，没有后续报道。国内研究对心梗后 PCI 抽吸导管抽吸物病理分析，发现包含血栓和部分斑块成分。以抽吸导管作为冠脉内给药途径和普通经导引导管给药途径相比也被证明为安全有效的方法。

另外，对于靶病变血管直径大、血栓容量负荷高的患者，在积极的血栓抽吸后如果获得稳定的 TIMI 3 级血流，可于病情相对稳定后择期进行支架置入治疗，避免无复流现象的发生。

五、无复流的治疗

冠脉介入治疗无复流现象的治疗，参照 2011 年《ACCF/AHA/SCAI 冠脉介入治疗指南》，仍是以血管扩张药物为主的解除血管痉挛药物治疗，推荐类别Ⅱb。目前国内外临床工作中还是以预防为主，减少无复流的发生机会。术前足量双联抗血小板（DAPT）治疗，阿昔单抗使用都有一定的作用。

1. 目前常用药物的疗效

（1）冠脉内注射硝酸甘油可以缓解心外膜血管的痉挛，但对无复流现象多无效。

（2）钙通道阻滞剂

维拉帕米（异博定）每次 50 μg 冠脉内弹丸注射，总量 50～900 μg，89%TIMI 血流改善。异搏定对冠脉血流动力学的影响与剂量有关，用很小的量（0.01 mg）就可使冠脉内血流速度明显增加，仅 1.0 mg 或 2.0 mg 异搏定有降低血压作用，心外膜血管径在 1.0 mg 和 2.0 mg 时即有增加，最大增加冠脉血流（CBF）和降低冠脉阻力（CVRI）的剂量是 1.0 mg。

尼卡地平（200 μg）、维拉帕米（200 μg）和地尔硫䓬（1 mg）冠脉注射，每种钙通道阻滞剂对冠脉的作用类似，尼卡地平对冠状动脉的作用时间长、提高冠脉血流速度的作用最明显，但尼卡地平对无复流并发症是否有预防作用仍有待研究。

（3）硝普钠（NTP）

硝普钠可改善无复流患者 TIMI 血流分级，可以提高无复流患者冠脉内血流速度。NTP 总剂量 50～1000 μg，平均应用 2～3 次，50～200 μg 的剂量对血压无明显影响。NTP 是治疗 PCI 时无复流并发症的有效方法。冠状动脉注射硝普钠 200 μg，对静脉桥血管和自身冠状动脉发生无复流现象时均有疗效。

（4）腺苷

快速冠脉内注射腺苷后，有研究显示 10 例平均 3.8 min 内血流恢复正常。强调注射速度要快，建议用较小的注射器。必要时应用临时起搏纠正严重心动过缓，以纠正低血压。

2. 对无复流预后有益的机械装置

对于血流 TIMI<3 级、有缺血症状尤其是 AMI 者，IABP 可改善血流、加快活性物质的清除，IABP 和其他循环辅助装置有助于改善无复流患者的预后。

另外，以色列开发了 Mguard™ 支架系统。可以简单理解为在普通金属裸支架外面包裹了一层滤网（微米级网孔，材质为聚对苯二甲酸乙二醇酯，微网孔面积为 150 μm×180 μm），用来阻挡靶病变部位残余血栓成分或易损斑块内成分通过支架网眼溢出到管腔血流内。2008—2012 年[64]临床试验中的应用显示其明显减少了无复流现象。2012 年发表的 Master 研究显示 Mguard™ 支架组和对照组相比在术后 ST 段回落、TIMI 血流分级和 Blush 分级方面都有明显改善，但是 30 天死亡率变化不大[65]。2014 年针对 Mguard™ 长期效果观察的 REWARD-MI 研究发现，尽管长期使用中 Mguard™ 和金属裸支架相比全因死亡率无明显差异，但是靶血管血运重建率（TVR）和靶病变血运重建率（TLR）显著升高（11.4% *vs.* 1.3%，$P<0.01$）[66]。我们认为 Mguard™ 在设计思想上由于金属裸支架和覆网材料的限制，TVR 和 TLR 发生率高，限制了临床应用。但是 Mguard™ 达到了减少或阻止靶病变部位血栓或脂质等成分诱发血栓形成的微颗粒通过支架网眼进入管腔血流的目的，减少了血管远端微栓塞，并减少无复流现象。

3. 作者对冠状动脉介入过程中的无复流理论假设以及临床经验

单纯血栓因素或血栓高负荷作为无复流的高危因素只具有形态学的提示意义，相关治疗，例如血栓抽吸、DAPT、Ⅱb/Ⅲa 受体拮抗剂、抗凝治疗具有一定的预防作用，但是很难起到决定性作用。Mguard™ 为代表的预防措施目前不适合临床应用。

无复流和微循环障碍，是互为因果还是有一定的先后关系？我们认为支架或球囊后扩张挤压导致易损斑块内物质析出是重要始动因素。是否形成无复流取决于以下几点：①析出成分应该是微颗粒成分；②析出到管腔后还要再分析出物质的数量及成分；③微颗粒的数量和无复流程度可能成正比。血液中大量微颗粒聚集，可能影响流体的稳态，在微颗粒数量少的时候可能血流减慢，数量足够多的时候就能够影响 TIMI 血流。当微栓塞形成并导致无复流后，如果不能立刻清除微栓塞颗粒，很快会出现继发的微循环损伤，导致经典的无复流损伤机制的出现。

关于血栓抽吸导管使用的安全性。TOTAL 实验认为抽吸可能使脑梗死增加，以此质疑补救性抽吸的安全性。我们认为 TOTAL 等实验主要观察血栓抽吸，根据现有研究结果，在无复流时管腔里面以直径小于 60 μm 的微颗粒为主，相对于血栓抽吸，无复流状态下使用抽吸导管导致脑梗死的可能性明显下降。

基于上述假设，我们自 2012 年 4 月以来，在临床实践中尝试介入治疗过程中无复流的新的治疗策略。在常规预防无复流发生的前提下，由多位术者分别完成 20 余例无复流治疗。具体操作过程如下：

冠脉介入治疗过程中支架置入释放后出现无复流，第一时间进入手动抽吸导管至无复流平面下 1～2 cm 处，手动抽吸两次（25 ml 两次）。退出抽吸导管后造影，有 15 例患者血流即刻恢复 TIMI 3 级。另外 5 例血流较前改善，再次进入抽吸导管至无复流平面下，再次抽吸并经抽吸导管注射硝酸甘油 100 μg，或硝普钠 50～100 μg 后，所有患者血流均恢复至 TIMI 2～3 级。所有患者胸痛症状缓解，血压、心律、心率正常。

使用抽吸导管途径治疗可以完成抽吸和经抽吸导管给药两个操作，而且经抽吸导管给药可以最大程度上减少对全身血流动力学影响，增加局部药物浓度，促进备用毛细血管通道开放，促进微颗粒流出。通过抽吸减少微栓塞颗粒，同时通过抽吸导管使用血管扩张药物促进微颗粒排放，可迅速改善微栓塞程度。此操作简便，作用迅速，直观。由于 75%～80% 的患者经单纯抽吸就能即刻纠正无复流状态，无复流发生机制的传统概念已经面临挑战。对于接受介入治疗的老年患者，应用此方法在介入过程中出现无复流后可以最快速度改善 TIMI 血流状态，可能减少后续的微循环障碍和继发的心肌损伤，保持生命体征稳定，减少急性期死亡率。

（何冀芳　王乐丰）

第五节 血流储备分数在老年稳定型冠心病中的应用进展

稳定型心绞痛是指心绞痛发作在2个月以上，发作的诱因、疼痛的严重程度、发作频率、疼痛持续时间、硝酸甘油用量稳定不变者，可为单支或多支严重冠状动脉病变，病变常较稳定或已形成侧支循环。老年人作为一个特殊群体，其稳定型心绞痛与年轻人相比有其共性的地方，也有其特殊性。老年稳定型冠心病患者冠状动脉造影多以左主干病变为主，往往为多支病变。冠状动脉造影显示其狭窄程度严重，范围广泛，侧支循环较多。

冠状动脉造影均被认为是诊断冠心病的“金标准”，然而，冠状动脉造影狭窄的严重程度和冠状动脉血流量之间的关系是复杂的。而狭窄到底对远端血流产生了多大影响（功能评价）却不得而知；且这些图像形态学的方法并不能识别造成患者心肌缺血的病变，还可能高估或低估病变的严重程度，导致需要治疗的病变没有处理或过度处理不需治疗的病变。

1993年Nico Pijls等[67]提出了通过压力测定推算冠脉血流的新指标——血流储备分数（fractional flow reserve，FFR）。经过长期的基础与临床研究，FFR已经成为冠脉狭窄功能性评价的公认指标。FFR简单、可靠、重复性良好，多项研究表明，FFR指导的介入策略能够改善患者预后，并降低医疗成本，目前已经成为冠脉狭窄功能性评价的公认指标[68]。

一、FFR的定义、测量方法和临床意义

1. FFR的定义

FFR是狭窄冠脉能为心肌提供的最大血流量与该冠脉完全正常时最大供血流量之比。根据欧姆定律，心肌血流量Q等于跨心肌压力差P与跨心肌阻力R之比，即$Q=P/R$。因此，在冠脉充分扩张状态下，$FFR=Qs/Qn=(Ps/Rs)\div(Pn/Rn)$（Qs、Ps、Rs和Qn、Pn、Rn分别为冠脉存在狭窄时和冠脉正常时的心肌血流量、跨心肌压力差、跨心肌阻力）。用Pd表示狭窄冠脉远端的压力，Pv表示中心静脉压，正常冠脉远端压力等于冠脉口压力，即主动脉压力（Pa），而中心静脉压在生理状态下通常接近于0，可忽略不计，因此$Ps=Pd-Pv\approx Pd$，$Pn=Pa-Pv\approx Pa$，此外，冠脉充分扩张情况下，跨心肌阻力达到最小且$Rs\approx Rn$，因此上述公式可简化为$FFR=Pd/Pa$，即冠脉充分扩张情况下，狭窄冠脉远端压力与主动脉压力之比。

2. FFR的测量方法

测量时，经股动脉或桡动脉置入6～7F的无侧孔指引导管至冠状动脉口，注入硝酸甘油100～200 μg，使冠脉血管充分扩张，经指引导管推送0.036 cm（0.014英寸）压力导丝至冠脉口，将经指引导管测定的压力与经压力导丝测定的压力校正一致，然后推送压力导丝通过狭窄病变至血管远端，注射血管活性药物使微血管充分扩张，使心肌达到最大充血状态，通过压力导丝测定远端压力Pd，通过指引导管测定主动脉压力Pa，通过与指导FFR自动化计算的界面相连接，屏幕上可显示Pa和Pd信号的波形，计算出FFR。最大充血状态是测量FFR的关键因素和先决条件，血管扩张不充分会高估FFR值，从而低估狭窄的严重性。

3. 充血

要准确测量FFR必须使心外膜血管和阻力血管最大程度舒张，快速注射200 μg硝酸甘油可有效防止心外膜血管收缩。使阻力血管充血的药物通常选择腺苷（经冠脉或静脉途径）和罂粟碱。经冠脉使用40 μg或经静脉注射140 μg/(kg·min)腺苷与经冠脉使用罂粟碱诱发的充血程度相当，且不增加风险[69]。

4. FFR的临床意义

FFR直接反映了狭窄病变对血管功能的影响，在不同患者、不同动脉中FFR理论上的正常值均为1，且不受血压、心率、血流动力学的影响。多项研究[70-71]表明，当狭窄的$FFR\leqslant 0.75$时，支架置入术是合理的[72]，而当狭窄的$FFR>0.80$时，可以推迟介入治疗，单纯药物治疗即可[73-74]。当FFR在0.76至0.80之间时，应结合患者的症状、其他检查结果等情况综合判断。

二、FFR 的特点

1. 优点

(1) 不受血流动力学的影响：与心导管室常用的其他测量指标不同，在既定的狭窄病变中，FFR 值不受血流动力学影响，这不仅由于主动脉和冠脉末梢的血压是同时测量的，还得益于微循环血管重复舒张程度相同的特点。另外，FFR 可重复性高，与性别及高血压、糖尿病等危险因素无关，故其准确性较高。

(2) 考虑了侧支循环对心肌灌注的影响：无论血液在心外膜血管中是正向流动还是通过侧支血管逆向流动，对心肌来说无区别。最大充血时冠脉末梢的压力能正确反映正向和逆向血流的关系[75]。这不仅适用于侧支血管供应存在狭窄病变区域的情况，还适用于狭窄动脉作为侧支供应更严重病变的情况。

(3) 具有优异的空间分辨率：测量 FFR 时，可连续监测压力感受器的位置或通过射线检查直接观察其位置。通过导丝回撤技术，术者可获得导引导管和感受器间动脉内的即时压力，使 FFR 的精确度达毫米级别。

2. 缺点

(1) 诱发充血的药物剂量不确定：冠脉最大程度充血是测量 FFR 的必要条件，但使冠脉最大程度舒张的最佳药物剂量还不确定。大量研究表明，推荐量的腺苷足以使右冠状动脉和左冠状动脉最大程度充血，但对于部分患者，尤其是 FFR 在 0.75～0.80 之间的患者，需要加大腺苷用量确保最大程度充血，否则将低估病变的严重性而选择不恰当的治疗方案。

(2) 灰色区间内难以选择最佳方案：FFR 值 0.75～0.80 被称为“灰色区间”，此时部分患者可诱发心肌缺血，临床决策必须综合其他定量指标，故有人提出以 0.80 作为界值。FFR 位于“灰色区间”时，延期血管重建会增加不良事件的发生率。据 Legalery 等[76]报道，FFR 值 0.75～0.79 而未进行血管重建的 34 例患者中，1 年随访，不良事件的发生率为 21%。

(3) 易受微血管病变影响：狭窄严重程度增加时微血管阻力也随之增加。心肌梗死后充血反应减弱，导致梗死相关的微血管功能失调。微血管受损的患者冠脉血流受到限制，最大程度充血时狭窄两端的压力梯度减小。尽管心梗患者的微血管状况对 FFR 的影响还不确定，但微血管功能失调很可能影响冠脉血流动力学。在这类患者中，FFR 往往会低估狭窄的严重程度。

(4) 对于复杂病变如弥漫串联病变，应用 FFR 进行评估，如果 FFR<0.75，使用 Pullback 技术，找出犯罪病变，进行干预。但病变的特征、病变的长度等往往影响 FFR 值的准确性[77]。

三、FFR 的临床应用

1. 在中度狭窄中的应用

FFR 常用于评估血流动力学改变不明确冠脉的功能状况。

由 Pijls 等[78] 开展的 DEFER 研究旨在评价 FFR 在冠状动脉中度狭窄中的应用价值。该研究入选 325 例拟行 PCI 的中度狭窄（目测直径狭窄>50%）患者，根据 FFR 结果将其分为延期组（FFR≥0.75，推迟行 PCI 治疗；$n=91$）、手术组（虽 FFR≥0.75，仍行 PCI 治疗；$n=90$）及对照组（FFR<0.75，行 PCI 治疗；$n=144$）三组，对其随访 5 年。结果显示，与手术组相比，延期组的无事件生存率、心源性死亡与急性心肌梗死的复合终点均无显著差异（80% *vs.* 73%，$P=0.52$ 和 3.3% *vs.* 7.9%，$P=0.21$），但与对照组相比，其无事件生存率显著增高（$P=0.03$），心源性死亡与急性心肌梗死的复合终点显著降低（$P=0.003$）。此外，延期组与手术组的心绞痛缓解比例相当。这提示，对于冠状动脉中度狭窄的患者，根据 FFR≥0.75 而延期行 PCI 的方案安全可行，此类患者每年发生心源性死亡或心肌梗死的风险<1%，且并不会因为置入支架而降低。

2010 年 Pijls 等[79] 开展的 FAME 研究，从欧美 20 个研究中心入选 1005 例多支病变患者，将其随机分配至 FFR 或冠状动脉造影引导 PCI 治疗组。在分组前，根据造影筛查结果确定患者是否需要安置支架。造影引导 PCI 组中，所有患者均行 PCI 治疗；FFR 引导 PCI 组中则仅 FFR≤0.80 者行 PCI 治疗，随访 2 年评估和比较两组患者的临床预后。结果发现，与常规冠状动脉造影引寻 PCI 组相比，FFR 引导 PCI 组患者的死亡或心肌梗死发生率显著降低（8.4% *vs.* 12.9%），1 年内的终点事件发生率更低（13.2% *vs.* 18.3%），无心绞痛事件患者的比例也呈增高趋势（81% *vs.* 78%）。

随访5年，在冠状动脉造影引导PCI治疗组，31%的患者发生主要心脏不良事件（154例患者），而在FFR引导PCI组，28%（143例患者）发生心脏主要不良事件（相对危险度0.91，95% CI 0.75～1.10；$P=0.31$）。冠状动脉造影引导PCI组每个患者的支架数量明显高于FFR引导组（平均2.7 *vs.* 1.9，$P<0.0001$）。

结果表明了FFR指导下的多支血管病变患者的长期安全性。FFR指导的PCI在2年时可以显著减少心脏不良事件。从2年到5年，这两个组发生心脏不良事件的风险基本相同。但在FFR指导组使用了较少的支架和医疗资源。这些结果表明，对绝大部分多支血管病变的患者进行PCI时，应用FFR指导应该成为一种规范[80]。

对FAME研究子试验组中509例患者1414个病变段的分析显示，共计有1329个病变段可以用FFR成功检测到。在进行FFR检测前，根据冠状动脉造影结果将上述病变段分为50%～70%狭窄组、71%～90%狭窄组和91%～99%狭窄组。结果发现，50%～70%狭窄组中存在及不存在显著功能性改变（FFR≤0.80与FFR>0.80）者的比例分别为35%和65%；71%～90%狭窄组中，上述比例分别为80%和20%；91%～99%狭窄组中，上述比例分别为96%和4%。这提示，与冠状动脉造影相比，FFR评估冠状动脉粥样硬化狭窄的准确性更高。

FAME Ⅱ研究[73]是一项前瞻性的、随机的、有对照组的国际多中心临床试验，共纳入了1220例稳定型冠心病患者，采用血流储备分数（FFR）检查冠脉是否有明显血流受限病变，FFR<0.80为血流受限。存在一处以上受限病变的患者（888例）被随机分到PCI组或优化药物治疗组，没有血流受限的患者被纳入注册研究接受药物治疗（332例）。研究主要终点是死亡、心肌梗死或紧急再次血运重建的联合事件。根据一个独立的数据和安全监测委员会的建议，该试验在2012年1月提前终止。主要原因是被分到FFR指导的支架手术联合药物治疗组的患者，恢复效果明显优于单纯药物治疗组。出于人道主义和医学伦理的考虑，试验提前结束。对于冠脉血流受限患者，紧急再次血运重建率是单纯优化药物治疗组和PCI组的唯一显著差异（9.5% *vs.* 0.7%，HR 0.7，$P<0.001$），两组患者的死亡和心肌梗死发生率都很低。整体上，单纯药物治疗组的主要终点事件率为12.7%，PCI组为4.3%。

药物治疗与介入治疗效果的国际对比研究（ISCHEMIA），是国立卫生研究院（NIH）发起的重要试验，计划从30多个国家150个中心纳入8000例稳定型缺血性心脏病患者。ISCHEMIA研究将对比再次血运重建（外科或PCI）加优化药物治疗与单纯优化药物治疗的效果，ISCHEMIA研究将在患者接受应激试验后进行随机分组，对应激试验显示中重度缺血患者进行计算机化断层显像（CT）造影，以排除左主干病变并证实存在阻塞血管。CT造影前随机分组将解决广泛关注的问题：既往研究存在PCI偏倚，很多医生可能拒绝CT造影显示冠脉阻塞严重的患者进入随机研究。

四、由FFR衍生出的其他检测方法

1. 瞬时无波型比率（iFR）

合并哮喘、低血压或房室传导阻滞等病变的患者不适合使用腺苷，近年来发展了一种不需要腺苷等血管扩张药物即能检测血管内压力的新技术——瞬时无波型比率（instantaneous wave-free ratio，简称iFR）。

在心动周期中当心脏舒张时，有一段时间来自冠状动脉内微血管的阻力相对是稳定而最低的，称为无波型期间（wave free period），在不使用血管扩张药物的情况下，基于常规使用的压力导丝技术，并用一种特别的波形幅度计算法计算出冠状动脉的血管内压力。在Sen S等进行的ADVISE研究[81]中，iFR和FFR有很好的相关性（$r=0.90$）。在调整了FFR的变异性后，iFR的诊断精确性达到了95%，阳性预测值为97%，阴性预测值为93%。在Jeremias等进行的RESOLVE研究[82]中，iFR的整体准确性为80.4%。目前该技术仍处于研究阶段，能否替代FFR仍需更多临床研究来证实。

2. FFRCT

首先以冠脉CTA获得冠脉三维图像，再用专用软件根据冠脉解剖学信息模拟冠脉血流情况，计算出模拟的FFR值。FFRCT作为一种无创的检测方法，为评估冠脉功能提供了崭新的思路。DISCOVER-FLOW 研究[83]表明：FFRCT 诊断的特异性、敏感性、准确性、阳性预测值和阴性预测值均优于单独冠脉 CTA，且与 FFR 有良好的相关性（$r = 0.717$，$P < 0.001$）。Gaur S 等[84] 证实，FFRCT 的可重复性良好。但目前 FFRCT 的准确性与 FFR 相比仍偏低，对设备要求较高，且在某些患者中的使用受到限制（比如支架置入术后患者），仍需大规模的临床试验来证实其有效性。

（张智勇　王红石审校）

参考文献

[1] 韩雅玲．中国经皮冠状动脉介入治疗指南．中华心血管病杂志，2016，44（05）：382-400.

[2] 沈迎，张奇，沈卫峰．美国和欧洲稳定性冠心病诊治指南解读．中华心血管病杂志，2014，42（1）：70-71.

[3] 中华医学会心血管病学分会．中华医学会经皮冠脉介入治疗指南．中华心血管病杂志，2009，37（1）：4-25.

[4] 韩雅玲，王效增，荆全民，等．雷帕霉素洗脱支架与冠状动脉旁路移植术治疗多支病变冠心病疗效的比较．中华医学杂志，2005：40.

[5] Lee SW，Kim SH，Kim SO，et al. Comparative long-term efficacy and safety of drug-eluting stent versus coronary artery bypass grafting in ostial left main coronary artery disease：analysis of the MAIN-COMPARE registry. Catheter Cardiovasc Interv，2012，80（2）：206-212.

[6] YANG Jin-kui，BARI 2D. Revascularization no better than medical therapy for stable IHD in type 2 diabetics. International Journal of Endocrinology and Metabolism，2009，29（4）：250-251.

[7] Lee RJ，Shih KN，Lee SH，et al. Predictors of long-term outcomes in patients after elective stent implantation for unprotected left main coronary artery disease. Heart and Vessels，2007，22（2）：99-103.

[8] Slavin L，Chhabra A，Tobis JM. Drug-Eluting stent：preventing restenosis. Cardiol Rev，2007，15（1）：1-12.

[9] Lee JY，Park DW，Kim YH，et al. Incidence，predictors，treatment，and long-term prognosis of patients with restenosis after drug-eluting stent implantation for unprotected left main coronary artery disease. J Am Coll Cardiol，2011，57（12）：1349-1358.

[10] Raffaele P，Salvatore C，GennaroG，et al. Long-term safety and efficacy of drug-eluting stents in patients with acute myocardial infarction：A meta-analysis of randomized trials. Atherosclerosis，2011，217（1）：149-157.

[11] Peters SA，Huxley RR，Woodward M，et al. Diabetes as risk factor for incident coronary heart disease in women compared with men：a systematic review and meta-analysis of 64 cohorts including 858，507 individuals and 28，203 coronary events. Diabetologia，2014，57（8）：1542-1551.

[12] 黄纪文．冠脉支架植入术后再狭窄的防治研究．现代诊断与治疗，2013，11（8）：2464-2465.

[13] 何青．老年人冠心病治疗研究进展．中国心血管杂志，2010，15（3）：81-83.

[14] Ko YG，Kim JS，Kim BK，et al. Efficacy of drug-eluting stents for treating in-stent restenosis of drug-eluting stents（from the Korean DES ISR multicenter registry study［KISS］）. Am J Cardiol，2012，109（5）：607-613.

[15] 高静，崔让庄，刘寅，等．天津地区汉族人群炎症细胞因子基因多态性与冠脉支架术后再狭窄的关系．天津医药，2011，39（1）：27-30.

[16] Chen K，ChenQJ，WangLJ，et al. Increment of HFABP level in coronary artery in-stent restenosis segments in diabetic and non diabetic Minipigs：HFABP overexpression promotes multiple pathway-related inflammation，growth and migration in human vascular smooth muscle cells. J Vasc Res，2016，53（1-2）：27-38.

[17] 姚远，梁峰，沈珠军．冠心病冠脉支架术后患者发生再狭窄的危险因素分析．临床和实验医学杂志，2015，14（14）：1177-1179.

[18] Kang SJ，Mintz GS，Park DW，et al. Mechanisms of in-stent restenosis after drug-eluting stent implantation：intravascular ultrasound analysis. CircCardiovascInterv，2011，4（1）：9-14.

[19] Qian J，Zhang F，Wu H，et al. Comparison of intravascular ultrasonic imaging with versus without incomplete stent apposition at follow-up after drug-eluting stent implantation. Int J Cardiovasc Imaging，2008，24（2）：133-139.

[20] 郭一洁，陈宇翔，司全金．冠心病合并 2 型糖尿病患者冠状动脉支架置入术后支架内再狭窄的影响因素研究．实用心脑肺血管病杂志，2016，24（3）：15-18.

[21] 曾苗雨，易旦冰，陈晓亮，等．64 层螺旋 CT 冠脉动

脉支架成像与冠脉造影诊断再狭窄的价值分析. 中国CT和MRI杂志, 2015, 13 (5): 60-62.
[22] Teng B, Tilley SL, LedentC et al. In vivo assessment of coronary flow and cardiac function after bolus adenosine injection in adenosine receptor knockout mice. Physiol Rep, 2016, 4 (11): e12818.
[23] Mittal SR. Diagnosis of coronary microvascular dysfunction-Present status. Indian Heart J, 2015, 67 (6): 552-560.
[24] 陈罗蔓, 李宪凯, 徐亚伟. 支架内再狭窄与血管平滑肌细胞信号转导通路. 上海医学, 2015, 38 (3): 251-254.
[25] Câlmâc L, Bătăilă V, Ricci B, et al. Factors associated with use of percutaneous coronary intervention among elderly patients presenting with ST segment elevation acute myocardial infarction (STEMI): Results from the ISACS-TC registry. Int J Cardiol, 2016, 217 (supple 1): S21-S26.
[26] 中华医学会心血管病学分会, 《中华心血管病杂志》编辑委员会. 经皮冠状动脉介入治疗指南 (2009). 中华心血管病杂志, 2009, 37 (1): 4-25.
[27] LedruF, DucimetiereP, BattagliaS, et al. New diagnostic criteria for diabetes and coronary artery disease: Insights from an angiographic study. J Am Coll Cardiol, 2001, 37 (6): 1543-1550.
[28] 狄佳, 徐重白. 活血化瘀法对冠状动脉小血管长病变支架术后再狭窄的影响研究. 海南医学院学报, 2012, 18 (3): 429-432..
[29] 孟伟, 李本治, 王亚红, 等. 益气活血解毒化结法对冠脉支架术后再狭窄及炎症因子的干预研究. 中华中医药杂志, 2016, 34 (1): 142-144.
[30] 崔晓云, 吴旸, 农一兵, 等. 凉血生肌方对冠心病介入术后再狭窄及心血管事件的干预. 中国中西医结合杂志, 2010, 30 (1): 30-32.
[31] CheHL, BaeIH, LimKS, et al. Therapeutic effect of akt1 siRNA nanoparticle eluting coronary stent on suppression of post-Angioplasty restenosis. J Biomed Nanotechnol, 2016, 12 (6): 1211-1122.
[32] 周振华, 李露斯, 陈康宁, 等. 血管内皮祖细胞种植支架的研制. 重庆医学, 2008, 37 (21): 2412-2423.
[33] Bastante T, Rivero F, Benedicto A, et al. Recurrentneoatherosclerosisafterbioresorbablevascular scaffold treatment of in-stent restenosis. JACC Cardiovasc Interv. 2015, 8 (9): 1264-1265.
[34] Lindholm D, James S. Bioresorbable Stents in PCI. Curr Cardiol Rep, 2016, 18 (8): 74.
[35] vanGameren M, Ligthart JM, GalemaTW. Distinct pattern of constrictive remodeling in radiotherapy-induced coronary artery disease. JACC CardiovascInterv, 2016, 9 (13): e121-123.
[36] Mukarram O, Akhtar N, Junaid A, et al. A study into the genetic basis of aspirin resistance in Pakistani patients with coronary artery disease. Pak J Pharm Sci, 2016, 29 (4): 1177-1182.
[37] Mao L, Geng GY, Han WJ, et al. Interleukin-6 (IL-6) -174G/C genomic polymorphism contribution to the risk of coronary artery disease in a Chinese population. Genet Mol Res, 2016, 15 (2): gmr15027803.
[38] 戴海鹰, 叶国红, 石卓勋, 等. 汉族人群血清载脂蛋白A5水平及其-1131T/C位点基因多态性与早发冠心病及经皮冠状动脉介入治疗术后支架内再狭窄的关系研究. 中国全科医学, 2013, 16 (32): 3821-3824.
[39] Chen Z, Qian J, Ma J, et al. Glucocorticoid ameliorates early cardiac dysfunction after coronary microembolization and suppresses TGF-β1/Smad3 and CTGF expression. Int J Cardiol, 2013, 167 (5): 2278-2284.
[40] Bryan G. Schwartz, Robert A. Kloner. Coronary No Reflow. Journal of Molecular and Cellular Cardiology, 2012, 52: 873-882.
[41] Ronen Jaffe, Alexander Dick, Bradley H. Strauss. Prevention and treatment of microvascular obstruction related myocardial injury and coronary No-Reflow following percutaneous coronary intervention. JACC Cardiovascular Interventions, 2010, 3 (7): 695-704.
[42] Xu Y, Mintz GS, Tam A, et al. Prevalence, distribution, predictors, and outcomes of patients with calcified nodules in native coronary arteries: a 3-vessel intravascular ultrasound analysis from Providing Regional Observations to Study Predictors of Events in the Coronary Tree (PROSPECT). Circulation, 2012, 126 (5): 537-545.
[43] Tian J, Dauerman H, Toma C, et al. Prevalence and characteristics of TCFA and degree of coronary artery stenosis: an OCT, IVUS, and angiographic study. J Am Coll Cardiol, 2014, 64 (7): 672-680.
[44] Jaguszewski M, Klingenberg R, Landmesser U. Intracoronary Near-Infrared Spectroscopy (NIRS) Imaging for Detection of Lipid Content of Coronary Plaques: Current Experience and Future Perspectives. Curr Cardiovasc Imaging Rep, 2013, 6: 426-430.
[45] Madder RD, Goldstein JA, Madden SP, et al. Detection by near-infrared spectroscopy of large lipid core plaques at culprit sites in patients with acute ST-seg-

ment elevation myocardial infarction. JACC Cardiovasc Interv, 2013, 6 (8): 838-846.

[46] Schultz CJ, Serruys PW, van der Ent M, et al. First-in-man clinical use of combined near-infrared spectroscopy and intravascular ultrasound: a potential key to predict distal embolization and no-reflow? J Am Coll Cardiol, 2010, 56 (4): 314.

[47] Kotani J, Nanto S, Mintz GS, et al. Plaque gruel of atheromatous coronary lesion may contribute to the no-reflow phenomenon in patients with acute coronary syndrome. Circulation, 2002, 106: 1672-1677.

[48] Heusch G, Schulz R, Haude M, et al. Coronary microembolization. J Mol Cell Cardiol, 2004, 37: 23-31.

[49] Rogers C, Huynh R, Seifert PA, et al. Embolic protection with filtering or occlusion balloons during saphenous vein graft stenting retrieves identical volumes and sizes of particulate debris. Circulation, 2004, 109: 1735-1740.

[50] Simes RJ, Topol EJ, Holmes DR, et al. Link between the angiographic sub study and mortality outcomes in a large randomized trial of myocardial reperfusion: Importance of early and complete infarct artery reperfusion. Circulation, 1995, 91: 1923-1928.

[51] Yano A, Ito H, Iwakura K, et al. Myocardial contrast echocardiography with a new calibration method can estimate myocardial viability in patients with myocardial infarction. J Am Coll Cardiol, 2004, 43: 1799-1806.

[52] Kunichika H, Ben-Yehuda O, Lafitte S, et al. Effects of glycoprotein IIb/IIIa inhibition on microvascular flow after coronary reperfusion. A quantitative myocardial contrast echocardiography study. J Am Coll Cardiol., 2004, 43: 276-283.

[53] Montalescot G, Barragan P, Wittenberg O, et al. Platelet glycoprotein IIb/IIIa inhibition with coronary stenting for acute myocardial infarction. N Engl J Med, 2001, 344: 1895-1903.

[54] Saito T, Hokimoto S, Ishibashi F, et al. Pulse infusion thrombolysis (PIT) for large intracoronary thrombus: Preventive effect against the no flow phenomenon in revascularization therapy for acute myocardial infarction. Jpn Circ J, 2001, 65: 94-98.

[55] Sievert H, Wahr DW, Schuler G, et al. Effectiveness and safety of the Proxis system in demonstrating retrograde coronary blood flow during proximal occlusion and in capturing embolic material. Am J Cardiol, 2004, 94: 1134-1139.

[56] Assali AR, Sdringola S, Ghani M, et al. Intracoronary adenosine administered during percutaneous intervention in acute myocardial infarction and reduction in the incidence of "no reflow" phenomenon. Catheter Cardiovasc Interv, 2000, 51: 27-31.

[57] Marzilli M, Orsini E, Marraccini P, et al. Beneficial effects of intracoronary adenosine as an adjunct to primary angioplasty in acute myocardial infarction. Circulation, 2000, 101: 2154-2159.

[58] Bae JH, Kwon TG, Hyun DW, et al. Predictors of slow flow during primary percutaneous coronary intervention: an intravascular ultrasound-virtual histology study. Heart, 2008, 94 (12): 1559-1564.

[59] Amano H, Wagatsuma K, Yamazaki J, et al. Virtual histology intravascular ultrasound analysis of attenuated plaque and ulcerated plaque detected by gray scale intravascular ultrasound and the relation between the plaque composition and slow flow/no reflow phenomenon during percutaneous coronary intervention. J Interv Cardiol, 2013, 26 (3): 295-301.

[60] Rodriguez-Granillo GA, McFadden EP, Valgimigli M, et al. Coronary plaque composition of nonculprit lesions, assessed by in vivo intracoronary ultrasound radio frequency data analysis, is related to clinical presentation. Am Heart J, 2006, 151 (5): 1020-1024.

[61] Fröbert O, Lagerqvist B, Olivecrona GK, et al; Outcomes 1 year after thrombus aspiration for myocardial infarction. N Engl J Med, 2013, 369 (17): 1587-1597

[62] Brener SJ, Maehara A, Dizon JM, et al. Relationship between myocardial reperfusion, infarct size, and mortality: the INFUSE-AMI (Intracoronary Abciximab and Aspiration Thrombectomy in Patients With Large Anterior Myocardial Infarction) trial. JACC Cardiovasc Interv, 2013, 6 (7): 718-724.

[63] Kotani J, Nanto S, Mintz GS, et al. Plaque gruel of atheromatous coronary lesion may contribute to the no-reflow phenomenon in patients with acute coronary syndrome. Circulation., 2002, 106 (13): 1672-1677.

[64] Kaluski E, Hauptmann KE, Müller R, et al. Coronary stenting with MGuard: first-in-man trial. J Invasive Cardiol, 2008, 20 (10): 511-515.

[65] Stone GW, Abizaid A, Silber S, et al. Prospective, Randomized, Multicenter Evaluation of a Polyethylene Terephthalate Micronet Mesh-Covered Stent (MGuard)

in ST-Segment Elevation Myocardial Infarction: The MASTER Trial. J Am Coll Cardiol, 2012, pii: S0735-1097 (12) 04506-8. doi: 10. 1016/j. jacc. 2012. 09. 004..

[66] Fernández-Cisnal A, Cid-álvarez B, álvarez-álvarez B, et al. Real world comparison of the MGuard Stent versus the bare metal stent for ST elevation myocardial infarction (the REWARD-MI study). Catheter Cardiovasc Interv, 2015, 85 (1): E1-9.

[67] Pijls, N. H. Experimental basis of determining maximum coronary, myocardial, and collateral blood flow by pressure measurements for assessing functional stenosis severity before and after percutaneous transluminal coronary angioplasty. Circulation, 1993, 87 (4): 1354-1367.

[68] Fearon, W. F. Cost-effectiveness of percutaneous coronary intervention in patients with stable coronary artery disease and abnormal fractional flow reserve. Circulation, 2013, 128 (12): 1335-1340.

[69] McGeoch, R. J. and K. G. Oldroyd. Pharmacological options for inducing maximal hyperaemia during studies of coronary physiology. Catheter Cardiovasc Interv, 2008, 71 (2): 198-204.

[70] Kern, M. J. Coronary physiology revisited: practical insights from the cardiac catheterization laboratory. Circulation, 2000, 101 (11): 1344-1351.

[71] Kern, M. J. Physiological assessment of coronary artery disease in the cardiac catheterization laboratory: a scientific statement from the American Heart Association Committee on Diagnostic and Interventional Cardiac Catheterization, Council on Clinical Cardiology. Circulation, 2006, 114 (12): 1321-1341.

[72] Bech, G. J. Fractional flow reserve to determine the appropriateness of angioplasty in moderate coronary stenosis: a randomized trial. Circulation, 2001, 103 (24): 2928-2934.

[73] De Bruyne, B. Fractional flow reserve-guided PCI versus medical therapy in stable coronary disease. N Engl J Med, 2012, 367 (11): 991-1001.

[74] De Bruyne, B. Fractional flow reserve-guided PCI for stable coronary artery disease. N Engl J Med, 2014. 371 (13): 1208-1217.

[75] Melikian, N. Fractional flow reserve--the influence of the collateral circulation. Int J Cardiol, 2009, 132 (3): e109-110.

[76] Legalery, P. One-year outcome of patients submitted to routine fractional flow reserve assessment to determine the need for angioplasty. Eur Heart J, 2005, 26 (24): 2623-2629.

[77] Takashima, H. Severity of morphological lesion complexity affects fractional flow reserve in intermediate coronary stenosis. J Cardiol, 2015, 66 (3): 239-245.

[78] Zimmermann, F. M. Deferral vs. performance of percutaneous coronary intervention of functionally non-significant coronary stenosis: 15-year follow-up of the DEFER trial. Eur Heart J, 2015, 36 (45): 3182-3188.

[79] Pijls, N. H. Fractional flow reserve versus angiography for guiding percutaneous coronary intervention in patients with multivessel coronary artery disease: 2-year follow-up of the FAME (Fractional Flow Reserve Versus Angiography for Multivessel Evaluation) study. J Am Coll Cardiol, 2010, 56 (3): 177-184.

[80] van Nunen, L. X. Fractional flow reserve versus angiography for guidance of PCI in patients with multivessel coronary artery disease (FAME): 5-year follow-up of a randomised controlled trial. Lancet, 2015, 386 (10006): 1853-1860.

[81] Sen, S. Development and validation of a new adenosine-independent index of stenosis severity from coronary wave-intensity analysis: results of the ADVISE (ADenosine Vasodilator Independent Stenosis Evaluation) study. J Am Coll Cardiol, 2012, 59 (15): 1392-1402.

[82] Jeremias, A. Multicenter core laboratory comparison of the instantaneous wave-free ratio and resting Pd/Pa with fractional flow reserve: the RESOLVE study. J Am Coll Cardiol, 2014, 63 (13): 1253-1261.

[83] Koo, B. K. Diagnosis of ischemia-causing coronary stenoses by noninvasive fractional flow reserve computed from coronary computed tomographic angiograms. Results from the prospective multicenter DISCOVER-FLOW (Diagnosis of Ischemia-Causing Stenoses Obtained Via Noninvasive Fractional Flow Reserve) study. J Am Coll Cardiol, 2011, 58 (19): 1989-1997.

[84] Gaur, S. Fractional flow reserve derived from coronary CT angiography: variation of repeated analyses. J Cardiovasc Comput Tomogr, 2014, 8 (4): 307-314.

第十章　老年心肌梗死患者抗栓药物的选择与应用

冠心病与急性心肌梗死为老年人群中的常见疾病，且为主要死亡原因之一，超过 1/3 的急性心肌梗死患者年龄大于 75 岁，并且，超过 2/3 的急性心肌梗死死亡患者年龄≥75 岁[1]。因此老年冠心病尤其是心肌梗死的防治尤为重要。近 10 余年来，诸多临床试验显示，抗栓治疗可使冠心病患者显著获益。但是，对于老年冠心病患者，在接受抗栓治疗产生获益的同时，也更易发生出血等不良反应。如患者同时合并其他血栓栓塞风险性疾病如心房颤动等，则需要强化抗栓治疗，那么出血风险将进一步增加。而且老年患者常合并存在多种疾病，需要同时服用多种药物，药物之间相互作用可能会干扰抗栓药物的代谢，进而影响疗效或产生不良反应。因此，针对老年冠心病患者，抗栓药物的应用更加具有挑战性，在决定接受抗栓治疗时，要更加慎重权衡其安全性和有效性。本文将按照不同类型的冠心病详细介绍其相应的抗栓方案。

一、急性心肌梗死抗栓药物的一般推荐

（一）急性 ST 段抬高型心肌梗死（STEMI）[2-3]

1. 直接 PCI 患者的抗栓药物使用

接受直接 PCI 的 STEMI 患者应在冠脉造影前尽早应用双联抗血小板药物，联合使用阿司匹林和一种 P_2Y_{12} 受体拮抗剂。阿司匹林负荷剂量 300 mg，嚼服有助于血小板的充分抑制。推荐使用的 P_2Y_{12} 受体拮抗剂普拉格雷或替格瑞洛（负荷剂量口服 180 mg，继以 90 mg 每日两次维持），这两种药物起效更快、效力更强，在大型临床试验中已证实优于氯吡格雷。普拉格雷禁用于既往有卒中或 TIA 病史的患者，不推荐用于年龄≥75 岁的患者和低体重（<60 kg）的患者。普拉格雷和替格瑞洛均不应用于既往出血性卒中的患者或合并中重度肝病的患者。当无法使用这两种药物时，氯吡格雷 600 mg 口服负荷可作为替代。

直接 PCI 可以选择的抗凝药物包括（具体用法见表 10-1）：普通肝素、依诺肝素和比伐卢定。磺达肝癸钠有增加导管内血栓形成的风险，不推荐用于直接 PCI。目前尚无充分证据推荐通过活化凝血时间（ACT）调整普通肝素的用量，如果可以测定 ACT，不应因此延误梗死相关冠脉的开通。有临床研究证实依诺肝素的获益优于普通肝素。出血风险高的患者，单独应用比伐卢定优于联合使用普通肝素和糖蛋白Ⅱb/Ⅲa 受体拮抗剂。直接 PCI 术后不推荐常规使用抗凝药物，除非有其他指征（如心房颤动、机械瓣置换术后或左心室附壁血栓）。

关于常规使用糖蛋白Ⅱb/Ⅲa 受体拮抗剂的问题，目前尚无明确标准，导管室上游使用糖蛋白Ⅱb/Ⅲa 受体拮抗剂的价值尚不明确。当冠脉造影证实血栓负荷重、慢血流或无复流以及其他血栓并发症时，可考虑使用糖蛋白Ⅱb/Ⅲa 受体拮抗剂。可以考虑冠脉内给药途径，但是静脉给药仍然为标准使用途径。

2. 急诊溶栓患者的抗栓治疗

无禁忌证的患者应立即口服水溶性阿司匹林或嚼服肠溶阿司匹林 300 mg。联合氯吡格雷和阿司匹林能够减少年龄≤75 岁溶栓患者的心血管事件和总体死亡率。“中国 2015 年急性 ST 段抬高型心肌梗死诊断和治疗指南”推荐：静脉溶栓患者，若年龄≤75 岁应给予氯吡格雷 300 mg 负荷剂量，年龄>75 岁则应用氯吡格雷 75 mg；而新型 P_2Y_{12} 受体抑制剂普拉格雷和替格瑞洛没有在溶栓患者中使用的证据，不推荐使用。糖蛋白Ⅱb/Ⅲa 受体拮抗剂不推荐常规用于静脉溶栓的患者。

静脉溶栓患者应在溶栓期间和溶栓后使用肠外抗凝药物，至少持续 48 h，最长使用 8 天或直至血运重建。与普通肝素相比，依诺肝素能够降低 30 天死亡和再次心肌梗死的风险，但是非颅内出血并

表 10-1　急性 ST 段抬高型心肌梗死抗栓药物使用剂量[2-3]

抗血小板治疗	
直接 PCI	
阿司匹林	负荷 300 mg，继以 75～100 mg 每日一次维持
氯吡格雷	负荷 600 mg，继以 75 mg 每日一次维持
替格瑞洛	负荷 180 mg，继以 90 mg 每日两次维持
替罗非班	25 μg/kg 静推大于 3 min，继以 0.15 μg/(kg·min) 维持 18 h
溶栓治疗	
阿司匹林	负荷 300 mg，继以 75～100 mg 每日一次维持
氯吡格雷	若年龄≤75 岁负荷 300 mg，若年龄>75 岁应用 75 mg，继以 75 mg 每日一次维持
未再灌注治疗	
阿司匹林	负荷 300 mg，继以 75～100 mg 每日一次维持
氯吡格雷	75 mg 每日一次口服
抗凝治疗	
直接 PCI 术中	
普通肝素	未计划应用糖蛋白Ⅱb/Ⅲa 受体拮抗剂的患者，70～100 U/kg 静推 应用糖蛋白Ⅱb/Ⅲa 受体拮抗剂的患者，50～60 U/kg 静推
依诺肝素	0.5 mg/kg 静推
比伐卢定	0.75 mg/kg 静推，继以 1.75 mg/(kg·h) 维持至术后 4 h。此后可根据临床需要减量至 0.25 mg/(kg·h) 持续 4～12 h
溶栓治疗	
普通肝素	60 U/kg 静推（最大剂量 4000 U），继以 12 U/(kg·h)（1000 U/h）维持 24～48 h。目标 APTT：50～70 s 或对照值的 1.5～2.0 倍
依诺肝素	• 如果患者年龄<75 岁：30 mg 静推，15 min 后 1 mg/kg 每 12 h 皮下注射，最长应用 8 天，起始两次剂量不超过 100 mg • 如果患者年龄≥75 岁：不用负荷剂量静推，0.75 mg/kg 每 12 h 皮下注射，起始两次剂量不超过 75 mg • 如果肌酐清除率<30 ml/min，不论年龄，1 mg/kg 每日一次皮下注射
磺达肝癸钠	2.5 mg 静推，继以 2.5 mg 每日一次皮下注射维持 8 天或至出院
未再灌注治疗	
普通肝素	剂量同溶栓治疗
依诺肝素	剂量同溶栓治疗
磺达肝癸钠	剂量同溶栓治疗

APTT：活化部分凝血活酶时间

发症增加，临床净获益（无死亡、致死性心肌梗死和颅内出血）更倾向于依诺肝素。OASIS-6 临床试验显示，磺达肝癸钠在预防死亡和再次心肌梗死方面优于安慰剂或普通肝素，尤其是接受链激酶溶栓的患者。比伐卢定目前尚无应用在静脉溶栓中的证据。抗凝药物的具体用量见表 10-1。

3. 未再灌注治疗患者的抗栓药物使用

发病 12 h 内未接受再灌注治疗的患者，或者发病超过 12 h 的患者，应尽早使用阿司匹林、氯吡格雷和抗凝药物（普通肝素、依诺肝素或磺达肝癸钠）。

4. 长期抗栓药物

双联抗血小板（阿司匹林联合一种 P_2Y_{12} 受体拮抗剂）应用时间方面，目前指南推荐：STEMI 患者接受直接 PCI 应用 12 个月（植入 BMS 患者最短 1 个月，植入 DES 患者最短 6 个月），接受溶栓治疗者应用 12 个月，未接受再灌注治疗者至少应用 1 个月，可应用至 12 个月。应避免过早停用双联抗血小板。阿司匹林作为二级预防药物应长期使用，常规推荐剂量为 70～100 mg。若无法应用阿司匹林，可用氯吡格雷 75 mg 每日一次替代。

有消化道出血病史的患者应考虑胃肠道保护，建议应用质子泵抑制剂（PPI）。合并多个出血危险因素的患者也应考虑应用 PPI，危险因素包括：高龄、合并应用抗凝药物、类固醇激素或非甾体消炎药（NSAIDs）以及幽门螺杆菌感染。

（二）急性非 ST 段抬高型心肌梗死（NSTEMI）[4]

阿司匹林推荐用于所有无禁忌证的患者，初始负荷剂量 150～300 mg（此前未服用阿司匹林的患者），无论此后的治疗策略，继以 75～100 mg 每日一次口服长期维持。如果没有禁忌证，推荐在阿司匹林的基础上联用 P_2Y_{12} 受体拮抗剂，持续 12 个月；在充分评估缺血和出血风险后可考虑延长双联抗血小板治疗时间。无论初始治疗策略，对于所有 NSTEMI 的患者均推荐使用替格瑞洛，180 mg 负荷剂量继以 90 mg 每日两次维持；此前已应用氯吡格雷的患者也推荐更换为替格瑞洛，停用氯吡格雷。普拉格雷推荐用于拟行 PCI 的患者，当冠脉的解剖情况未明时不建议使用普拉格雷。当无法使用替格瑞洛或普拉格雷时，或者需要联合口服抗凝药物时，推荐使用氯吡格雷，300～600 mg 负荷剂量继以 75 mg 每日一次口服维持。若患者计划行非急诊冠状动脉旁路移植术，除非患者为缺血高危，术前应停用氯吡格雷或替格瑞洛 5 天，停用普拉格雷

7 天。若患者拟行非心脏手术且无法推迟，或患者出现出血并发症，可考虑在植入 BMS 的 1 个月后停用 P_2Y_{12}受体拮抗剂，在植入新一代 DES 的 3 个月后停用 P_2Y_{12}受体拮抗剂。

出血高危患者建议在双联抗血小板的基础上联用质子泵抑制剂（PPI），包括既往消化性溃疡或消化道出血的患者、联用抗凝治疗、长期应用 NSAIDs/类固醇激素，或包含≥2 种以下危险因素：年龄≥65 岁、消化不良、胃食管反流病、幽门螺杆菌感染、酗酒。

糖蛋白Ⅱb/Ⅲa 受体拮抗剂可以考虑用于发生血栓并发症时，当冠脉解剖情况未明时不建议使用糖蛋白Ⅱb/Ⅲa 受体拮抗剂。替罗非班的用法：25 μg/kg 或 10 μg/kg 静推，继以 0.15 μg/(kg·min) 维持。

NSTEMI 患者推荐使用肠外抗凝药物，使用前应评估缺血和出血风险。无论下一步治疗策略均推荐使用磺达肝癸钠（2.5 mg 每日一次皮下注射）。当无法使用磺达肝癸钠时推荐使用依诺肝素（1 mg/kg 每 12 h 皮下注射）或普通肝素［60～70 IU/kg 静推，最大剂量 5000 IU，继以 12～15 IU/(kg·h) 维持，最大剂量 1000 IU/h，目标 APTT 为对照值的 1.5～2.5 倍］。若使用磺达肝癸钠的患者接受 PCI，术中推荐使用单次剂量的普通肝素（70～85 IU/kg，联用糖蛋白Ⅱb/Ⅲa 受体拮抗剂者 50～60 IU/kg）。术前已使用依诺肝素者，术中可考虑继续使用依诺肝素抗凝。若患者此前未使用其他抗凝药物，推荐 PCI 术中使用普通肝素 70～100 IU/kg 静推，联用糖蛋白Ⅱb/Ⅲa 受体拮抗剂者 50～70 IU/kg。不推荐普通肝素和低分子肝素交叉使用。比伐卢定 0.75 mg/kg 静推继以 1.75 mg/(kg·h) 至术后 4 h 可作为 PCI 术中使用普通肝素＋糖蛋白Ⅱb/Ⅲa 受体拮抗剂的替代方案。如果没有其他抗凝指征，PCI 术后应考虑停用抗凝药物。

二、老年患者的特点

老年人急性心肌梗死大多症状不典型或较轻，从而导致推迟就诊时间或延迟诊断[5]。随着年龄增长，患者肾功能呈下降趋势，急性冠脉综合征的患者合并肾功能不全（eGFR＜60 ml/min）的比例占 30％～40％，＞80 岁的老年人 eGFR＜60 ml/min 的比例占到 58％[6]。所以肾功能不全是老年患者需要重点考虑的因素之一。肾功能不全与不良预后显著相关[6]。出血风险增加是老年患者的重点关注，年龄是出血危险评分的重要指标之一[7-8]，且多项临床研究和回顾分析均表明老年患者的出血事件和缺血事件的风险同时增加[9-10]。此外，回顾性研究发现老年患者的抗栓药物过量使用的现象更常见，肾功能不全也是过量使用抗栓药物的危险因素[11]，老年患者可能合并年龄相关的淀粉样脑血管病[12]，进一步导致出血风险显著增加。

老年患者合并其他疾病的概率增加，器官功能发生改变（表 10-2），使抗栓治疗更加复杂[13]。肾功能不全主要影响经肾清除的药物，如低分子肝素、磺达肝癸钠、比伐卢定、达比加群和替罗非班，老年患者需要根据年龄、体重和血清肌酐水平估算肌酐清除率，对于明确存在肾功能不全的患者，需要调整部分抗栓药物的使用剂量或避免应用（表 10-3）。总体来说，老年患者器官功能的改变导致药物反应的个体差异增大，药物毒性风险增加，获益减少，尤其是治疗窗口窄的药物[14]。

表 10-2　老年患者器官功能改变对药代动力学的影响[15]

生理改变	药理学影响
胃肠道	
胃内 pH 值轻度升高 胃排空延迟 内脏血流量下降 吸收面积减小 胃肠动力减弱	轻度降低药物吸收（临床意义很小），pH 值敏感的药物生物利用度改变
身体组成和药物分布	
体脂比例增加、瘦体重减轻	亲脂药物的分布容积和半衰期增加
总水量下降 10％～15％	亲水药物的分布容积下降和血浆浓度上升
血清白蛋白含量下降约 10％	高蛋白结合的酸性药物的血浆游离组分增加
α1-酸性糖蛋白稳定或增加	碱性药物游离组分改变
肝	
肝血流量下降 30％～50％	首过效应减弱
功能性肝细胞质量下降 20％～40％	部分Ⅰ相反应酶系受损
肝结构改变	Ⅱ相反应酶系一般不受影响
肾	
肾血流量下降 肾小球滤过率下降 肾组织学改变	影响药物消除

表 10-3　慢性肾脏疾病（估算肌酐清除率＜60 ml/min）患者抗栓药物剂量调整[2,4,16]

药物	推荐
阿司匹林	无需调整
氯吡格雷	无需调整
替格瑞洛	无需调整，尚无应用于终末期肾病或透析患者的经验
普拉格雷	无需调整，尚无应用于终末期肾病或透析患者的经验
普通肝素	无需调整剂量
依诺肝素	负荷剂量无需调整。肌酐清除率＜30 ml/min 时，皮下注射剂量每 24 h 一次，不建议用于透析的患者
磺达肝癸钠	GFR20～49 ml/min 的患者减量至 1.5 mg 每日一次，不建议用于 GFR＜20 ml/min 的患者
比伐卢定	中度肾功能不全患者（GFR30～59 ml/min）剂量输入速度调整为 1.4 mg/(kg·h)，负荷剂量无需调整 重度肾功能不全患者（GFR＜30 ml/min）剂量输入速度调整为 1 mg/(kg·h)，负荷剂量无需调整 透析的患者剂量输入速度调整为 0.25 mg/(kg·h)，负荷剂量无需调整
替罗非班	负荷剂量无需调整，重度肾功能不全患者（GFR＜30 ml/min）维持剂量应减半或调整为 0.05 μg/(kg·min)

综上，针对老年患者，症状不典型时也要保持警惕，考虑到急性心肌梗死的可能性；应用抗栓药物时需要更加谨慎，选择适当的剂量。

三、老年患者抗栓药物的特殊考虑

已知冠心病的患者中无论年龄，阿司匹林均能够有效降低心血管事件发生率，已常规推荐用于二级预防[15]。但需要注意的是在老年患者中应用小剂量阿司匹林的出血风险是年轻人的 2～3 倍，≥70 岁的患者上消化道出血的风险明显增加，尤其是既往合并消化道疾病或同时服用 NSAIDs 者[17]。

氯吡格雷联合阿司匹林在急性冠脉综合征中的获益得到了许多研究的证实，在老年患者中获益同样存在[18-19]。由于氯吡格雷负荷剂量对于接受溶栓治疗的老年患者的安全性未知，故不推荐老年患者溶栓治疗中给予负荷剂量氯吡格雷[3,20]。PLATO 研究证实与氯吡格雷相比替格瑞洛能够降低缺血事件和全因死亡率，在老年患者和年轻的患者中结果一致；无论整体受试者或是老年患者中，主要出血发生率没有明显增加，但是有 11 例致死性颅内出血（显著高于氯吡格雷组中的 1 例），非 CABG 相关主要出血时间替格瑞洛组增加，且在不同年龄中是一致的[21]。在老年急性心肌梗死患者中，如果无活动性出血、颅内出血病史等禁忌证，推荐使用替格瑞洛，合并明显窦房结疾病（未植入起搏器）、哮喘或慢性阻塞性肺疾病（COPD）的患者谨慎使用。如果评估出血风险较高，更应考虑使用氯吡格雷[15]。DES 植入后双联抗血小板的理想时间尚有争议，最近的研究提示延长双联抗血小板的时间至 30 个月，与常规 12 个月相比显著降低缺血事件，同时增加出血并发症，全因死亡率增加，研究入选的≥75 岁的患者也得到了一致的结果[22]。

应用糖蛋白Ⅱb/Ⅲa 受体拮抗剂显著增加主要出血风险，且风险随着年龄增加进一步增加，尤其是大于 80 岁的患者。相对于年轻患者，≥70 岁的患者应用糖蛋白Ⅱb/Ⅲa 受体拮抗剂预防死亡或非致死性心肌梗死的获益更小，增加主要出血事件的风险更大，不利于改善临床净获益[23]。≥70 岁的患者应用糖蛋白Ⅱb/Ⅲa 受体拮抗剂应更加严格，如果使用，建议同时给予预防出血的措施，包括经桡动脉入路、质子泵抑制剂，严重肾功能不全或既往严重出血病史的患者谨慎使用、缩短使用时间。替罗非班禁用于既往颅内出血或 30 天内卒中的患者。

老年患者中普通肝素的药效差异性和波动性更加明显，受炎症状态、心排血量、体重等因素影响。随机对照研究证实与普通肝素相比，低分子肝素具有相对获益更优的效用，且总体出血发生率相当。但是老年患者人群中，严重出血、颅内出血发生率增加[24]。所以普通肝素仍是老年患者肠外抗凝药物的一种选择。对于依诺肝素，建议肌酐清除率＜30 ml/min 者调整为每日一次剂量，年龄≥75 岁的患者每次皮下注射剂量减小为 0.75 mg/kg 且不给予负荷剂量（静脉溶栓患者），可降低出血风险至与普通肝素相当[25]。用于 PCI 的负荷低分子肝素剂量无需调整。与依诺肝素相比，磺达肝癸钠的出血风险更低，这在≥65 岁的患者中表现更为显著[26]。出血风险的降低能够相应地降低 6 个月死亡率[27]。所以磺达肝癸钠在 NSTEACS 指南中作为Ⅰ类推荐，也推荐用于不行直接 PCI 的

STEMI 患者，如果患者需要行冠脉造影则需追加普通肝素。

（高国峰　钱海燕）

参考文献

[1] Aronow WS. Approach to symptomatic coronary disease in the elderly: TIME to change. Lancet, 2001, 358 (9286): 945-946.

[2] Steg PG, James SK, Atar D, et al. ESC Guidelines for the management of acute myocardial infarction in patients presenting with ST-segment elevation. Eur Heart J, 2012, 33 (20): 2569-2619.

[3] 中华医学会心血管病学分会，中华心血管病杂志编辑委员会. 急性 ST 段抬高型心肌梗死诊断和治疗指南. 中华心血管病杂志，2015，43 (5)：380-393.

[4] Roffi M, Patrono C, Collet JP, et al. 2015 ESC Guidelines for the management of acute coronary syndromes in patients presenting without persistent ST-segment elevation: Task Force for the Management of Acute Coronary Syndromes in Patients Presenting without Persistent ST-Segment Elevation of the European Society of Cardiology (ESC). Eur Heart J, 2016, 37 (3): 267-315.

[5] Brieger D, Eagle KA, Goodman SG, et al. Acute coronary syndromes without chest pain, an underdiagnosed and undertreated high-risk group: insights from the Global Registry of Acute Coronary Events. Chest, 2004, 126 (2): 461-469.

[6] Szummer K, Lundman P, Jacobson SH, et al. Relation between renal function, presentation, use of therapies and in-hospital complications in acute coronary syndrome: data from the SWEDEHEART register. J Intern Med, 2010, 268 (1): 40-49.

[7] Mehran R, Pocock SJ, Nikolsky E, et al. A risk score to predict bleeding in patients with acute coronary syndromes. J Am Coll Cardiol, 2010, 55 (23): 2556-2566.

[8] Friberg L, Rosenqvist M, Lip GY. Net clinical benefit of warfarin in patients with atrial fibrillation: a report from the Swedish atrial fibrillation cohort study. Circulation, 2012, 125 (19): 2298-2307.

[9] Avezum A, Makdisse M, Spencer F, et al. Impact of age on management and outcome of acute coronary syndrome: observations from the Global Registry of Acute Coronary Events (GRACE). Am Heart J, 2005, 149 (1): 67-73.

[10] Baigent C, Blackwell L, Collins R, et al. Aspirin in the primary and secondary prevention of vascular disease: collaborative meta-analysis of individual participant data from randomised trials. Lancet, 2009, 373 (9678): 1849-1860.

[11] Alexander KP, Chen AY, Roe MT, et al. Excess dosing of antiplatelet and antithrombin agents in the treatment of non-ST-segment elevation acute coronary syndromes. JAMA, 2005, 294 (24): 3108-3116.

[12] Veltkamp R, Rizos T, Horstmann S. Intracerebral bleeding in patients on antithrombotic agents. Semin Thromb Hemost, 2013, 39 (8): 963-971.

[13] Stegemann S, Ecker F, Maio M, et al. Geriatric drug therapy: neglecting the inevitable majority. Ageing Res Rev, 2010, 9 (4): 384-398.

[14] Hines LE, Murphy JE. Potentially harmful drug-drug interactions in the elderly: a review. Am J Geriatr Pharmacother, 2011, 9 (6): 364-377.

[15] Andreotti F, Rocca B, Husted S, et al. Antithrombotic therapy in the elderly: expert position paper of the European Society of Cardiology Working Group on Thrombosis. Eur Heart J, 2015, 36 (46): 3238-3249.

[16] Washam JB, Herzog CA, Beitelshees AL, et al. Pharmacotherapy in chronic kidney disease patients presenting with acute coronary syndrome: a scientific statement from the American Heart Association. Circulation, 2015, 131 (12): 1123-1149.

[17] Patrono C, García RLA, Landolfi R, et al. Low-dose aspirin for the prevention of atherothrombosis. N Engl J Med, 2005, 353 (22): 2373-2383.

[18] Yusuf S, Zhao F, Mehta SR, et al. Effects of clopidogrel in addition to aspirin in patients with acute coronary syndromes without ST-segment elevation. N Engl J Med, 2001, 345 (7): 494-502.

[19] Chen ZM, Jiang LX, Chen YP, et al. Addition of clopidogrel to aspirin in 45, 852 patients with acute myocardial infarction: randomised placebo-controlled trial. Lancet, 2005, 366 (9497): 1607-1621.

[20] Patrono C, Andreotti F, Arnesen H, et al. Antiplatelet agents for the treatment and prevention of atherothrombosis. Eur Heart J, 2011, 32 (23): 2922-2932.

[21] Husted S, James S, Becker RC, et al. Ticagrelor versus clopidogrel in elderly patients with acute coro-

nary syndromes: a substudy from the prospective randomized PLATelet inhibition and patient Outcomes (PLATO) trial. Circ Cardiovasc Qual Outcomes, 2012, 5 (5): 680-688.

[22] Mauri L, Kereiakes DJ, Yeh RW, et al. Twelve or 30 months of dual antiplatelet therapy after drug-eluting stents. N Engl J Med, 2014, 371 (23): 2155-2166.

[23] Hernández AV, Westerhout CM, Steyerberg EW, et al. Effects of platelet glycoprotein IIb/IIIa receptor blockers in non-ST segment elevation acute coronary syndromes: benefit and harm in different age subgroups. Heart, 2007, 93 (4): 450-455.

[24] Lopes RD, Alexander KP, Marcucci G, et al. Outcomes in elderly patients with acute coronary syndromes randomized to enoxaparin vs. unfractionated heparin: results from the SYNERGY trial. Eur Heart J, 2008, 29 (15): 1827-1833.

[25] Thomas D, Giugliano RP. ExTRACT-TIMI 25 in perspective: key lessons regarding enoxaparin as an adjunct to fibrinolytic therapy. J Thromb Thrombolysis, 2009, 27 (1): 1-10.

[26] Yusuf S, Mehta SR, Chrolavicius S, et al. Comparison of fondaparinux and enoxaparin in acute coronary syndromes. N Engl J Med, 2006, 354 (14): 1464-1476.

[27] Budaj A, Eikelboom JW, Mehta SR, et al. Improving clinical outcomes by reducing bleeding in patients with non-ST-elevation acute coronary syndromes. Eur Heart J, 2009, 30 (6): 655-661.

第十一章 急性心肌梗死患者甲状腺激素水平变化及在老年人群中的特点

急性冠脉综合征（acute coronary syndrome，ACS）是在冠状动脉粥样硬化病变基础上，病变斑块不稳定，继而斑块破裂、出血，形成血栓，引起冠状动脉不完全性或者完全性堵塞，导致冠状动脉内血流量减少的一系列病理生理过程的临床综合征，其中由于冠状动脉完全堵塞造成的急性心肌梗死（acute myocardial infarction，AMI）更是严重危及生命的疾病，据世界卫生组织统计数据显示，缺血性心脏病是在世界人口死亡原因中占比例最高的疾病（7.25/百万死亡，占世界人口死因的12.8%），远远超过了卒中等其他疾病。急性心肌梗死不仅带来严重的心脏形态和功能的改变，同时也会引起各种内分泌功能异常，如内脏血管收缩、胰腺血流量减少、胰岛素分泌功能障碍、高儿茶酚胺血症等。其中，甲状腺功能亦会受到影响，出现低 T_3 综合征等表现。

近年来针对心血管危重症患者甲状腺功能的研究日益受到重视。研究者发现，不仅心肌梗死会引起甲状腺功能变化，另一方面，甲状腺功能的异常亦是心肌梗死的重要诱因。有研究报道甲状腺激素水平降低是冠心病、心力衰竭预后不佳的观测指标之一[1]。亦有学者认为甲状腺激素水平在长期稳定型心绞痛患者中水平降低是心肌缺血预适应的保护机制之一，并且观察到这类患者即使发生心肌梗死，心肌梗死的面积也往往较小[2]。在动物实验中，应用小剂量甲状腺素治疗心肌梗死后心力衰竭，可明显改善心功能并能够显著改善心肌梗死后重构[3]；同时，这种替代治疗还能够减轻心肌梗死后的心房重构，进而减少心肌梗死后心力衰竭患者的房颤发生率[4]。但在心肌梗死患者出现甲状腺激素水平降低时，是否需要接受甲状腺素替代疗法亦存在不同的看法。

一、甲状腺激素在老年人群中的变化趋势

甲状腺激素水平与年龄的相关性目前尚缺少大规模的临床研究，国内外的一些研究所得到的结果并不一致，王有菊等[5]观察甲状腺激素水平随年龄变化的趋势，结果显示：随年龄的增长，游离三碘甲腺原氨酸（FT_3）、游离甲状腺素（FT_4）呈逐渐下降趋势，促甲状腺素（TSH）在20～40岁间无明显上升或下降趋势，40岁后每年以1.72%的速度逐渐上升。这与甲状腺组织随年龄增长，发生萎缩和纤维化，以及炎性细胞的浸润及滤泡形态学改变有关。甲状腺本身合成和释放甲状腺激素水平的下降，负反馈致TSH水平逐渐升高。但 FT_3、FT_4 于20岁后即开始下降，而TSH于40岁后才开始上升，并且不能代偿甲状腺本身功能下降所致的甲状腺激素水平改变，提示衰老对垂体功能亦有一定影响[6]。

二、甲状腺激素对心血管系统作用

甲状腺激素（thyroid hormone，TH）是一种含碘的酪氨酸衍生物，由甲状腺滤泡细胞合成、分泌，按照分子结构可以分为甲状腺素（T_4）、三碘甲腺原氨酸（T_3）和无活性的逆-三碘甲腺原氨酸（rT_3）。甲状腺激素通过下丘脑-垂体-甲状腺轴和甲状腺的自身调节实现对甲状腺功能的调节作用，从生理功能上来讲，甲状腺素是新陈代谢不可或缺的促进力量，对糖类、脂肪、蛋白质的代谢均有重要影响。对心脏的作用主要表现为心肌收缩力和心脏频率方面的影响。其作用根据作用靶点可以分为细胞核内、细胞核外两种途径。①细胞核内途径：核内效应主要通过细胞内甲状腺激素受体（thyroidreceptor，TR）介导。TR包括两种亚型，TR-α和TR-β，其中心肌内分布的主要是TR-α。T_3 进入细胞核内，主要通过三个方面对心脏产生影响：a. 甲状腺激素 T_3 可以诱导特异性心肌收缩蛋白（肌动蛋白和肌球蛋白）表达增加，进而增加心肌收缩力，在甲亢患者中，肌球蛋白 V_1 表达增多，

肌球蛋白球部向细肌丝蛋白滑动的速度增加，使得心脏收缩频率加快；b. 增加心房和心室 L 型钙离子通道 mRNA 的表达，增加心肌收缩功能；c. 增加心肌细胞中蛋白合成，导致心肌重量增加。甲状腺激素 T_3 还可以通过激发泵和离子通道相关酶的活性，提高 ATP 浓度，继而增加心肌氧耗。②细胞核外途径可以认为是核内途径的一种补充，具有快速、不依赖细胞核发挥作用的特点。一方面，通过促进心脏总蛋白的合成、借助特殊基因转录的调节，影响胞质中 mRNA 的稳定性和特殊蛋白质分子的合成；另一方面，通过激活心肌细胞膜上的 Na^+/K^+-ATP 酶、Ca^{2+}-ATP 酶，上调钠通道，使钠离子内流增加，钙离子从胞质转移到胞膜上从而引起心肌细胞收缩力增强[4]。此外，T_3 可以激活线粒体内侧面的腺嘌呤核苷酸转移酶，调节 ADP 与 ATP 线粒体内外的交换，促进 ATP 的生成，改善细胞供能，增加腺苷酸环化酶的活性，使第二信使 cAMP 浓度增加。

三、急性心肌梗死对甲状腺激素水平的影响

急性心肌梗死患者中，FT_3 水平明显降低。究其原因，可能有如下几方面：①急性心肌梗死患者中，大量生成的炎性因子导致心脏及外周组织缺氧及儿茶酚胺大量释放，引起外周组织中 5-脱碘酶活性受到抑制，T_4 向 T_3 转化减少，活性甲状腺激素生成减少。Abo-Zenah[7] 的研究报道，急性心肌梗死患者中，白介素-6（Interleutin-6，IL-6）的水平与 FT_3 呈负相关。②机体对 rT_3 清除率减低，导致 rT_3 水平增加，血浆 T_3 水平降低。③组织低氧可使外周 T_4 脱碘途径发生改变，无活性 T_3 生成增加。④急性心肌梗死发生后低能量状态进一步促使儿茶酚胺及糖皮质激素升高，β 受体阻滞剂的应用影响到甲状腺激素的代谢。⑤低 T_3 的出现，可以减少心肌耗氧，维持组织的低代谢率，对机体起保护作用。但这种保护作用并不能抵消其带来的不良影响。此外，还有研究认为，以下因素发挥相关作用：其一、适应性反应：心肌梗死引起的 T_3、T_4 水平下降是下丘脑的一种保护性适应机制，它可以减慢心脏、肝及肌肉组织的分解代谢，且血小板聚集减低，并获得低凝状态，有利于能量储备和维持细胞的完整性和细胞数量；其二、合并心力衰竭时，儿茶酚胺及糖皮质激素应激性分泌增多，组织缺氧或营养物质缺乏，使体内 T_3 转化减少，或 T_3 清除率增多。其三、甲状腺激素受体的改变，甲状腺激素的生理功能有赖于与细胞核中的受体结合，从而调节特殊的基因表达。心肌梗死、心力衰竭等患者该受体密度显著升高，与 T_3 具有较高的亲和力，从而导致 T_3 水平下降。

四、甲状腺激素水平对心肌梗死发病及预后的影响

近年来，不少研究发现，在慢性心血管疾病中，FT_3 减低被认为是判断预后不佳的指标。而在心肌缺血和心肌再灌注损伤过程中，甲状腺激素则具有一定的心肌保护作用。一系列动物实验和临床研究证实了这种假设。T_3 作为甲状腺激素的活性状态，约有 80% 是在外周循环中由 T_4 转化而来的。由于心脏缺少转化 T_4 的功能，所以对外周循环的 T_3 下降尤其敏感。基础研究分别从甲状腺激素在血管内皮功能、缺血再灌注损伤及缺血预适应等方面进一步阐述了甲状腺激素的血管和心肌的保护作用。更有研究发现，单核苷酸多态性（single-nucleotide polymorphisms，SNPs）与 TSH 水平相关，rs4704397 基因型与甲状腺功能、心肌梗死的危险因素以及身高均有相关性[8]。

甲状腺激素水平降低会导致一氧化氮的获取减少[9]，进而影响到血管内皮功能。T_3 还可以通过上调纤维母细胞生长因子水平，促进新生血管的生成[10]。在缺血心肌中，T_3 促进新生血管增生的作用会促进冠状动脉侧支循环的形成，进而起到改善心肌供血的作用[11]。甲状腺激素在心肌缺血再灌注损伤中，通过蛋白激酶途径[12]、小热休克蛋白途径[11]等多种信号传导通路启动心肌细胞在缺血再灌注损伤中的保护作用。因此甲状腺激素水平下降必然导致心肌保护功能减低。Janssen R 等的研究[13]显示，无论在小鼠还是人体中，microRNA-214 均能够影响 mRNA 和蛋白表达。在动物实验中，通过观察心肌梗死后小鼠心脏的变化，证实 microRNA-214 参与了 Dio3 的负反馈调节机制。Dio3 介导的 T_3 水平减低会引起 microRNA-214 表达的增加，继而导致 Dio3 的表达减少，这一机制能够很好地解释在心肌梗死后的心脏中 T_3 水平降低。

高杰等[14]研究发现 FT_3 下降水平与冠心病多

支病变发生率呈负相关。患者出现急性心肌梗死后，体内 FT_3 的水平会下降，而 FT_3 水平的降低又会使病情发展更为严重，机体内炎症反应随着病情的加重而增加，C 反应蛋白可反映机体内炎症的情况。梁新剑等[15]的研究亦验证了这一结论。宋秀霞等研究[16]发现，FT_3 与 hs-CRP 呈负相关，且 FT_3 越低冠状动脉病变程度越重，即使校正了冠心病的其他危险因素之后，FT_3 水平与冠状动脉病变严重程度的相关性仍然存在。再一次证实了 FT_3 可以作为反映急性心肌梗死预后的一项重要预测指标。

在多项 meta 分析[17]中发现，甲状腺功能减退可以影响到包括超重、脂质代谢异常、高血压等多个急性心肌梗死的危险因素。亚临床甲状腺功能减退症（甲减）患者与甲状腺功能正常人群在年龄、性别、吸烟、高血压患病率、糖尿病患病率方面无明显差异；而冠心病组中，亚临床甲状腺功能减退症发病率为 37.6%，显著高于对照组的 22.2%，因此，亚临床甲减被认为是冠心病的危险因素之一。张虎等观察 ST 段抬高型心肌梗死患者的甲状腺功能变化情况，结果显示发生主要心血管不良事件的急性心肌梗死患者中，FT_3 水平明显下降。

在急性心肌梗死的诊断中，肌酸激酶同工酶（CK-MB）和高敏肌钙蛋白 I 均是重要的诊断指标，其峰值的高低及持续时间均对心肌损伤有较好的预测价值。国内黄辉等研究[18]发现，在校正了常见的危险因素（年龄、性别、吸烟、血压、血脂）后，FT_3 与 log-CKMB 和 log-cTnI（$P<0.05$）均存在明显负相关。而 FT_4 和 TSH 与上述指标无相关性。这是由于 T_3 作为甲状腺激素的活性状态，约 80%是在外周循环中由 T_4 转化而来。而心脏由于缺少转化 T_4 的功能，所以对外周循环中的 T_3 水平降低非常敏感。因此，TSH 和 FT_4 与心肌损害的标志物没有相关性。虽然 T_3 水平的下降可能是短期而且可逆的，但动物实验表明，补充甲状腺素可以减少急性心肌梗死时的心肌细胞凋亡，并能促进心肌功能的恢复[19-20]。与炎性因子相互作用方面，FT_3 与高敏 C 反应蛋白（hs-CRP）存在中等程度的相关性（$P<0.05$）。hs-CRP 是机体受到损伤或炎症后产生的一种反应蛋白，在机体的多种炎性反应中均有表达，敏感性高，但特异性较低。

五、亚临床甲减对急性心肌梗死危险因素的影响

亚临床甲状腺功能减退简称亚临床甲减，甲状腺激素分泌减少可能导致多种代谢异常。亚临床甲减会导致血脂代谢异常，血同型半胱氨酸水平增加，凝血和纤溶功能异常以及血管内皮功能受损。有研究显示，亚临床甲减与冠脉病变的程度、冠脉血流储备降低均有相关性。Ochs N 等进行的 meta 分析显示[17]，亚临床甲减甚至与糖尿病、高血压以及吸烟具有同等的危害。

1. 甲状腺激素水平减低对血脂代谢的影响

甲状腺激素对血脂的各种组成部分均可以起到调节代谢的作用。对低密度脂蛋白，可以通过增加肝细胞低密度脂蛋白受体 mRNA 表达，进而增加其受体的数量和活性；对三酰甘油（甘油三酯），则可以起到加快清除速度的作用。同时，还可以通过增强机体对儿茶酚胺和胰高血糖素的敏感性，促进脂质的分解。因此，当出现亚临床甲减时，由于甲状腺激素的分泌减少，血清中总胆固醇、低密度脂蛋白以及甘油三酯的含量均会升高，机体形成的大量自由基，会导致耗氧量增加；大量脂类物质生成，沉积并长期黏在动脉血管内皮，使得血管内皮细胞功能受损，加快粥样硬化斑块形成。

2. 甲状腺激素水平减低对凝血功能的影响

血管内皮受损，凝血功能异常是动脉粥样硬化的主要病理过程，在亚临床甲减导致甲状腺激素分泌减少时，凝血因子Ⅶ、Ⅶ因子活性与Ⅶ因子抗原比值都显著增高，导致机体处于高凝状态[21]。此外，亚临床甲减时导致的血尿酸水平升高，通过刺激氧化应激、促进炎性反应的发生，进而损害血管内皮功能，亦是导致凝血功能异常、血管内急性血栓形成的重要影响因素[22]。

此外，甲状腺激素水平减低还可能通过加快动脉硬化进程加速高血压发生，还可能导致心肌的舒张功能受损，以上均可能对心脏的功能产生影响。

六、老年急性心肌梗死患者中甲状腺激素水平变化特点

年龄因素亦会影响甲状腺激素水平。研究发现，急性心肌梗死患者中甲状腺激素水平与年龄呈负相关，既往在 Kyeong 等的研究[23]中有相似发

现，报道称甲状腺激素水平与年龄和Gensini评分密切相关。因此，高龄患者中甲状腺激素水平减低提示心肌保护作用的减弱。在高龄老年患者中，甲状腺激素 T_3 水平显著低于一般患者，其原因可能是随着年龄的增加，下丘脑-垂体-甲状腺轴的活动逐渐减弱，对外界应激的反应能力逐渐下降，提示疾病预后不良。低 T_3 又是重症患者死亡率的独立预测因子[24]，但危重症合并低 T_3 综合征患者是否需给予甲状腺素替代治疗一直存在争议。低 T_3 综合征可随着病情的缓解而得到自行纠正，所以一般甲状腺激素的干预治疗并不是必需的。

甲状腺激素水平的变化能否预测心血管事件的发生目前尚缺乏大规模临床研究证实。研究显示[25]，FT_3 水平对住院期间急性心肌梗死患者死亡事件有中等预测价值。Mghaieth F[26]观察了186例心梗患者，监测包括TSH、FT_3、FT_4 在内的甲状腺激素水平，随访时间为17.2个月。按照是否出现心血管事件分为两组，结果显示 T_3 水平仅与住院期间死亡率相关，与长期预后无明显相关性。Rotterdam[27]研究显示亚临床甲状腺功能减低患者中，高脂血症和心肌梗死的发生率明显升高。Auer[28]曾报道，FT3水平降低是甲状腺功能正常心绞痛患者出现多支病变的预测因素。认为 FT_3 较TSH对多支病变的预测因素更强。大规模临床研究有助于进一步判断甲状腺激素水平对急性心肌梗死病例的预后预测价值。

目前在健康成年人甲状腺激素的年龄变化趋势调查，对随着年龄增长，尤其是进入60岁后甲状腺激素在血液中的含量变化各有不同的报道。多数报道认为随着年龄增长，甲状腺激素中 FT_3 进行性降低，但多认为60岁是 FT_3 降低的一个年龄分水岭[29]，进入60岁后虽然甲状腺功能仍在正常范围内，但是TSH的负反馈调节却被激活，从而使得血清中的TSH增加。毛玉山等[30]研究结果提示TSH的负反馈调节晚于 FT_3 的减少，可能存在生理性的延迟现象。已知TSH的释放与储备不受年龄的影响，考虑可能与人体衰老时垂体及下丘脑功能老化，负反馈反应功能减退有关。张秀云等[31]研究中发现，不同年龄段中，血清TSH测量值在总体上随着年龄增长而逐渐增加，并且年龄在80岁以上的老年人群的血清TSH测量值显著高于对照组（$P<0.05$），提示正常范围内的血清TSH水平升高可能是诱发高龄人群出现心血管疾病的危险因素。

综上所述，急性心肌梗死作为严重影响机体功能的重大应激事件，在导致心脏出现功能、形态改变的同时，对包括胰岛素、糖皮质激素、甲状腺激素等多种参与机体代谢的内分泌激素产生重要影响，进而引起血脂、血糖、血压等各方面变化。甲状腺激素对心血管系统有着重要的调节作用，水平过高或者过低都可能通过特定的分子通路作用于心血管系统引起心血管系统的功能紊乱，甚至影响到心肌梗死后的恢复过程。因此，重视心肌梗死甲状腺激素水平的变化，对于了解心肌梗死后各种病理生理学改变和代谢调节异常具有非常重要的作用。

（王征）

参考文献

[1] Ichiki T. Thyroid hormone and atherosclerosis. Vascul-Pharmacol, 2010, 52 (3-4): 151-156.

[2] Friberg L, Werner S, Eggertsen G, et al. Rapid down-regulation of thyroid hormones in acute myocardial infarction: is it cardioprotective in patients with angina? Arch Intern Med, 2002, 162 (12): 1388-1394.

[3] Pantos C, Mourouzis I, Tsagoulis N, et al. Thyroid hormone at supra-physiological dose optimizes cardiac geometry and improves cardiac function in rats with old myocardial infarction. J Physiol Pharmacol, 2009, 60 (3): 49-56.

[4] Zhang Y, Dedkov EI, Lee B 3rd, et al. Thyroid Hormone Replacement Therapy Attenuates Atrial Remodeling and Reduces Atrial Fibrillation Inducibility in a Rat Myocardial Infarction-Heart Failure Model. J Card Fail, 2014, 20 (12): 1012-1019.

[5] 王有菊，史虹莉. 甲状腺激素和年龄相关性的研究. 中国临床保健杂志，2008，11（1）：51-53.

[6] da Costa VM, Moreira G, Rosenthal. Thyroid function and aging: gender-related differences. J Endocrinol, 2001, 171 (1): 193-198.

[7] Abo-Zenah HA, Shoeb SA, Sabry AA, et al. Relating circulating thyroid hormone concentrations to serum interleukins-6 and-10 in association with non-thyroidal illnesses including chronic renal insufficiency. BMC Endocrine Disorders, 2008, 8 (1): 1.

[8] Jorde R, Schirmer H, Wilsgaard T, et al. The phos-

phodiesterase 8B gene rs4704397 is associated with thyroid function, risk of myocardial infarction, and body height: the Tromso study. Thyroid, 2014, 24 (2): 215-222.

[9] Hiroi Y, Kim H. H, Ying H, et al. Rapid nongenomic actions of thyroid hormone. Proc. Natl. Acad. Sci, 2006, 103 (38): 14104-14109.

[10] Tomanek R. J, Doty M. K, Sandra A, et al. Early coronary angiogenesis in response to thyroxine: growth characteristics and upregulation of basic fibroblast growth factor. Circ. Res, 1998, 82 (3): 587-593.

[11] Bergh J. J, Lin H. Y, Lansing L, et al. Integrin alphaVbeta3 contains a cell surface receptor site for thyroid hormone that is linked to activation of mitogen-activated protein kinase and induction of angiogenesis. Endocrinology, 2005, 146 (7): 2864-2871.

[12] Cross H. R, Murphy E, Bolli R, et al. Expression of activated PKC epsilon (PKC) protects the ischaemic heart, without attenuating ischaemic H+ production. Mol. Cell. Cardiol, 2002, 34 (3): 361-367.

[13] Janssen R, Zuidwijk MJ, Muller A, et al. MicroRNA 214 is a Potential regulator of Thyroid hormone levels in the Mouse heart Following Myocardial infarction, by Targeting the Thyroid-hormone-inactivating enzyme Deiodinase Type Ⅲ. Front Endocrinol (Lausanne), 7 (3): 10.3389/fendo. 2016.00022.

[14] 高杰，苏丕雄，刘岩，等. 合并甲状腺功能低下病人的冠状动脉旁路移植术. 中华胸心血管外科杂志，2010，26 (5): 329-331.

[15] 梁新剑，曾碧媚，冯志勇，等. 心肌梗死患者甲状腺激素水平与冠脉狭窄严重程度相关性研究. 陕西医学杂志，2016，45 (3): 296-300.

[16] 宋秀霞，姜涛，姚晓爱，等. 急性心肌梗死患者甲状腺激素水平与冠状动脉病变严重程度相关性研究. 中国循环杂志，2012，27 (1): 21-24.

[17] Ochs N, Auer R, Bauer D, et al. Meta-analysis: subclinical thyroid dysfunction and the risk for coronary heart disease and mortality. Ann Intern Med, 2008, 148 (11): 832-845.

[18] 黄辉. 急性心肌梗死患者血甲状腺激素水平的表达及其临床意义. 苏州：苏州大学，2015.

[19] Nammas W, Mostafa M, Sabry I, et al. Thytoid hormone patterns in elderly patients undergoing elective coronary procedures. Eur Rev Med PharmacolSci, 2011, 15 (2): 175-180.

[20] Sillva-Tinoco R, Castillo-Martinez L, Orea-Tejeda A, et al. Developing thyroid disorders is associated with poor prognosis factors in patient with stable chronic heart failure. Int J Cardiol, 2011, 147 (2): 24-25.

[21] Müller B, Tsakiris DA, Roth CB, et al. Haemostatic profile in hypothyroidism as potential risk factor for vascular or thrombotic disease. Eur J Clin Invest, 2001, 31 (2): 131-137.

[22] Waring WS, McKnight JA, Webb DJ, et al. Uric acid restores endothelial function in patients with type 1 diabetes and regular smokers. Diabetes, 2006, 55 (11): 3127-3132.

[23] Yun K. H, Jeong M. H, Oh S. K. et al. Relationship of thyroid stimulating hormone with coronary atherosclerosis in angina patients. Int J Cardiol, 2007, 122 (1): 56-60.

[24] Adler SM, Wartofsky L. The non-thyroidal illness syndrome. Endocrinol Metab Clin North Am, 2007, 36 (3): 657-672.

[25] 王征，张福春，崔鸣. 甲状腺素在急性心肌梗死中变化特点及短期预后价值. 中华老年多器官疾病杂志，2013，12 (4)，254-257.

[26] Mghaieth F, Trabelsi R, Ellouze Y, et al. Prognostic value of cortisol, insulin and thyroid hormones levels in ST elevation acute myocardial infarction. Arch Cardiovasc Dis suppl, 2010; 2 (1): 10.

[27] Hak AE, Pols HA, Visser TJ, et al. Subclinical hypothyroidism is an independent risk factor for atherosclerosis and myocardial infarction in elderly women: the Rotterdam Study. Ann Intern Med, 2000, 132 (4): 270-278.

[28] Auer J, Berent R, Weber T, et al. Thyroid function is associated with presence and severity of coronary atherosclerosis. Clin Cardiol, 2003 (12), 26: 569-573.

[29] 江倩，景爱平，陈敬. 健康成年人甲状腺激素和促甲状腺素年龄变化趋势探讨. 临末荟萃，2013，28 (6): 668-669.

[30] 毛玉山. 成人甲状腺功能异常与代谢综合征关系的流行病学研究. 上海：第二军医大学，2010.

[31] 张秀云. 高龄人群血清促甲状腺激素、血脂水平与年龄的相关性分析. 临床心血管病杂志，2016，32 (4): 421-423.

第十二章　老年人心房颤动的诊断与治疗

心房颤动（简称房颤）是一种常见的心脏节律紊乱，并随着年龄增加患病率逐渐升高。早期Framingham研究，＜60岁房颤患者中约有1%的患病率，而在75～84岁房颤患者中患病率高达12%[1]。据文献报道，1/3以上的房颤患者年龄在80岁以上[2-3]。欧美国家年龄65岁及以上人群患病率约为7.2%，80岁及以上者达到5.0%～15.0%，而在40～50岁人群只有0.5%，男性患病率高于女性。我国的流行病学调查结果显示，房颤的患病率为0.6%，其中年龄50～59岁人群为0.5%，80岁及以上人群为7.5%，男性略高于女性（分别为0.9%与0.7%，$P=0.013$），据此估计全国约有房颤患者800万例[4]。房颤还常常与结构性心脏病和其他共同发生的慢性疾病相关，因此，房颤是老年医学邻域高度关注的心血管疾病。年龄是导致房颤发生的独立危险因素，年龄65岁及以上发生的房颤特称为老年人房颤[5]。

一、临床特点和分类

1. 特点

房颤的临床特点是心悸、脉律绝对不整；在心电图上主要表现为：P波消失，代之以不规则的心房颤动波；R-R间期绝对不规则（房室传导存在时）。心房由于无序的电活动失去有效收缩，而房室结对快速心房激动呈现递减传导，造成极不规则心室律以及快速或缓慢心室率，导致心脏泵血功能下降，心房内附壁血栓形成。

2. 分类

老年房颤的分型可分为四大类：①初发性：首次明确诊断；②阵发性：持续时间＜7天，常＜48 h，多为自限性；③持续性：持续时间＞7天，常不能自行复律；④长期持续性：持续时间＞1年；⑤永久性房颤：复律失败或无复律适应证的房颤[6]。

3. 老年人房颤特点

（1）老年人房颤多发生于器质性心脏病：房颤的病因和危险因素有增龄、高血压、冠心病、心脏瓣膜疾病、心肌病、缩窄性心包炎、肺源性心脏病、心力衰竭、肥胖、糖尿病等。此外，饮酒、电击、外科手术、急性心肌梗死、肺栓塞及电解质紊乱等亦可引发一过性房颤。中国部分地区房颤住院病例调查结果表明，房颤患者中老年人占58.1%、40.3%患有高血压，34.8%患有冠心病，33.1%患有心力衰竭，23.9%患有风湿性瓣膜病。房颤患者中，瓣膜性、非瓣膜性和孤立性房颤分别占12.9%、65.2%和21.9%。老年人房颤可造成患者不适及血流动力学障碍，尤其伴有明显器质性心脏病时可使心脏功能恶化，出现低血压、休克或心力衰竭加重。

（2）老年人房颤易并发脑卒中：脑栓塞是房颤引发的主要栓塞性事件，也是房颤致死及致残的主要原因。老年人房颤并发脑卒中的30天病死率达24%，且存活者多遗留身体残疾。有研究结果显示，非瓣膜性房颤患者栓塞事件的年发生率约5%，是非房颤患者的2倍，占所有脑栓塞事件的15%～20%。老年人房颤并发栓塞的比例更高，其导致的缺血性脑卒中是非房颤患者的5倍。50～59岁房颤患者脑卒中的年发生率为1.5%，80～89岁为23.5%。我国对平均年龄70岁的房颤患者调查结果显示，缺血性脑卒中患病率为5.3%，住院房颤患者中脑卒中患病率为24.8%，80岁及以上者中达32.9%。

（3）老年人房颤合并冠心病、心力衰竭：冠状动脉外科研究（CASS）结果表明，房颤是冠心病患者死亡的独立预测因素，合并房颤的冠心病患者死亡风险较无房颤的冠心病患者增加1倍。左心室功能不全研究结果（SOLVD）提示，合并房颤的心力衰竭患者病死率高于窦性心律的心力衰竭患者（RR＝1.34），合并房颤的心力衰竭患者4年内死亡风险增加52%。另有研究结果显示，合并心力衰竭的房颤患者病死率高于无心力衰竭的房颤患者（HR=3.4）。

二、发病机制

1. 电生理机制

房颤的发生需要触发因素和维持基质。已有多种假说试图解释房颤发生和维持的电生理机制，无一可以用一元论解释房颤发生的电生理机制。同一个患者可能多种电生理机制并存。

（1）触发机制：心房、肺静脉内异位兴奋灶发放的快速冲动可以导致房颤的发生[7]。除了肺静脉以外，触发房颤的异位兴奋灶也可存在于心房其他部位。国内黄从新教授等发现入心大静脉肌袖内具有异常自律性的细胞，在特定情况下可自发产生快速电活动，传入心房触发/驱动房颤的发生[8-10]。肺静脉异常电活动触发/驱动房颤是房颤的重要发生机制，奠定了肺静脉电隔离导管消融治疗房颤的基石。

（2）维持机制：房颤的维持机制，主要包括：①多发子波折返[9]，房颤时心房内存在多个折返形成的子波，且这些子波不固定，相互间不停碰撞、湮灭、融合，不断形成新的子波。②局灶激动[10]：激动以驱动灶为中心向四周放射状传导，而周围组织因传导不均一性和各相异性，不能产生与驱动灶一致的传导，进而形成颤动样传导。③转子学说[11]：房颤可能由多个折返环参与，但存在主导折返环或称母环，以转子形式在心房内传播，传播过程中遇到各种功能或解剖障碍碎裂为更多的子波，产生颤动样传导。

2. 病理生理机制

（1）心房重构：房颤是一种进行性疾病，常由阵发性向持续性演变，房颤能改变心房原有的电学、组织学特性，能使颤动波维持稳定或终止后很快复发，称为心房重构。早期表现为以电生理及离子通道特征发生变化的电重构，晚期则表现为心房的纤维化、淀粉沉积、细胞凋亡等组织结构改变的结构重构。①电重构：主要包括心房有效不应期和动作电位时限缩短、动作电位传导速度减慢、不应期离散度增加等电生理特征的改变，此有利于房颤的发生和持续。②结构重构：主要表现为心房肌细胞超微结构的改变，包括心房肌细胞退行性变，内质网的局部聚集、线粒体堆积、闰盘非特化区增宽以及糖原颗粒替代肌原纤维。房颤患者的心房肌间质也有明显变化，可导致间质纤维增生，心房增大[12]。

（2）肾素-血管紧张素-醛固酮系统的作用：房颤时心房肌组织肾素-血管紧张素-醛固酮系统（RAAS）表达增高[13]。刺激RAAS引起细胞内钙浓度升高，细胞肥大、凋亡，细胞因子释放、炎症、氧化应激等一系列反应，对离子通道和缝隙连接蛋白产生调节作用，促进心房结构重构和电重构，导致心律失常发生[14]。

（3）炎症因子和氧化应激：房颤患者血清炎性因子水平升高。房颤时心房肌组织存在炎性细胞浸润，提示炎症与房颤之间可能存在相关性[15]。血清C-反应蛋白水平升高可预测房颤进展以及房颤消融和电复律后复发[16]。房颤患者心房肌组织中存在明显氧化应激损伤。有报道房颤患者和房性心动过速（简称房速）动物心房肌NADPH氧化酶激活，导致过氧化物增加[17]。抗氧化剂可改善房速模型犬心房电重构，降低临床中患者术后房颤的发生[18]。

（4）自主神经系统：心房的电生理特性受自主神经系统（autonomic nervous system，ANS）调节。迷走神经和交感神经受到刺激均可激发房颤。迷走神经刺激通过释放乙酰胆碱，激活乙酰胆碱敏感性钾电流，缩短心房肌动作电位和不应期，增大离散度，利于折返的形成；交感神经刺激主要通过增加细胞内钙浓度，增加自律性和触发活动[19]。

三、房颤的危险因素及相关疾病

1. 临床危险因素

老年、高血压、糖尿病、心肌梗死、心脏瓣膜疾病、心力衰竭、肥胖、呼吸睡眠暂停、心胸外科手术、吸烟、运动、饮酒、甲状腺功能亢进、脉压增大、欧裔、家族史、基因变异。

2. 心电图和超声心动图指标

左心室肥厚、左心房增大、左心室短轴缩短率降低、左心室壁厚度增加。

3. 血清生物标志物

C-反应蛋白、血浆脑钠肽，均与房颤发生风险增加有关。

四、临床评估

1. 病史与体格检查

心慌、胸闷、运动耐量下降是房颤最常见的临床症状。房颤引起的心室率（律）异常是产生症状的重要原因，心脏结构和功能正常的初发和阵发性房颤，心室率（律）异常所引起的心慌可能是主要表现，持续性房颤则多为运动耐量降低。房颤引起心室停搏可导致脑供血不足而发生黑矇、晕厥。

2. 体格检查

房颤患者的体征包括脉律不齐、脉搏短绌、颈静脉搏动不规则、第一心音强弱不等、心律不齐、节律绝对不规整等。另外还可能发现心脏瓣膜疾病、心肌疾病的相关体征。

3. 实验室检查

检测血清电解质、肝功能、肾功能、血细胞计数、甲状腺功能等。甲状腺功能亢进症（甲亢）是房颤的重要原因之一。

4. 影像学检查

①常规行二维超声检查以明确有无心脏结构和功能异常，心房大小及有无附壁血栓等，对房颤的远期预后评估、血栓栓塞危险度判断、指导复律治疗和疗效评估具有重要的意义。②经食管心脏彩超：是检测左心房血栓敏感性和特异性最高的检查，常用于指导房颤复律和射频消融。

5. 心电学检查

（1）心电图：心电图或其他心电记录是确诊房颤的重要依据。特征：P 波消失，代之以 f 波，频率 350～600 次/分，V_1 导联较清楚。房颤波的大小与房颤类型、持续时间、病因、左心房大小等有关，左心房扩大不明显的阵发性房颤、瓣膜性房颤其房颤波较为粗大，而持续时间较长，且左心房明显扩大的慢性房颤其房颤波较为细小。QRS 波节律绝对不规则，表现为 RR 间期不匀齐，QRS 波形态多正常。如伴室内差异性传导（易出现在长 RR 间期之后）时，可出现宽大畸形 QRS 波。

（2）动态心电图：动态心电图适用于发作间隔小于 24 h 的患者，有助于发现短阵房颤及无症状性房颤，后者常表现为频发房性早搏（简称房早）、短阵房速、阵发性房扑和房颤。同时，动态心电图对制定治疗方案（心室率控制的用药方法和时间等）和评价治疗效果（药物和非药物治疗）也有重要意义。

（3）电生理检查：由房室结折返性心动过速、旁路相关的房室折返或房早诱发的房颤，心脏电生理检查有助于明确上述诱因，室上性心动过速射频消融可能防止或减少房颤发生。心电图有预激波的患者建议行心脏电生理检查。合并房扑的房颤患者可从射频消融治疗中获益。房颤合并快室率或宽 QRS 波时可能被误认为室性心动过速（简称室速），行心脏电生理检查有助于鉴别诊断。

（4）其他检查：睡眠呼吸暂停是房颤的一个高危因素，对于可疑患者可进行睡眠呼吸监测。

6. 临床评估

已确诊患者，应进一步明确房颤的病因、诱因、房颤类型（阵发性、持续性、长期持续性或永久性）、血栓栓塞的风险或高危因素、是否并存器质性心脏病和心功能状态。此外，重视房颤脑卒中的高危因素，制定有效的抗栓治疗方法，减少栓塞事件的发生，重视房颤对生存率的影响，恢复窦性心律是最理想的治疗效果（图 12-1）[20-21]。

五、房颤的治疗

（1）治疗目标：缓解症状、保护心功能和预防栓塞。

（2）治疗内容：节律控制、心室率控制和抗栓治疗，重点是后两者。

（一）预防血栓栓塞

房颤患者的心房，特别是左心耳内易于形成血栓。主要机制包括：①左心房血流速度减慢甚至淤滞，致使凝血因子的局部浓度增高，红细胞及血小板的聚集性增高，血液黏稠度增加；随着心房扩大、心房内血液形成涡流，损伤心房壁的内皮细胞，导致内皮裸露、纤维浸润，血小板性血栓易于形成，心房壁受损所释放的组织凝血活酶，可启动外源性凝血系统；内皮下结缔组织中的胶原激活因子Ⅻ启动内源性凝血系统。最后通过共同途径使纤维蛋白原转化为纤维蛋白[22]。房颤持续 48 h 即可形成左心房附壁血栓，左心耳是最常见的血栓附着部位。附壁血栓脱落可导致动脉栓塞，其中 90% 是脑动脉栓塞（缺血性脑卒中），10% 是外周动脉栓塞或者肠系膜动脉栓塞等。持续性房颤患者恢复

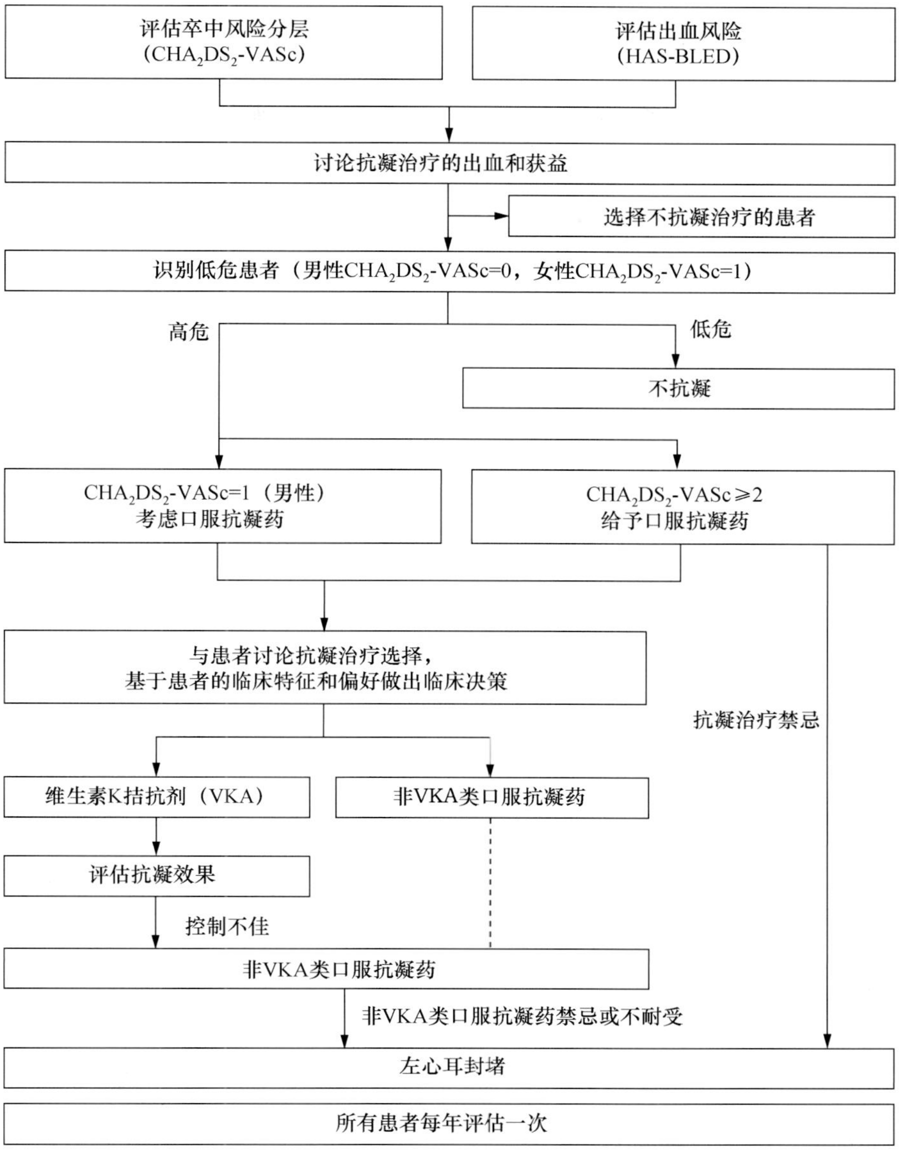

图 12-1　非瓣膜病房颤患者卒中预防流程图

窦性心律后其左心房机械功能的恢复至少需 4 周，因此在复律后早期仍有形成左心房附壁血栓和引起栓塞的风险。

1. 药物抗栓治疗

（1）非瓣膜性房颤患者卒中风险预测评分：根据卒中风险对患者进行预测评分，分为血栓高危、中危和低危者，不同危险分层的患者相应抗栓治疗的要求有所不同。长期以来，$CHADS_2$ 评分一直被广泛应用于房颤患者卒中风险的评估（表 12-1），被视为房颤抗凝治疗策略的基石。2012 年欧洲更新的房颤指南[2] 推荐了 CHA_2DS_2-VASc 评分方法（表 12-2）之后，引起我国学者的广泛关注。出血风险评估建议应用 HAS-BLED 评分（表 12-3）。高龄是心房颤动患者发生缺血性脑卒中的危险因素，也是应用华法林抗凝治疗并发出血的独立危险因素。出血并发症常出现在治疗前 3 个月内，严重出血的独立危险因素有：年龄＞65 岁、脑卒中史、消化道出血史、肾功能不全（血肌酐＞132.6 μmol/L）和严重贫血（血细胞比容＜30%）。无危险因素的患者（低危）12 个月内大出血的发生率为 1%，≥3 分的高危患者出血发生率为 30%。出血高危患者无论接受华法林还是阿司匹林治疗，均应谨慎，并在开始抗栓治疗之后，加强复查。

表 12-1 CHADS₂ 评分方法

字母	危险因素	评分
C	充血性心衰	1
H	高血压	1
A	年龄≥75 岁	1
D	糖尿病	1
S	既往卒中或短暂性脑缺血发作（TIA）病史	2

0～1 分为低危，2～3 分为中危，4～6 分为高危

表 12-2 CHA_2DS_2-VASc 评分方法

字母	危险因素	评分
C	充血性心衰/左心功能不全	1
H	高血压	1
A	年龄≥75 岁	2
D	糖尿病	1
S	卒中/TIA/血栓史	2
V	血管病变	1
A	年龄 64～74 岁	1
Sc	性别（女性）	1
	总分	9

表 12-3 出血风险评分表（HAS-BLED）

字母	临床特点	积分
H	高血压	1
A	肝、肾功能不全（各 1 分）	1/2
S	卒中	1
B	出血	1
L	INR 值异常	1
E	老年（65 岁以上）	1
D	药物、嗜酒（各 1 分）	1/2
合计	最高分 9 分	

血栓高危者建议口服华法林，目标值 INR2.0～3.0（<75 岁），1.6～2.5（≥75 岁）。血栓中危者建议：①口服华法林；②口服阿司匹林 100 mg/d，或 75 mg/d（HAS-BLED 评分≥3 分）。血栓低危者建议：①口服阿司匹林 100 mg/d，或 75 mg/d（HAS-BLED 评分≥3 分）；②不用抗栓药物。

INR 过高的处理：①INR<5 时减量或停用 1 次，继续应用适合剂量。②5～9 时无出血：停用 1～2 次，至 INR2.0～3.0，出血：停用 1 次，口服维生素 K。③INR>9：停药，口服维生素 K；严重出血：停药，静脉使用维生素 K，紧急情况使用血制品。

总体来说，$CHADS_2$ 评分能够用简单的方式筛选出真正的卒中高危患者，筛选出最需要抗凝治疗的对象；而 CHA_2DS_2-VASc 评分的主要作用是筛选出真正低危的、不需要抗凝治疗的房颤患者，从而避免过度抗凝治疗。我国目前所面临的主要问题是，房颤患者抗凝治疗严重不足。因此我们当务之急是让大多数卒中高危的房颤患者得到抗凝治疗。

（2）抗栓药物的选择：预防房颤患者血栓栓塞事件的药物包括抗凝和抗血小板类。经典的抗凝药物是维生素 K 拮抗剂华法林，其在房颤患者卒中一级与二级预防中的作用已得到多项临床研究肯定。新型口服抗凝药物有用药方法简单、大出血风险少等特点。口服抗血小板药物有阿司匹林和氯吡格雷。普通肝素或低分子肝素为静脉和皮下用药，一般用于华法林开始前或停用华法林期间的短期替代抗凝治疗。

1）抗血小板药物：阿司匹林预防房颤患者卒中的有效性远不如华法林，虽然 meta 分析提示阿司匹林可使房颤患者发生卒中的相对危险度较安慰剂组降低 19%，但目前为止只有一项随机对照研究发现阿司匹林可有效减少房颤患者的卒中风险[23-24]。阿司匹林的优点是服药方法简单，但血栓风险较低的房颤患者应用阿司匹林治疗的获益并不明显，且阿司匹林不能有效预防严重卒中[25-26]。大于 75 岁的房颤患者服用阿司匹林不能有效减少血栓栓塞事件，而出血的风险与年轻患者相比明显增加[25]。服用阿司匹林的建议剂量为 75～150 mg/d，因增加剂量并不增加其疗效，反而使不良反应增加。

2）抗凝药物：①华法林：对现有随机对照研究进行 meta 分析表明，华法林治疗可使房颤患者发生卒中的相对危险度降低 64%，每年发生卒中的绝对危险度降低 2.7%，且在卒中一级与二级预防中获益幅度相同[27]。华法林治疗可使全因死亡率降低 26%。虽然华法林的抗凝效果肯定，但该药也存在一些局限性：首先，不同个体的有效剂量变异幅度较大；其次，该药的抗凝作用易受多种食物和药物的影响，在用药过程中需频繁监测凝血功能及 INR，并根据 INR 及时调整药物剂量；服用不当可增加出血风险。②新型抗凝药物：

新型口服抗凝药物可特异性阻断凝血瀑布中某一关键环节，在保证抗凝疗效的同时显著降低出血风险[28-30]，其代表药物包括直接凝血酶抑制剂达比加群酯（dabigatran）以及直接Ⅹa因子抑制剂利伐沙班（rivaroxaban）、阿哌沙班（apixaban）与艾多沙班（edoxaban）。新型口服抗凝药物也影响凝血功能，但并不作为调整药物用量的指标，应用过程中无需常规监测凝血功能更便于患者长期治疗。

2. 非药物抗栓治疗

(1) 经皮左心耳封堵：左心耳是房颤患者血栓栓塞起源的重要部位，60%的风湿性心脏病房颤患者心源性血栓来自左心耳，非瓣膜病房颤患者中90%以上血栓形成于左心耳[31]。经皮左心耳封堵是减少房颤患者血栓栓塞事件的策略之一，主要有两种方法：植入装置封堵左心耳以及缝合结扎左心耳。目前临床上使用较多的左心耳封堵装置主要是WATCHMAN和AMPLATZER Cardiac Plug。

(2) 外科封闭/切除左心耳：左心耳是房颤患者血栓的主要形成部位，也是房颤触发和形成折返电传导的部位之一，故COX迷宫术中，切除左心耳是手术重要组成部分。欧洲心脏病学会2012年房颤指南更新摘要[2]中指出，左心耳封堵术（包括外科左心耳切除术）可作为不能坚持长期服用任何类型口服抗凝药物同时具有卒中高危风险的房颤患者的治疗措施。2014AHA/ACC/HRS房颤指南[6]建议：进行心脏手术的房颤患者可考虑切除左心耳。外科封闭/切除左心耳方法包括切除缝合、结扎、缝合结扎、心内缝闭、切割吻合器切除和左心耳夹闭器夹闭等。

（二）控制心室率

大多数房颤患者的心室率在休息和活动时增快。快而不规则的心室率是引起患者心悸、不适症状的主要原因。过快的心室率使心室充盈时间缩短、心排血量降低、血压下降、冠状动脉血液灌注量减少而诱发或加重心肌缺血。较长时间过快的心室率可导致心动过速性心肌病。控制心室率是房颤治疗的基本目标之一。室率控制的优点为安全、有效，患者易于接受。

最佳的心室率控制目标值目前仍存争议。在AFFIRM试验中，心室率控制目标为：静息时平均心室率≤80次/分，动态心电图平均心室率≤100次/分，最快心室率不超过根据年龄预测的最大值或6 min步行试验中最快心室率≤110次/分[32]。

急性期快室率（>100/min）控制方法：目标心室率<110次/分，达标后症状控制不满意者，心室率目标下调至80～100次/分，可酌情选用：静脉艾司洛尔或地尔硫䓬；伴心衰者可用静脉毛花苷C（西地兰）或胺碘酮；伴预激综合征者首选胺碘酮或普罗帕酮；禁用洋地黄类药物、非二氢吡啶类钙通道阻滞剂和β受体阻滞剂。

长期维持心室率控制方法：无禁忌者首选β受体阻滞剂；合并心衰者可用地高辛及β受体阻滞剂，心室率控制不满意者还可加用非二氢吡啶类钙通道阻滞剂。

慢心室率（<60次/分）房颤并有症状患者治疗方法：非急症可口服缓释茶碱治疗；急症可给静脉阿托品或异丙肾上腺素，同时准备安装临时起搏器。

（三）控制节律

心房收缩及房室收缩同步性的丧失，以及快速的、不规则的心室率是房颤患者产生症状的两个主要原因。心室率控制和节律控制是改善房颤患者症状的两项主要治疗措施。节律控制是指尝试恢复并且维持窦性心律（简称窦律），即在适当抗凝和心室率控制的基础上进行包括心脏复律、抗心律失常药物治疗和射频消融的治疗。

窦律是人类的正常心律，理论上采取节律控制可改善患者的心功能状态、提高生活质量、减少血栓栓塞的发生，似乎比心室率控制更具优势。然而，一系列评价节律控制或心室率控制的临床试验[33-35]均未发现二者在主要心血管事件（卒中/栓塞、住院、心衰）和总体预后（死亡）上存在差别，而节律控制组的住院事件更多。

房颤转复为窦律的方式有自动复律、药物复律、电复律及导管消融。在我国，经导管射频消融房颤技术尚未普及，药物复律和电复律是主要手段。对于血流动力学稳定患者，药物复律可先于电复律。

1. 药物复律

与电复律比较，药物复律方法简单，患者易于接受，但复律的成功率低于电复律，对发作持续时间7天内的房颤较有效，而对持续时间超过7天的持续房颤疗效较差。抗心律失常药物有一定的毒、副作用，偶可导致严重室性心律失常，发生致命的并发症，对于合并心脏明显增大、心衰及血电解质紊乱的患者，应特别警惕。此外，某些抗心律失常药物如胺碘酮有增强口服抗凝剂华法林的作用，应注意药物的相互作用。

新发房颤（<48 h）如果心室率过快（致血流动力学不稳定）需尽快电复律，伴有明显器质性心脏病可用胺碘酮静滴。

房颤转复后维持窦律的长期用药包括β受体阻滞剂（甲亢和运动诱发者除外）、普罗帕酮（避免用于冠心病或心衰者）、胺碘酮（一般用于其他药物治疗无效或禁忌时）、索他洛尔。

2. 电复律

复律成功率虽然更高，操作稍复杂，但需镇静或麻醉。电复律可能的并发症包括皮肤灼伤、短暂心律失常、麻醉所致低血压和呼吸抑制、肺水肿、心肌损伤等。两种复律方式均存在发生血栓栓塞的风险，因此，不管采用何种复律方式，复律前都应依据房颤持续时间而采用恰当的抗凝。房颤电复律：采用直流同步电复律，能量在150～200J，可重复进行。

（1）电复律适应证：①房颤病史1年内，心脏无显著扩大；②甲状腺功能亢进、肺炎、肺梗死等病因或诱因已控制或去除，但房颤仍持续；③有反复栓塞病史，但距最近1次栓塞事件已超过3个月；④房颤引起或加重心衰和（或）心绞痛，药物难以控制或由于心室率快而感到明显心慌、焦虑者。

（2）电复律禁忌证：①洋地黄过量；②电解质紊乱，特别是低钾血症；③伴有病态窦房结综合征或高度房室传导阻滞者；④3个月内有栓塞史者；⑤甲状腺功能亢进引起的心律失常，原发病尚未控制或伴有急性感染；⑥心房血栓。

（3）不抗凝电复律：1995年，指南推荐房颤发生48 h内电复律不需要抗凝，但此举是否增加血栓栓塞并发症并不清楚。为此，来自芬兰尔库大学医院的 Nuotio 博士等进行了一项研究，并以“Research Letter”的形式将研究结果发表在2014年8月13日发表的JAMA杂志。研究纳入人群为年龄≥18岁，以房颤为主要诊断，房颤发生48 h内成功电复律并且居住在尔库和库奥皮奥大学医院及波里中心医院附近的患者。通过医疗报告回顾性收集患者电复律后30天内临床资料和血栓栓塞并发症发生情况。研究主要终点为血栓栓塞事件，其定义为通过CT、磁共振、外科手术或尸检确诊的临床卒中或全身性栓塞。电复律时间取决于心律失常症状出现至电复律的确切时间。如果心律失常持续时间不确定，则不进行电复律治疗。根据电复律时间不同将患者分为三组：12 h以内组（组1），12～24 h以内组（组2）和24～48 h以内组（组3）。组间双变量比较采用卡方检验、Fisher精确检验或Wilcoxon非参数检验，血栓栓塞并发症危险因素则通过多变量 logistic 回归分析评估，包括组2和组1比较以及组3和组1比较。年龄、性别、心衰和糖尿病等血栓栓塞并发症独立预测因素作为多变量分析中的协变量。研究结果表明共发生38例血栓栓塞并发症，其中31例卒中，组1、组2和组3的发生率分别为0.3%、1.1%和1.1%。多变量回归分析发现电复律时间大于12 h是血栓栓塞事件的独立预测因子（组2和组1以及组3和组1的优势比分别为4.0和3.3）。研究发现房颤发生≥12 h后在不抗凝情况下电复律血栓栓塞并发症发生率较高，而12 h内不抗凝电复律发生率较低。

3. 房颤的心脏起搏治疗

（1）适应证：①阵发性房颤，当房颤终止后出现严重窦性停搏、窦性心动过缓或窦房传导阻滞，即所谓的快慢综合征，症状性的窦性停搏R-R间期大于3 s；②持续性房颤伴慢心室率（长R-R间期），并且患者有慢心室率所引起的乏力、胸闷、气短或黑矇等症状；③顽固性阵发性房颤的发作间歇期或持续性房颤复律后，需要应用胺碘酮或索他洛尔等抗心律失常药物维持窦性心律，但在治疗过程中出现药物所致的缓慢性心律失常伴明显症状；④持续性房颤伴心功能不全患者需要应用对房室结有抑制作用的药物（如β受体阻滞剂、地高辛）治疗，而在服药过程中由于慢心室率使心衰加重者。

（2）禁忌证：①心房血栓；②出血性疾病活动期；③慢性消耗性疾病晚期预期寿命不超过1年。起搏器类型的选择：慢性持续性房颤选择单腔起搏器。阵发性房颤应选择双腔起搏器，如果条件允许，可考虑选择具有抗房颤功能的起搏器。房颤合并心衰，心脏扩大，左心室射血分数<35%，QRS>120 ms的患者可考虑选择房室结消融加三腔起搏器［心脏再同步化治疗（CRT）］置入。如房颤合并心衰且有猝死风险的患者可考虑三腔起搏器加埋藏式心脏复律除颤器（ICD），即心脏再同步化治疗-除颤器（CRT-D）。

4. 房颤射频消融

以 1998 年 Haissaguerre 创立点消融为起始，心房颤动（房颤）的导管消融应用于临床已有十多年时间，在这段时间里，其发展甚为迅速。从术式来看，已由最初的点消融发展成为环肺静脉电隔离（circumferential pulmonary vein isolation，CPVI）、CPVI 扩展术式、节段性肺静脉电隔离（segmental pulmonary vein isolation，SPVI）、心房复杂碎裂电位（complex fractionated atrial electrograms，CFAEs）消融、神经节丛消融（ganglion plex ablation）以及逐级消融（stepwise ablation）等多种术式。目前确认了肺静脉是房颤消融的重要靶点，针对肺静脉消融是房颤消融的基石，CFAE 消融、神经节丛消融等术式可以作为肺静脉消融的有效辅助手段。从适应证来看，最初只限于孤立性房颤，即没有器质性疾患的房颤，现在则已推广到合并各种器质性疾患，唯合并心房血栓的患者为绝对禁忌。从房颤类型来看，最初只针对阵发性房颤，现在则针对各种类型的房颤。房颤导管消融已经逐渐发展成为一种较为普遍的治疗手段。

（1）适应证：①阵发性房颤，心电图表现为典型的频发房早、短阵房速、房扑、房颤，并反复发作、症状明显，2 种以上的抗心律失常药物治疗无效；②持续性房颤有成功转律史，在房颤转律前后有阵发性房颤史；③年龄小于 75 岁；④排除瓣膜性心脏病、扩张型心肌病、心衰、心肌梗死等器质性心脏病，排除其他原因引起的房颤，如甲状腺功能亢进、酒精或药物中毒等；⑤阵发性房颤合并高血压、高血压心脏病和冠心病心绞痛患者，在高血压和心绞痛得到控制后也是射频消融的指征；⑥预激综合征合并房颤患者可进行旁路消融；⑦快-慢综合征合并房颤患者可选择安装起搏器加药物治疗或行房颤消融治疗；⑧特发性房颤患者即房颤阵发和（或）持续发作，药物治疗无效或不能接受或不愿意进行药物治疗的可选择房颤消融治疗。

（2）禁忌证：①绝对禁忌证：左心房血栓；②相对禁忌证：出血性疾病活动期，穿刺部位或全身性感染，脏器功能衰竭，慢性消耗性疾病晚期。

附 1　卒中风险评估[36]（附表 1）。

附表 1　Essen 卒中风险评分量表

危险因素	分值
＜65 岁	0
65～70 岁	1
＞75 岁	2
高血压	1
糖尿病	1
既往心肌梗死	1
其他心血管疾病	1
外周动脉疾病	1
吸烟	1
既往缺血性脑卒中/TIA	1
最高分值	9

0～2 分为低危，3～6 分为中危，7～9 分为高危

附 2　TIA 患者预后评估[37]（附表 2）

附表 2　$ABCD_2$ 评分

字母	内容		评分
A		年龄≥60 岁	1
B		高血压	1
C	临床表现	无言语障碍或肢体乏力	0
		言语障碍不伴肢体乏力	1
		单侧无力	2
D	症状持续时间	＜10 min	0
		10～59 min	1
		≥60 min	2
D	糖尿病		1
	总分		7

首次发作 2 天内发生卒中的危险：＜4 分为 1%，4～5 分为 4.1%，6～7 分为 8.1%

附 3　缺血性脑卒中急性期抗栓治疗

（1）抗血小板药物：非溶栓者尽早使用阿司匹林，溶栓者溶栓后 24 h 开始；阿司匹林不能耐受可用氯吡格雷。

（2）抗凝治疗：早期不推荐，包括房颤导致的缺血性脑卒中；严重神经功能缺损或出血风险高者，于脑卒中 2 周后开始；TIA（小卒中）发病后

2～3天如病情稳定即可开始；抗凝前控制血压并经影像学检查排除出血。

（徐欣　钟光珍）

参考文献

[1] Wolf PA, Benjamin EJ, Belanger AJ, et al. Secular trends in the prevalence of atrial fibrillation: the Framingham Study. Am Heart J, 1996, 131: 790-795.

[2] Camm AJ, Kirchhof P, Lip GY, et al. Guidelines for the management of atrial fibrillation: the Task Force for the Management of Atrial Fibrillation of the European Society of Cardiology (ESC). Eur Heart J, 2010, 31: 2369-2429.

[3] Go AS, Hylek EM, Phillips KA, et al. Prevalence of diagnosed atrial fibrillation in adults: national implications for rhythm management and stroke prevention: the AnTicoagulation and Risk Factors in Atrial Fibrillation (ATRIA) Study. JAMA, 2001, 285: 2370-2375.

[4] 周自强，胡大一，陈捷等. 中国心房颤动现状的流行病学研究. 中华内科杂志，2004，43（7）：491-494.

[5] 黄从新，马长生，杨延宗，等. 心房颤动目前的认识和治疗建议. 中华心律失常学杂志，2006，10（3）：167-197.

[6] January CT. 2014 AHA/ACC/HRS guideline for the management of patients with atrial fibrillation: a report of the American College of Cardiology/American Heart Association Task Force on Practice Guidelines and the Heart Rhythm Society. J Am Coll Cardiol, 2014, 64 (21): e1-76.

[7] Committee on Standards for Systematic Reviews of Comparative Effectiveness Research, Institute of Medicine. Finding What Works in Health Care: Stan-dards for Systematic Reviews. Washington, DC: The National Academies Press, 2011.

[8] Chobanian AV, Bakris GL, Black HR, et al. Seventh report of the Joint National Committee on Prevention, Detection, Evaluation, and Treatment of High Blood Pressure. Hypertension, 2003, 42: 1206-1252.

[9] Greenland P, Alpert JS, Beller GA, et al. 2010 ACCF/ AHA guideline for assessment of cardiovascular risk in asymptomatic adults: a report of the American College of Cardiology Foundation/American Heart Association Task Force on Practice Guidelines. J Am Coll Cardiol, 2010, 56: e50-103.

[10] Hillis LD, Smith PK, Anderson JL, et al. 2011 ACCF/ AHA guideline for coronary artery bypass graft surgery: a report of the American College of Cardiology Foun-dation/American Heart Association Task Force on Practice Guidelines. Developed in collaboration with the American Association for Thoracic Surgery, Society of Cardiovascular Anesthesiologists, and Society of Thoracic Surgeons. J Am Coll Cardiol, 2011, 58: e123-210.

[11] Gersh BJ, Maron BJ, Bonow RO, et al. 2011 ACCF/ AHA guideline for the diagnosis and treatment of hypertrophic cardiomyopathy: a report of the American College of Cardiology Foundation/American Heart Association Task Force on Practice Guidelines. J Am Coll Cardiol, 2011, 58: e212-260.

[12] Smith SC Jr., Benjamin EJ, Bonow RO, et al. AHA/ ACCF secondary prevention and risk reduction therapy for patients with coronary and other atherosclerotic vascular disease: 2011 update: a guideline from the American Heart Association and American College of Cardiology Foundation. J Am Coll Cardiol, 2011, 58: 2432-2446.

[13] Skanes AC, Healey JS, Cairns JA, et al. Focused 2012 update of the Canadian Cardiovascular Society atrial fibrillation guidelines: recommendations for stroke prevention and rate/rhythm control. Can J Cardiol, 2012, 28: 125-136.

[14] Camm AJ, Lip GY, De Caterina R, et al. 2012 focused update of the ESC guidelines for the management of atrial fibrillation: an update of the 2010 ESC Guidelines for the management of atrial fibrillation *. Developed with the special contribution of the European Heart Rhythm Association. Eur Heart J, 2012, 33: 2719-2747.

[15] Eikelboom JW, Hirsh J, Spencer FA, et al. Antiplatelet drugs: antithrombotic therapy and prevention of thrombosis, 9th ed: American College of Chest Physicians evidence-based clinical practice guidelines. Chest, 2012, 141: e89S-119S.

[16] Tracy CM, Epstein AE, Darbar D, et al. 2012 ACCF/ AHA/HRS focused update incorporated into the ACCF/ AHA/HRS 2008 guidelines for device-based therapy of cardiac rhythm abnormalities: a report of the American College of Cardiology Foundation/American Heart Association Task Force on Practice Guidelines and the Heart Rhythm Society. J Am Coll Cardi-

ol, 2013, 61: e6-75.

[17] O'Gara PT, Kushner FG, Ascheim DD, et al. 2013 ACCF/AHA guideline for the management of ST-elevation myocardial infarction: a report of the American College of Cardiology Foundation/American Heart Association Task Force on Practice Guidelines. J Am Coll Cardiol, 2013, 61: e78-140.

[18] Anderson JL, Adams CD, Antman EM, et al. 2012 ACCF/AHA focused update incorporated into the ACCF/ AHA 2007 guidelines for the management of patients with unstable angina/non-ST-elevation myocardial infarction: a report of the American College of Cardi-ology Foundation/American Heart Association Task Force on Practice Guidelines. J Am Coll Cardiol, 2013, 61: e179-348.

[19] Nishimura RA, Otto CM, Bonow RO, et al. 2014 AHA/ACC guideline for the management of patients with valvular heart disease: a report of the American College of Cardiology/American Heart Association Task Force on Practice Guidelines. J Am Coll Cardiol, 2014, 63: e57-185.

[20] Kim MH, Johnston SS, Chu BC, et al. Estimation of total incremental health care costs in patients with atrial fibrillation in the United States. Circ Cardiovasc Qual Outcomes, 2011, 4: 313-320.

[21] Williams L, Frenneaux M. Syncope in hypertrophic cardiomyopathy: mechanisms and consequences for treatment. Europace, 2007, 9: 817-822.

[22] Wolf PA, Abbott RD, Kannel WB. Atrial fibrillation: a major contributor to stroke in the elderly. The Framingham Study. Arch Intern Med, 1987, 147: 1561-1564.

[23] Brookes CI, White PA, Staples M, et al. Myocardial contractility is not constant during spontaneous atrial fibrillation in patients. Circulation, 1998, 98: 1762-1768.

[24] Reithmann C, Hoffmann E, Spitzlberger G, et al. Catheter ablation of atrial flutter due to amiodarone therapy for paroxysmal atrial fibrillation. Eur Heart J, 2000, 21: 565-572.

[25] Clark DM, Plumb VJ, Epstein AE, et al. Hemodynamic effects of an irregular sequence of ventricular cycle lengths during atrial fibrillation. J Am Coll Cardiol, 1997, 30: 1039-1045.

[26] Knight BP, Michaud GF, Strickberger SA, et al. Electrocardiographic differentiation of atrial flutter from atrial fibrillation by physicians. J Electrocardiol, 1999, 32: 315-319.

[27] Brookes CI, White PA, Staples M, et al. Myocardial contractility is not constant during spontaneous atrial fibrillation in patients. Circulation, 1998, 98: 1762-1768.

[28] Healey JS, Connolly SJ, Gold MR, et al. Subclinical atrial fibrillation and the risk of stroke. N Engl J Med, 2012, 366: 120-129.

[29] Santini M, Gasparini M, Landolina M, et al. Device-detected atrial tachyarrhythmias predict adverse outcome in real-world patients with implantable biventricular defibrillators. J Am Coll Cardiol, 2011, 57: 167-172.

[30] Evans W, Swann P. Lone auricular fibrillation. Br Heart J, 1954, 16: 189-194.

[31] Pappone C, Santinelli V, Manguso F, et al. Pulmonary vein denervation enhances long-term benefit after circumferential ablation for paroxysmal atrial fibrillation. Circulation, 2004, 109: 327-334.

[32] Kodama S, Saito K, Tanaka S, et al. Alcohol consumption and risk of atrial fibrillation: a meta-analysis. J Am Coll Cardiol, 2011, 57: 427-436.

[33] Mant J, Hobbs FD, Fletcher K, et al. Warfarin versus aspirin for stroke prevention in an elderly community population with atrial fibrillation (the Birmingham Atrial Fibrillation Treatment of the Aged Study, BAFTA): a randomised controlled trial. Lancet, 2007, 370: 493-503.

[34] Connolly SJ, Pogue J, Hart RG, et al. Effect of clopidogrel added to aspirin in patients with atrial fibrillation. N Engl J Med, 2009, 360: 2066-2078.

[35] Lane DA, Lip GY. Use of the CHA (2) DS (2)-VASc and HAS-BLED scores to aid decision making for thromboprophylaxis in nonvalvular atrial fibrillation. Circulation, 2012, 126: 860-865.

[36] 中华医学会神经病学分会脑血管病学组缺血性脑卒中急性期干预指南撰写组. 中国缺血性卒中急性期防治指南 2010. 中华神经科杂志, 2010, 43: 8-15.

[37] 中华神经病学脑血管病学组缺血性脑卒中和短暂性脑缺血发作二级预防指南撰写组. 中国缺血性脑卒中和短暂性脑缺血发作二级预防指南 2010. 中华神经科杂志, 2010, 43: 154-160.

第十三章　老年人心房颤动合并心力衰竭的诊断与治疗

无论是在我国还是全世界范围内，心房颤动（房颤）都是住院患者最常见的持续性心律失常之一，发病率随年龄增长而明显增加。统计显示，所有房颤患者中老年人占 58.1%。房颤带来的影响长期预后的因素包括：血栓栓塞事件、心功能不全、认知功能障碍等。房颤可诱发和加重心衰，心衰可触发和持续房颤，两者相互共存、互为因果，形成恶性循环，严重影响患者的预后。Lee 等调查了 328 例心功能不全合并房颤的患者，其中 38% 以房颤为首发疾病，41%以心功能不全为首发疾病，另外 21%则无法判定孰先孰后[1]。来自欧洲的一项心衰长期注册研究数据提示，急性心衰的住院患者中 44%合并房颤，慢性心衰的住院患者中 37.6%合并房颤[2]。另有研究表明，心衰患者中房颤发病率与心功能水平直接相关，NYHA 分级Ⅰ级患者中房颤发病率为 4%，而在 NYHA 分级Ⅳ级中房颤发病率可高达 40%。

尤其针对老年人而言，这两种疾病之间的关系更为密切，给患者带来的危害也更大。O'Neal 团队对 5233 位老年患者进行了长达 12.6 年的随访，结果发现房颤和心衰之间存在相互关系，一种疾病的存在可能促进另外一种疾病的发生。此外，老年房颤合并心衰患者的临床表现、诊断方法、治疗手段均存在一定的特殊性，治疗难度更大，临床预后也更差，对心血管医生是很大的挑战。

本文将着重针对老年患者，从机制及治疗等方面阐述房颤合并心衰在这一特殊人群中的特点。

一、房颤影响心功能的机制

（一）血流动力学改变

房颤可以加重心功能异常患者的血流动力学异常，也可以使基础心功能正常的患者出现心力衰竭的临床表现。最近一项历时 20 年的临床研究表明，3288 例入选时不合并心衰的初发房颤患者，经过平均 6.1 年的随访，790 例进展为心衰，房颤合并心衰患者的病死率显著高于不合并心衰的房颤患者。

模型实验发现持续快速起搏 1 天后，体循环动脉压和心排血量即开始下降，1 周后心脏充盈量和肺动脉压持续增加，左心室收缩末期容积增加，体循环动脉压下降，3～5 周后心排量进一步下降、心室舒张末期容积增加，致射血分数下降，并最终发展为终末期心衰。

房颤对心功能的影响主要是源于心律的不规整、较快的心室率和房室活动不同步。上述因素使得心脏舒张期充盈时间缩短，左心室充盈不足，从而导致心排血量下降，肺毛细血管楔压和右心压力的升高又会引起体液潴留。此外，长期的心动过速会导致心房的重构和扩大，继而出现二尖瓣反流，这又从另一角度影响血流动力学水平，使射血分数下降，心功能降低。

患者发生心衰后，心房内压力和容量负荷增大导致心房扩张，进一步造成心房不应期缩短、传导速度异常、复极离散度增加，从而使房颤得以进一步维持，形成恶性循环。

（二）神经体液改变

动物模型中的研究发现快速起搏后会出现类似于人心衰时的神经体液失调现象，如血浆利钠肽、血管紧张素、血浆醛固酮浓度和肾素活性升高，肾上腺受到明显的刺激，这也可能与β受体密度下降有关，心衰患者血浆儿茶酚胺浓度在静息状态和低强度运动时升高，高强度运动时降低，这些不良的肾上腺素能反应可能加速心衰的发展。房性心动过速动物模型中，短暂的快速心房起搏使 N 端心房利钠肽及心房利钠肽浓度短暂升高，而慢性房性心动过速伴快速心室率时，N 端心房利钠肽及心房利钠肽浓度则持续升高，当心房利钠肽浓度升高渐缓时，血浆肾素浓度开始升高，潜在影响心房血流动力学负荷。

这些神经体液因子的改变，能引起心肌细胞及胶原的重构，即肌原纤维成分减少，心肌细胞伸长，而细胞外基质的破坏又扰乱了心肌细胞的排列和压力偶联，最终导致心腔扩大，心房、心室壁变薄，收缩和舒张功能障碍。

（三）心肌缺血和能量代谢异常

房颤使心脏舒张期充盈时间缩短，左心室充盈不足，从而导致心排血量下降，冠脉灌注不足，引起心肌缺血，表现为心内膜下到心外膜血流比值的异常和冠状动脉血流储备能力的减弱。房颤导致收缩和舒张功能障碍可能与细胞能量储备（肌酸、磷酸肌酸、腺苷三磷酸）减少、三羧酸循环氧化酶活性增强、线粒体结构及功能异常，以及能量利用异常等有关，这些都会导致心肌细胞重构。Kataoka等在犬心脏快速起搏致心衰模型中发现脂质代谢异常与心衰进展有关。在左心室功能失代偿期，心肌脂肪酸氧化受抑制，而在进展期脂肪酸的摄取和储存均下降。在猪心动过速性心肌病模型中，发现心肌血流储备下降，尤其内膜下血流和心内膜/心外膜血流比值下降，但未发现冠脉系统形态改变，提示血流储备下降和冠脉结构改变无关。

二、房颤合并心衰的治疗

针对已经发生心衰的患者，根据患者房颤类型、心功能水平以及其他临床特点，我们可以选择的治疗方案包括药物、射频消融、心脏再同步化等方法，内容涉及心律转复、心室率控制、抗凝、缓解心衰等多个方面[3-4]。

（一）病因治疗

欧洲心脏学会（ESC）《急性和慢性心衰诊断和治疗指南》有关心衰和房颤患者的处理总体建议是：区分诱发因素及合并症，如有可能，应加以纠正（如电解质紊乱、甲状腺功能亢进症、饮酒、二尖瓣疾病、急性缺血、心脏手术、急性肺疾病、感染及难以控制的高血压）。发现并及时治疗引起心衰的疾病如高血压、冠心病、心脏瓣膜疾病等，对改善患者的预后有重要意义[5]。

（二）复律治疗

无论是房颤还是心衰患者，获得和保持窦性心律都很重要。这是因为：①有规则的心跳对血流动力学有利；②心房收缩功能的恢复有助于心室充盈，从而增加心排血量；③可减少血栓栓塞事件；④避免和扭转心律不齐；⑤改善生活质量。

ESC和AHA/ACC《急性和慢性心衰诊断和治疗指南》均指出，药物不能控制心衰合并房颤患者的快心室率时，可予心脏同步直流电复律，尤其推荐用于房颤导致心肌缺血或低血压的患者。同时应行经食管超声心动图检查除外心房内血栓。心衰伴房颤患者复律药物首选胺碘酮（Ⅱa类适应证/A级证据）和多非利特（Ⅰ类适应证/A级证据）；复律成功后多选用胺碘酮维持窦性心律。充血性心衰抗心律失常治疗生存率试验（Ccngestive Heart Failure：Survival Trial of Antiarrhythmic Therapy，CHF-STAT）结果显示，与安慰剂相比，胺碘酮使更多的心衰伴房颤患者转为窦性心律，不仅减少房颤的复发率，也减少新发房颤的发生率。

在转复房颤患者心律的药物中，胺碘酮、氟卡尼、普罗帕酮、伊布利特都可供选择。其中胺碘酮的起效时间要晚数小时，短期应用胺碘酮的转复作用并不明显，而且胺碘酮主要适用于有结构性心脏病的患者；而对于没有结构性心脏病的患者，其余三种药物则是指南推荐的首选。对于LVEF小于40%的患者，决奈达隆和部分Ⅰ类抗心律失常药物有加重心衰的风险，因此不推荐使用。

心房不大或轻度增大、抗心律失常药物治疗无效或无法耐受的症状性房颤患者可予导管射频消融治疗。目前已有多项随机对照试验证实，无论对阵发性房颤，还是慢性房颤，导管射频消融的疗效均显著优于抗心律失常药物。合并心衰的房颤患者行导管射频消融后心功能明显改善，Hsu等报道58例合并左心功能不全的房颤患者，导管射频消融肺静脉电隔离术后78%的患者能够长期维持窦性心律，生活质量明显改善、LVEF显著提高、左心室舒张末期内径显著缩小。指南指出，导管射频消融是目前最有效的维持窦性心律的手段，并将部分患者的导管射频消融定位于一线治疗。大多数心衰患者主要表现在左心室收缩功能障碍，大量临床结果表明此时实施房颤射频消融的成功率同单纯性房颤患者并没有显著差异。但是，如果患者合并有左心房结构的改变，不均一的电生理性质则会大大增加射频消融的难度，使得射频消融的径线和次数都明显增多，手术风险也同时增高。

（三）控制心室率治疗

控制心室率是心衰合并房颤的首选治疗措施，是高风险（低血压、不稳定型心绞痛、急性肺水肿等）心衰合并房颤患者的主要治疗目标，可显著减轻或消除患者的症状，又无转复并维持为窦性心律时某些药物和措施的致心律失常作用，以及因此导致的严重室性心律失常。房颤-心衰（AF-CHF）研究在标准的心衰治疗、抗凝治疗的基础上将左心室射血分数（LVEF）≤35%的房颤患者随机分为节律控制组和心室率控制组，两组初级终点（心血管病死亡）差异的比较无统计学意义。meta 分析显示，心衰患者应用β受体阻滞剂使心衰合并房颤发生的相对风险降低 27%，并且在使用血管紧张素转化酶抑制剂（ACEI）或血管紧张素Ⅱ受体拮抗剂（ARB）后仍然获益。老年人的房颤一般病史较长，心房结构和电信号传导通路已发生变构，往往表现为持续性的慢心率房颤，而且患者本身无明显自觉症状。因此，我们在面对老年房颤患者时，需要更加细致地评价其心率情况，结合患者自身特点制订治疗方案。

目前，对于合并心衰的房颤患者推荐的控制心室率目标仍不明确。在《2014 年中国心衰治疗指南》中建议休息状态下心率控制在 80 次/分以下，中度运动时不超过 110 次/分，且以动态心电图监测和 6 min 步行试验的评估较为可靠。

控制房颤心室率的常用药物有三类：洋地黄（以地高辛为代表）、β受体阻滞剂和非二氢吡啶类钙通道阻滞剂（包括地尔硫䓬、维拉帕米）。

DIG 和 DIG-Ⅱ研究证实了地高辛是目前正性肌力药中唯一用于心衰的长期治疗而不增加病死率的药物。其主要益处是改善临床症状，提高生活质量，从而减少慢性心衰的住院率。地高辛更适用于心衰合并心室率快的房颤患者。地高辛对减少静息时的心室率疗效较满意，而对控制运动时的心室率疗效不显著。

β受体阻滞剂是稳定性心衰治疗的重要药物，也是控制房颤心室率的一线药物，β受体阻滞剂对运动时的心室率控制更好，可与地高辛联用。房颤窦性节律治疗随访研究（AFFIRM）试验证实了无论是否合用地高辛，β受体阻滞剂都是房颤控制心室率最有效的药物。由于β受体阻滞剂具有负性肌力作用，使用β受体阻滞药静脉制剂治疗房颤合并心衰时应慎重。因此，不宜静脉使用β受体阻滞剂以控制急性心衰合并快心室率的房颤。

维拉帕米、地尔硫䓬也可降低心室率，但由于其负性肌力作用和对心功能的抑制，在心衰患者中不宜应用。

（四）抗凝治疗

在老年患者当中，尤其是 80 岁以上患者，房颤导致的卒中风险可以增加 25%；因此，对老年患者的抗凝治疗更应重视。根据目前欧洲及美国的《心房颤动患者管理指南》，均推荐使用 CHA_2DS_2-VASc 评分来决定房颤患者的抗凝决策，这也同样适用于合并心衰的房颤患者。根据 CHA_2DS_2-VASc 评分系统，所有≥1 分的患者均应接受抗凝治疗，而且推荐口服维生素 K 拮抗剂或者新型口服抗凝药。在这一评分系统中，“C”代表的是充血性心衰、心脏影像学提示的中到重度左心室功能不全以及近期失代偿心衰的发作（无论 LVEF 是否降低）；因此，所有房颤合并心衰的患者 CHA_2DS_2-VASc 评分均达到至少 1 分，应接受抗凝治疗。对于不同心功能状态的患者而言，新型口服抗凝药预防卒中的效果没有显著差异。此外，就老年患者而言，口服维生素 K 拮抗剂的依从性往往更差，所以可能更加适合新型口服抗凝药。当然，在临床上同时要联合应用 HAS-BLED 评分评估患者的出血风险，做出最终决策。

近些年来，针对不适合长期口服抗凝药的患者，经皮左心耳封堵开始成为房颤患者血栓预防的新方法。如果患者同时要接受心脏外科手术，术中左心耳切除术也是可以尝试的选择。然而，由于房颤血栓形成机制的复杂性，非药物治疗手段的有效性还需要更多的临床研究加以证实。

（五）针对心衰的药物治疗

半个世纪以来，对心衰的发生、发展及预后的认识发生了根本改变。目前欧美及我国有关心衰的诊疗指南和建议均强调从生活方式调整、药物应用及器械治疗等多方面进行一体化的管理。

在生活方式调整方面，心衰患者需要注意限水、限盐、注意休息、适度运动，尤其应该关注体重，以便尽早发现液体潴留，及时调整用药。此外，氧疗和心理精神治疗也是在特定情况下不可或缺的部分。

关于房颤合并心衰的药物选择，与单纯心衰患者的用药没有特别大的差别。临床医生需结合患者具体情况选择包括利尿剂、β受体阻滞剂、RAAS阻滞剂（包括ACEI、ARB）、醛固酮受体拮抗剂、洋地黄类等药物在内的综合治疗。这些治疗不仅可以缓解心衰症状，而且对心房的电生理和结构特性改变有益，并可有效改善心律失常的微环境。

（六）心脏再同步化治疗

心脏再同步化治疗（CRT）主要是通过协调心房与心室的激动，保持左、右心室同步激动，从而达到改善心室功能，减少二尖瓣反流，增加心排血量，并逆转心室重构的目的。目前CRT在心衰治疗的领域已经受到越来越多的关注，而对于部分房颤合并心衰的患者，CRT同样可以显示出其独特的优越性。众多临床研究证明，符合标准的NYHA分级Ⅲ～Ⅳ级患者植入CRT后确实可以降低全因死亡率和心衰恶化的风险[6]。

在最新指南中，永久性或者长期持续性房颤患者发生心功能不全时，如果满足以下两种情况，可以考虑CRT治疗：①存在中到重度心衰，并且有血流动力学不稳定；②心衰时心室率较快，需要通过房室结消融来控制心室率。

关于房颤合并心衰患者接受CRT治疗的效果，目前缺少充足的随机对照试验结果来证实。目前的研究表明，房颤心律的心衰患者接受CRT治疗时，对CRT无反应的风险明显高于窦性心律者；而且患者生存质量和6 min步行试验的结果改善情况都相对不显著。这一结果的产生主要是由于房颤患者快速而不规则的心室率使得很难获得充分的双心室起搏的效果。为了更好地达到双心室起搏，使CRT发挥出更大的作用，很多学者尝试联合房室结消融的治疗手段。房室结消融的时机可以选择在CRT植入时，也可以选择在CRT植入数周以后[7]。

2013年欧洲心律学会（EHRA）和ESC联合颁布的《心脏起搏器和再同步化治疗指南》中推荐，对于充分药物治疗后心功能仍为NYHA分级Ⅲ～Ⅳ级的房颤患者，如果其LVEF小于35%且QRS波群宽度大于120 ms，则建议植入CRT；若植入后无法达到充分的双心室起搏，则需要进行房室结消融治疗。另外一方面，还有学者认为这种CRT联合房室结消融的方法还是不能很好地发挥出CRT的优势，原因在于房颤患者的特殊心房节律使得患者无法通过CRT来实现心房、心室运动的同步性[8]。总之，CRT在房颤合并心衰领域的治疗效果和前景都需要更多的临床研究结果加以证实和明确。

三、心室起搏对心功能的影响

起搏器的功能之一是使心功能达到最佳状态或者趋于稳定，依赖于变时功能、房室同步、心室激动顺序和心室起搏位点等几方面。1958年第一台心脏起搏器植入人体以来，右心室心尖部成为最常用的心室起搏部位，优点是便于电极导线植入及定位，术后脱位率低，起搏阈值稳定。起搏治疗可以提高患者的心率，增加心排血量，但最大弊端是右心室心尖部起搏（RVP）后，心室的激动顺序改变，进而引起心室电-机械活动的异常，长期起搏治疗后可能会引起心室产生一系列不良的电重构和机械重构[9]。

早在1925年人们就在动物研究中发现，RVP时左右心室收缩不同步，导致其整体射血分数下降，并且舒张功能也受到影响。目前多项临床与基础研究均已证实长期RVP可引起左心室扩张、功能下降，并可能诱发或加重心衰[10-12]。

（一）起搏治疗对心动过缓患者心功能的影响

1990年Karpawich等对幼犬行4个月右心室VVI起搏后发现，右心房压力及肺动脉压升高，心内膜活检可见肌纤维排列紊乱，存在营养不良性钙化，浦肯野细胞增大及线粒体大小不一、排列紊乱。嗣后动物实验均提示起搏后心肌细胞发生一系列组织学改变。Karpawich等对8例RVP 3～12年的先天性完全性房室传导阻滞的患儿和8名正常儿童进行心内膜活检，发现起搏后儿童心内膜也有类似的组织学改变，即肌纤维的大小不一，存在纤维化、脂肪沉积和粥样硬化以及线粒体的改变，推测长期右心室心尖部起搏可以从细胞及亚细胞水平影响心肌的发育。

研究发现长期RVP后左心室收缩功能降低，进而引起整个心脏功能的改变。Tantengco等对24例患儿长期RVP后平均随访9.5年，发现左心室收缩和舒张功能均降低。而Vatasescu等对45例传导阻滞患儿长期RVP后平均随访58.69个月，发现长期RVP后左心室收缩功能并未见明显变化。Pamela等对18例完全性房室传导阻滞患儿平均随访7.8年，发现长期RVP后左心室收缩功能未见明显减退，BNP亦无显著改变，仅舒张功能有轻微减低，这种舒张功能的减低随起搏时间延长而越发显著，但与植入年龄无关。Jeffrey等对63例先天性完全性传导阻滞的患儿研究发现，起搏后心功能的改变与随访时间相关性并不是很大（平均随访约9.9年，4例在随访约15.1年时发生明显的左心室功能障碍）。需进一步研究来确定起搏后心功能恶化的影响因素。

（二）非右心室心尖部起搏

鉴于右心室心尖部起搏对心脏结构和功能的不利影响，临床医师尝试其他部位起搏，如右心室流出道、希氏束或者希氏束旁起搏及左心室起搏等，以期获得可以替代右心室心尖部的起搏部位。已有的研究表明右心室流出道间隔部、希氏束及希氏束旁起搏后的血流动力学及心功能指标，都要明显优于右心室心尖部起搏，长期起搏对左心室的结构和功能影响较右心室心尖部起搏小。因此对于心室起搏依赖的患者，可应用右心室心尖部以外的部位进行起搏，或能减少起搏对心功能可能产生的潜在影响。

四、心房颤动时心室率的平滑与心功能

房颤对患者的危害在于：①引发症状；②损害心功能；③合并血栓栓塞；④导致恶性室性心律失常等。房颤对心功能的影响来自三个方面：①房室同步机械活动的丧失；②心室率增快；③心室节律不整。现行房颤的治疗对策大致为：对阵发性房颤患者应争取恢复与维持窦性心律；对持续性房颤患者应控制心室率和有效抗凝。显然，这一对策在持续性房颤的处理上尚未涉及心室率的规则化或称心率的平滑问题[13]。

心室率不规则对房颤患者的意义，不仅仅是引起主观症状的原因之一，也不仅仅是长短周期现象触发恶性室性心律失常的潜在威胁，还在于其直接影响血流动力学[14]。

众所周知，一个完整的心动周期由收缩期和舒张期组成，后者又由等容舒张期、快速充盈期、慢充盈期及心房收缩期组成。心率的快慢调节着收缩期和舒张期各时程的长短。早搏的发生能使由基础心率“预先设定”的心动周期突然终止，终止部位可在心房收缩期、缓慢充盈期、快速充盈期甚或收缩期，从而影响心室的充盈，影响心室的搏出功能。停搏的发生使由基础心率“预先设定”的心动周期不能正常结束，由于没有电活动触发的心肌机械收缩，心室持续保持最大舒张压，却不能关闭房室瓣，更不能打开半月瓣，从而形成舒张期的二尖瓣反流。心房颤动时心室的无规则收缩，心动周期的长短不一，血流动力学的状态均受到心率不规则的不同程度影响，对已有心功能不全者，这种影响尤为显著[15]。

对这一问题，还可从另一角度来探讨：房颤时超声多普勒的检查可观察到A峰消失、EE间期的不等和E峰的高低不等。此外，在长短不一的RR间期中，RR间期长短配对的短RR间期时发现E峰不完整甚至消失，而长RR间期时可观察到二尖瓣的舒张期反流。E峰反映的是跨二尖瓣快速充盈期血流的速度和流量，是舒张功能的重要指标，它的消失和不完整性提示心室舒张功能的降低[16]。

文献显示，房性期前收缩（房早）和房颤分别使冠状动脉血流量降低5%和40%、使脑循环血流量降低8%和14%、使肾循环血流量降低8%和20%、使肠循环血流量降低9%和34%，使皮肤和肌肉内血管反射性收缩，显得苍白、湿冷甚或发绀。外周血管阻力升高，是心功能下降的结果，也是促发心衰发生和恶化的重要因素。因此，房颤是心房机械功能的丧失、心室率增快和心室率不规则的综合结果，而房早的血流动力学的影响主要归结于心室率的不规则。

显然，面对房颤治疗的对策时，不仅需要考虑节律和心室率的处理，还应当考虑心室率的平滑问题。平滑程度可用相邻的RR间期差值表示，也称逐跳的规则性。

目前尚无药物平滑房颤心室率的研究报告。心室率减慢的同时，RR间期是否相对规则也缺乏深入的探讨。但在起搏领域，却已开始了这方面的工作。目前双腔起搏器处理房速时的心室跟踪时，为减少心室率的起伏太大，已设计了心室率平滑（rate smoothing）功能。在对房颤心室率的规整化处理上，心室率稳定程序（ventricular rate stabilization，VRS）的设计思想与心室率平滑功能相似：即当自身激动缩短了RR间期时，则下一次起搏周期值将为该RR间期加预先设置的增益间期，此后逐跳类推，连续以增益间期的量逐渐延长起搏周期，直至出现自身心率或达到基本的起搏周期以

上。初步研究的结果显示，心室率稳定程序可有效地使房颤患者的心室率规整或平滑，却不显著影响平均心室率，对患者的生活质量有一定的改善，研究中75%的患者愿意选择心室率稳定程序[17]。

综上所述，房颤心室率的平滑或规则化是一个不容忽视的问题，尤其对心功能不全的患者。但是，药物方面乏善可陈，起搏方面资料有限（还有适应证的限制）。因此，在充分讨论心律维持和心室率控制的同时，应对此进行深入的研究。

（孙玉杰　李晓　张海澄）

参考文献

[1] Lee DS，Gona P，Vasan RS，et al. Relation of disease pathogenesis and risk factors to heart failure with preserved or reduced ejection fraction. Insights from the Framingham Heart Study of the National Heart，Lung，and Blood Institute. Circulation，2009，119：3070-3077.

[2] Maggioni AP，Dahlstrom U，Filippatos G，et al. EURObservational Research Programme：regional differences and 1-year follow-up results of the Heart Failure Pilot Survey. Eur J Heart Fail，2013，15：808-817.

[3] 中华医学会心血管病学分会，中华心血管病杂志编辑委员会. 中国心力衰竭诊断和治疗指南2014. 中华心血管病杂志，2014，42（2）：98-121.

[4] 崔建，万里燕，马雪静. 心室率控制与节律控制治疗心房颤动合并心力衰竭的系统评价. 中华老年心脑血管病杂志，2010（2）：110-113.

[5] Brignole M，Auricchio A，Baron-Esquivias G，et al. 2013 ESC Guidelines on cardiac pacing and cardiac resynchronization therapy. The Task Force on cardiac pacing and resynchronization therapy of the European Society of Cardiology（ESC）. Developed in collaboration with the European Heart Rhythm Association（EHRA）. Europace，2013，15（8）：1070：1118.

[6] Wilton SB，Leung AA，Ghali WA，et al. Outcomes of cardiac resynchronization therapy in patients with versus those without atrial fibrillation：a systematic review and meta-analysis. Heart Rhythm，2011，8：1088-1094.

[7] Ganesan AN，Brooks AG，Roberts-Thomson KC，et al. Role of AV nodal ablation in cardiac resynchronization in patients with coexistent atrial fibrillation and heart failure a systematic review. J Am Coll Cardiol，2012，59：719-726.

[8] Gregory Y. H.，Frank R. Heinzel，et al. European Heart Rhythm Association/Heart Failure Association joint consensus document on arrhythmias in heart failure，endorsed by the Heart Rhythm Society and the Asia Pacific Heart Rhythm Society. European Journal of Heart Failure，2015，17：848-874.

[9] Roy D，Talajic M，Nattel S. et al. Rhythm control versus rate control for atrial fibrillation and heart failure. N Engl J Med，2008，358：2667.

[10] Neuberger HR，Mewis C，van Veldhuisen DJ，et al. Management of atrial fibrillation in patients with heart failure. Eur Heart J，2007，28：2 568.

[11] Imad AN，Anissa B，Jean-Se bastien H，et al. Prevention of atrial fibrillation onset by beta—blocker treatment in heart failure：a metaanalysis. Eur Heart J，2007，28（4）：457.

[12] 陈智军. 心力衰竭合并心房颤动的关系及合理治疗策略. 中国心脏起搏与心电生理杂志，2010，24（6）：536-538.

[13] Meier B，Blaauw Y，Khattab AA，et al. EHRA/EAPCI expert consensus statement on catheter-based left atrial appendage occlusion. Europace，2014，16：1397-1416.

[14] Sandhu RK，Hohnloser SH，Pfeffer MA，et al. Relationship between degree of left ventricular dysfunction，symptom status，and risk of embolic events in patients with atrial fibrillation and heart failure. Stroke，2015，46：667-672.

[15] McMurray，Van Veldhuisen. Beta blockers，atrial fibrillation，and heart failure. Lancet，2014，384：2181-2183.

[16] O'Neal WT，Qureshi W，Zhang ZM，et al. Bidirectional association between atrial fibrillation and congestive heart failure in the elderly. *Journal of cardiovascular medicine*（*Hagerstown，Md.*），2016，17：181-186.

[17] Annoni G，Mazzola P. Real-world characteristics of hospitalized frail elderly patients with atrial fibrillation：Can we improve the current prescription of anticoagulants? Journal of geriatric cardiology，2016，13：226-232.

第十四章　老年急性冠状动脉综合征合并心房颤动患者的抗凝及抗血小板治疗

中国是房颤患病大国，总的患病率约为0.77%，发生率随年龄的增加而显著增加，60岁后房颤发病率每10年增加1倍；80岁以上人群发病率达到10%，高危心脏病患者人群中可达30%，冠心病患者中房颤的患病率为2.6%，相比一般人群患病率明显增加，预计全国房颤患病人数约1000万[1]。Framingham研究证实房颤患者一生中卒中概率为35%，栓塞的总发生率为每年5%；因此有效地抗栓治疗，尤其是抗凝治疗是减少房颤导致卒中及死亡的重要措施。我国的人群房颤患病率、年龄、性别、病因分组等均和国外相关资料所显示的趋势接近，脑卒中发病率高，但服药情况十分不理想，其中华法林服用率为1.7%，阿司匹林为37.9%[1]。因急性冠脉综合征（acute coronary syndromes，ACS）住院的患者中2.3%～21%合并房颤[2]。欧洲资料显示约有一百万至两百万口服抗凝药的房颤患者需要经皮冠状动脉介入治疗（percutaneous coronary intervention，PCI）。房颤患者PCI术后长期随访全因死亡率、缺血性脑卒中及颅内出血发生率较其他人群明显增加，对ACS后合并房颤或已发房颤合并ACS的患者如何进行安全、有效的抗栓治疗策略日益成为研究的热点及临床实践的难点[3]。

一、老年急性冠脉综合征合并房颤患者抗栓治疗面临的挑战

CHA_2DS_2-VAS_C评分系统被推荐用于评估房颤患者卒中风险，较经典的CHA_2DS_2评分系统更好地筛查出卒中低危人群[4]；大多数房颤患者具有长期抗凝适应证，而其中约20%～30%的患者同时合并冠心病；急性冠脉综合征（ACS）是冠心病患者住院的主因，依据2014年美国心脏病协会（AHA）及2015年欧洲心脏病学会（ESC）指南，ACS患者均需要一年的双联抗血小板治疗，无论是否接受PCI治疗。但是，ACTIVE-A及ACTIVE-W试验结果证实卒中预防效果：华法林＞双重抗血小板＞阿司匹林；口服双联抗血小板预防心房颤动导致卒中的效果明显弱于口服抗凝药物（oral anticoagulations，OAC），同时使用OAC不能减少支架内血栓形成。ACS合并房颤患者较单纯ACS或房颤患者的心源性死亡风险及总死亡率都显著升高[5]，ACS合并房颤患者的抗栓治疗仍是临床的一大挑战[6]。针对房颤及急性冠脉综合征患者的评估及治疗，AHA/ESC均制定了指南供临床医师参考，但对于急性冠脉综合征合并房颤患者，临床抗栓治疗方案需要平衡缺血性卒中、血栓栓塞、再发心肌缺血\梗死、支架内血栓及出血风险，才有可能取得临床净获益。此种临床情况十分复杂，一直缺少足够的循证医学证据，指南中并没有详细阐明具体的治疗方案，只是提出了供临床医生参考的治疗原则，但是都缺乏临床实践的可操作性。

二、老年急性冠脉综合征合并房颤患者抗栓治疗的探索

ESC抗栓工作组《2010年房颤合并ACS±PCI的抗栓治疗专家共识》是第一份有关这一临床难题的共识文件[7]，随后北美专家共识也采纳了该共识的主要观点[8-9]。2010年后新型口服抗凝药物（new oral anticoagulations，NOAC）在房颤患者预防卒中领域取得了诸多的循证医学证据，同时华法林有效抗凝治疗时间（time in the therapeutic range，TTR）也被研究关注[10]；同时，新一代药物洗脱支架的诸多研究证实了其优于早期药物洗脱支架的安全性，部分药物洗脱支架缩短了对双联抗血小板治疗时间的要求；此外，随着经导管主动脉瓣植入术（transcatheter aortic valve implantation，TAVI）、经皮二尖瓣修复术等新技术的应

用，相关技术的研究中抗凝治疗策略也取得了许多新的结果[11-12]。

WOEST 研究[13]是世界上首个针对长期接受抗凝治疗的房颤患者接受 PCI 治疗后的合并应用单药抗血小板治疗（阿司匹林或氯吡格雷）或双联抗血小板治疗（阿司匹林＋氯吡格雷），长期安全性及有效性的全球多中心、开放、随机对照研究，研究发现在长期抗凝且行 PCI 治疗的患者中，相较双联抗血小板联合华法林治疗，氯吡格雷单药联合华法林可在不增加血栓事件的基础上，使总出血风险下降（重大出血事件风险无明显下降），血栓发生率尤其是支架内血栓发生率没有明显升高，而且经过 12 个月的氯吡格雷单药联合华法林治疗死亡率明显下降，这一研究结论首次为此类高危患者的抗栓治疗提供了循证医学的证据。但是，WOEST 研究也有一定的局限性，仅有 69％的患者因为房颤接受了抗凝治疗、70％～75％的患者为择期 PCI、股动脉入径占 74％（增加了手术入路部位的出血）、PPI 制剂没有常规使用，并且主要终点中“全部出血事件”以小出血事件为主等使引发出血的混杂因素增加且难以控制分析[14]；此外其中的三联抗血栓治疗（华法林联合阿司匹林＋氯吡格雷）持续 12 个月也使得出血风险明显增加，试验设计与欧美共识推荐的必要三联抗血栓治疗应持续最短时间[15]不符；虽然该试验内证明了 OAC 联合氯吡格雷的有效性和安全性，但是研究人群较少尚不足以有效评估支架内血栓或死亡等临床结局。

此外，更大规模的丹麦国家队列研究[16]显示，双联抗血栓治疗较三联抗血栓治疗降低出血风险，且不增加血栓栓塞风险。一项 meta 研究[17]显示，三联抗血栓治疗较非三联治疗显著降低卒中风险，而心梗风险相当，但是两种治疗策略的全因死亡率相当，主要是因为三联抗血栓治疗策略的大出血风险显著增加，抵消了卒中风险降低带来的获益。

三、老年急性冠脉综合征合并房颤患者抗栓治疗中需要合理应用评分系统

ACS 患者合并永久性、阵发性或持续性非瓣膜房颤时，缺血、血栓形成还有出血并发症增加，这与死亡率增加相关，所以对于患者个体的治疗决策应考虑血栓形成和出血风险。根据最新的《ESC 心房颤动患者管理指南》建议，卒中风险的评估应使用 CHA_2DS_2-VASc 评分；患者血栓形成风险高时通常合并高出血风险，应使用 HAS-BLED 评分评估患者出血风险[18]。我国的现行心房颤动患者管理指南常用的卒中风险评分系统为 $CHADS_2$，而近期发表的 meta 分析显示在东亚房颤人群中 CHA_2DS_2-VASc 评分相比 $CHADS_2$ 评分更易确定真正低风险患者，利于卒中的有效预防并减少对低危患者的不必要抗凝治疗，建议亚洲指南中使用 CHA_2DS_2-VASc[19]；同时使用 HAS-BLED 评分确定房颤患者出血风险大小，用于房颤合并 ACS 患者出血风险分层[20]；无论是否口服抗凝药物，HAS-BLED 评分对出血事件均有较高的预测价值[21]。在 ACS 接受三联抗血栓治疗的患者中，HAS-BLED 评分对预测出血风险同样有诊断价值[22]。在《2014 年非瓣膜病房颤合并急性冠脉综合征和拟接受经皮冠状动脉或瓣膜介入术的患者的抗栓治疗管理共识》中，根据 CHA_2DS_2-VASc 评分和 HAS-BLED 评分及患者冠心病危险分层、分型提供了详细的治疗推荐[23]。

四、老年急性冠脉综合征合并房颤患者 PCI 术后及二级预防策略

接受 PCI 治疗的房颤患者，目前临床主要应用四种抗栓策略：三联抗血栓治疗［口服抗凝药（维生素 K 拮抗剂或 NOAC）＋阿司匹林＋氯吡格雷］，双重抗血栓治疗［口服抗凝药（维生素 K 拮抗剂或 NOAC）＋单药抗血小板］，双重抗血小板及单独口服抗凝药治疗。欧洲心脏节律协会的欧洲抗栓治疗调查结果显示：有 33.3％首选 NOAC，48.5％首选维生素 K 拮抗剂，接受 PCI 治疗的房颤患者中仅有 12％的中心选择新型口服抗凝药联合双重抗血小板治疗[24]。Oldgren J 等的研究发现，新发 ACS 患者口服抗凝药的随机临床Ⅱ期和Ⅲ期试验显示，双联抗血小板加用口服抗凝药降低了主要不良心血管事件（MACE）发生率，但也伴随着出血风险的明显增加，而 MACE 的降低水平低于出血风险增加的水平（HR：0.87，95％ CI：0.80～0.95 *vs.* HR：2.34，95％ CI：2.06～2.66）[25]。丹麦一项全国研究显示在新发心梗或接受 PCI 治疗的房颤患者中，三联抗血栓治疗患者出血事件发生率高于华法林、单药抗血小板、双重抗血小板和华法林＋单药抗血小板治疗，而且 30 天内的出血发

生率三联抗血栓治疗（22.6%）＞华法林＋单药抗血小板（20.35%）＞双重抗血小板（14.3%）＞华法林（8.4%），随着出院后时间的延长，出血发生率呈下降趋势，但是仍以三联抗血栓治疗最为显著；减少三联抗血栓治疗强度时出血风险仍明显增加。出现这一结果考虑与三联抗血栓治疗没有与出血风险相关的安全治疗窗有关[16]。

ACS的二级预防中维生素K拮抗剂（VKA）至少和阿司匹林同样有效。抗栓治疗策略的选择应结合CHA_2DS_2-VASc评分、HAS-BLED评分、急诊/择期PCI、支架类型及术后血栓形成/栓塞时间特点为不同时间选择合适的抗栓治疗。《2010ESC血栓工作组共识》推荐择期裸支架置入后持续使用三联抗血栓治疗1个月，择期药物洗脱支架置入后持续使用三联抗血栓治疗3～6个月，对于ACS患者无论置入什么类型支架均使用6个月，然后一种抗血小板药物联合一种抗凝药物治疗长达12个月，最后终身单药抗凝治疗[7]。

五、老年急性冠脉综合征合并房颤患者抗栓策略推荐

2010年后针对老年急性冠脉综合征合并房颤患者的临床研究取得的众多证据，ESC抗栓工作组综合多个组织的专家意见推出了《2014年非瓣膜病房颤合并急性冠脉综合征/拟接受经皮冠状动脉或瓣膜介入术的患者的抗栓治疗管理共识》：三联抗血栓治疗越短越好，其后口服抗凝药加单独抗血小板治疗（最佳为氯吡格雷75 mg/d，或阿司匹林75～100 mg/d替代）。三联抗血栓治疗的时长需要考虑：急诊/择期手术，出血风险（HAS-BLED评分），支架类型（DES或者BMS）。共识推荐非瓣膜房颤患者口服抗凝药可以选择控制合适剂量的VKA（治疗范围＞70%）或NOAC[23]；共识详细推荐如下。

（一）非ST段抬高型急性冠脉综合征（NSTEACS）

1. NSTEACS合并房颤患者12个月内抗栓策略推荐

（1）中-高风险的NSTEACS合并房颤低出血风险的患者（HAS-BLED 0～2分）

应接受双重抗血小板治疗（阿司匹林＋氯吡格雷）联合口服抗凝药（NOAC或VKA）（Ⅱa，C）。

（2）中-高风险的NSTEACS患者首选早期有创治疗（24 h内），应快速制定治疗策略（药物、PCI、CABG）及确定最佳抗栓治疗方案（Ⅱa，C）。

（3）此类患者应该避免使用GPⅡb/Ⅲa拮抗剂预处理。

（4）24 h内行早期侵入的冠状动脉造影术前应避免P2Y12受体拮抗剂预处理。

（5）ACS患者，通常给予阿司匹林、氯吡格雷、肝素（普通肝素或依诺肝素）或比伐卢定或GPⅡb/Ⅲa拮抗剂。当存在缺血和出血风险时可能倾向于停用口服抗凝药（普通肝素或依诺肝素）治疗，普通肝素或比伐卢定仅作为紧急治疗（但应避免联合使用GPⅡb/Ⅲa拮抗剂），或者如果VKA使用者且INR≤2，急需额外抗栓治疗时权衡大出血风险和血栓负荷后使用（Ⅱb，C）。

（6）延迟转运的低风险ACS患者，当入院后超过24 h行有创治疗，倾向于停用口服抗凝药并以普通肝素（50～70 IU/kg），监测ACT范围（250 s～300 s）或依诺肝素“桥接”。就NOAC而言，需要停用36～48 h（依据各种药物的生物半衰期和实际肾功能决定停用时间）（Ⅱb，B）。

（7）当高出血风险的患者需要使用胃肠道外抗凝治疗时，可以考虑比伐卢定替代普通肝素（Ⅱa，A）。

（8）当低出血风险患者需要使用胃肠道外抗凝治疗时，可以考虑比伐卢定替代普通肝素（Ⅱa，B）。

（9）低出血风险（HAS-BLED为0～2分）的ACS合并房颤患者，建议起始的三联抗血栓治疗（OAC、阿司匹林和氯吡格雷）在PCI后持续使用6个月（无论支架类型）；序贯口服抗凝药联合氯吡格雷75 mg/d（或阿司匹林75～100 mg/d替代）至12个月（Ⅱa，C）。

（10）在CHA_2DS_2-VAS_C评分≥2分的低出血风险（HAS-BLED 0～2分）的患者，可以考虑持续三联抗血栓或双联抗血栓治疗即口服抗凝药（NOAC或VKA）和氯吡格雷，治疗时间6～12月（Ⅱb，C）。

（11）在高出血风险（HAS-BLED≥3分）的ACS合并房颤患者，起始三联抗血栓治疗时间为PCI术后4周（无论支架类型）；接着口服抗凝药联合单独抗血小板药物（氯吡格雷75 mg/d首选或阿司匹林75～100 mg/d替代）长期治疗12个月（Ⅱa，C）。

(12) 在高出血风险（HAS-BLED≥3 分）和低血栓形成/再发缺血事件风险的患者，可以考虑口服抗凝药联合氯吡格雷 75 mg/d 治疗替代三联抗血栓治疗（Ⅱb，C)。

2. NSTE-ACS 合并房颤患者长期（12 月以上）抗栓策略推荐

(1) 长期抗栓治疗（超过 12 个月）推荐所有患者使用 VKA 或一种 NOAC（Ⅰ，B)。

(2) 在一些特殊情况如左主干、前降支近段或近段分叉病变置入支架、再发心梗等可以考虑使用口服抗凝药联合一种抗血小板药物（氯吡格雷 75 mg/d 首选或阿司匹林 75～100 mg/d 替代）（Ⅱb，B)。

(3) 替格瑞洛或普拉格雷联合口服抗凝药仅可以考虑用于以下特殊情况：如确定在使用氯吡格雷、阿司匹林和口服抗凝药时出现了支架内血栓（Ⅱb，C)。

（二）STEMI 合并房颤患者抗栓策略推荐

1. STEMI 合并房颤患者 12 月内抗栓策略推荐

(1) 房颤患者合并 STEMI 可能接受直接 PCI 治疗及常规阿司匹林、氯吡格雷和普通肝素或比伐卢定；紧急情况下，某些患者可以使用 GPⅡb/Ⅲa 拮抗剂。联合抗栓治疗发生出血事件时，倾向于暂时停用口服抗凝药。

(2) 不推荐定期或常规使用 GPⅡb/Ⅲa 拮抗剂和新型 P2Y12 拮抗剂（Ⅱb，B)。

(3) STEMI 时，桡动脉入径直接 PCI 是避免手术出血的最佳方式（Ⅰ，A)

(4) 低出血风险（HAS-BLED 0～2 分）患者，初始三联治疗应考虑持续 6 个月（不考虑支架类型)；接着口服抗凝药联合氯吡格雷 75 mg/d（或阿司匹林 75～100 mg 替代）至 12 个月（Ⅱa，C)。

(5) CHA_2DS_2-VAS_C 评分≥2 分且低出血风险（HAS-BLED 0～2 分）的患者，建议持续三联抗血栓或双联抗血栓治疗即口服抗凝药（NOAC 或 VKA）和氯吡格雷，治疗时间 6～12 月（Ⅱb，C)。

(6) 高出血风险（HAS-BLED≥3 分）的患者合并房颤，建议起始三联抗血栓治疗时间为 PCI 术后 4 周（不考虑支架类型)；序贯 OAC 联合单独抗血小板药物（氯吡格雷 75 mg/d 首选或阿司匹林 75～100 mg/d 替代）治疗 12 个月（Ⅱa，C)。

(7) CHA_2DS_2-VAS_C 评分＜2 分且高出血风险（HAS-BLED≥3 分）患者，可以考虑 OAC 联合氯吡格雷 75 mg/d 治疗替代三联抗血栓治疗（Ⅱb，B)。

2. STEMI 合并房颤患者长期（12 月以上）抗栓策略推荐

(1) 长期抗栓治疗（超过 12 月）推荐所有患者使用 VKA 或一种 NOAC（Ⅰ，B)。

(2) 在一些特殊情况如左主干支架置入、近段分叉病变、再发心梗等可以考虑使用 OAC 联合一种抗血小板药物（氯吡格雷 75 mg/d 首选或阿司匹林 75～100 mg/d 替代）（Ⅱb，B)。

（三）老年急性冠脉综合征合并房颤患者抗栓策略中新型 P2Y12 受体拮抗剂的应用建议

替格瑞洛或普拉格雷联合 OAC 仅建议用于以下特殊情况：在使用氯吡格雷或阿司匹林联合 OAC 时发生支架内血栓（Ⅱb，C)。

（刘兵）

参考文献

[1] 周自强，胡大一，陈捷，等. 中国心房颤动现状的流行病学研究. 中华内科杂志，2004，43 (7)：491-494.

[2] SchmittJ，DurayG，Gersh BJ，et al. Atrial fibrillationin acute myocardial infarction：a systematic review of the incidence，clinical features and prognostic implications. EurHeartJ，2009，30：1038-1045.

[3] Kralev S，Schneider K，Lang S，et al. Incidence and severity of coronary artery disease in patients with atrial fibrillation undergoing first-time coronary angiography. PloS One，2011，6：e24964.

[4] LipGY，Nieuwlaat R，Pisters R，et al. Refining clinical risk stratification for predicting stroke and thromboembolism in atrial fibrillation using a novel risk factor-based approach：the euro heart survey on atrial fibrillation. Chest，2010，137：263-272.

[5] Bang CN，Gislason GH，Greve AM，et al. New-onset atrial fibrillation is associated with cardiovascular events leading to death in a first time myocardial infarctionpopulation of 89703 patients with long-term follow-up：a Nation wide Study. J Am Heart Assoc，2014，3：e000382.

[6] Lip GY，Huber K，Andreotti F，et al. Management of

antithrombotic therapy in atrial fibrillation patients presenting with acute coronary syndrome and/or undergoing percutaneous coronary intervention/ stenting. Thromb Haemost, 2010, 103: 13-28.

[7] LipG, Huber K, AndreottiF, et al. Consensus Document of European Society of Cardiology Working Group on Thrombosis. Antithrombotic management of atrial fibrillation patients presenting with acute coronary syndrome and/or undergoing coronary stenting: executive summary—a Consensus Document of the European Society of Cardiology Working Group on Thrombosis, endorsed by the European Heart Rhythm Association (EHRA) and the European Association of Percutaneous Cardiovascular Interventions (EAPCI). Eur Heart J, 2010, 31: 1311-1318.

[8] Faxon DP, Eikelboom JW, Berger PB, et al. Consensus document: antithrombotic therapy in patients with atrial fibrillation undergoing coronary stenting. A North-American perspective. Thromb Haemost, 2011, 106: 572-584.

[9] Huber K, Airaksinen KJ, Cuisset T, et al. Antithrombotictherapy in patients with atrial fibrillation undergoing coronary stenting: similarities and dissimilarities between North America and Europe. Thromb Haemost, 2011, 106: 569-571.

[10] Lip GY. Recommendations for thromboprophylaxis in the 2012 focused update ofthe ESC guidelines on atrial fibrillation: a commentary. J Thromb Haemost, 2013, 11: 615-626.

[11] Mok M, Urena M, Nombela-Franco L, et al. Clinical and prognostic implications of existing and new-onset atrial fibrillation in patients undergoing transcatheter-aortic valve implantation. J Thromb Thrombolysis, 2013, 35: 450-455.

[12] Tamburino C, Ussia GP, Maisano F, et al. Percutaneous mitral valve repair with the MitraClip system: acute results from a real world setting. Eur Heart J, 2010, 31: 1382-1389.

[13] Dewilde WJ, Oirbans T, Verheugt FW, et al. Use of clopidogrel with or without aspirin in patients taking oral anticoagulant therapy and undergoing percutaneous coronary intervention: an open-label, randomised, controlled trial. Lancet, 2013, 381: 1107-1115.

[14] Dewilde WJ. Use of clopidogrel with or without aspirin in patients taking oral anticoagulant therapy and undergoing percutaneous coronary intervention: an open-label, randomised, controlled trial. Lancet, 2013, 381: 1107-1115.

[15] Marin F, et al. Antithrombotic therapy in atrial fibrillation and stent implantation: treatment or threats by the use of triple or dual antithrombotic therapy. Thromb Haemost, 2013, 110: 623-625.

[16] Lamberts M, Olesen JB, Ruwald MH, et al. Bleeding after initiation of multiple antithrombotic drugs, including triple therapy, in atrial fibrillation patients following myocardial infarction and coronary intervention: a nationwide cohort study. Circulation, 2012, 126: 1185-1193.

[17] Gao F, Zhou YJ, Wang ZJ, et al. Meta-analysis of the combination of warfarin and dual antiplatelet therapy after coronary stenting in patients with indications for chronic oral anticoagulation. Int J Cardiol, 2011, 148: 96-101.

[18] Gorenek B, Blomström Lundqvist C, et al. Cardiac arrhythmias in acute coronary syndromes: position paper from the joint EHRA, ACCA, and EAPCI task force. Europace, 2014, 16 (11): 1655-1673.

[19] Xiong Q, Chen S, Senoo K, et al. The CHADS2 and CHA2DS2-VASc scores for predicting ischemic stroke among East Asian patients with atrial fibrillation: Asystemic review and meta-analysis. Int J Cardiol, 2015, 195: 237-242.

[20] Lip GYH, Andreotti F, Fauchier L, et al. Bleeding risk assessment and management in atrial fibrillation patients: a position document from the European Heart Rhythm Association, endorsed by the European Society of Cardiology Working Group on Thrombosis. Europace, 2011, 13: 723-746.

[21] Rolda′n V. Predictive value of the HAS-BLED and ATRIA bleeding scores for the risk of serious bleeding in a "real-world" population with atrial fibrillation receiving anticoagulant therapy. Chest, 2013, 143: 179-184.

[22] Smith JG. Triple antithrombotic therapy following an acute coronary syndrome: prevalence, outcomes and prognostic utility of the HAS-BLED score. Euro Intervention, 2012, 8: 672-678.

[23] Lip GYH. Management of antithrombotic therapy in atrial fibrillation patients presenting with acute coronary syndrome and/or undergoing percutaneous coronary or valve interventions: a joint consensus document of the European Society of Cardiology. Working Group on Thrombosis, European Heart Rhythm Association [EHRA], European Association of Percutane-

ous Cardiovascular Interventions [EAPCI] and European Association of Acute Cardiac Care [ACCA]. Eur Heart J，2014，35 (45)：3155-3179.

[24] Torben B，jerregaard Larsen. Preference for oral anticoagulation therapy for patients with atrial fibrillation in Europe in different clinical situations：results of the European Heart Rhythm Association Survey. Europace，2015，17：819-824.

[25] Oldgren J. New oral anticoagulants in addition to single or dual antiplatelet therapy after an acute coronary syndrome：a systematic review and meta-analysis. Eur Heart J，2013，34：1670-1680.

第十五章 老年人血脂异常概况及调脂策略

一、概况

动脉粥样硬化性心血管疾病（atherosclerotic cardiovascular disease，ASCVD）是导致死亡和影响生活质量的主要疾病[1]。血脂异常是 ASCVD 可控的独立危险因素之一。随着社会老龄化加剧，截至 2015 年老年人口占比已超过全国总人口的 10%，因此，老年人血脂异常的防控具有重要意义。

2010 年我国一项 19 981 名≥60 岁居民流行病学调查数据显示，血脂异常患病率分别为：高三酰甘油（甘油三酯）血症 10.8%、高总胆固醇血症 4.9%、低高密度脂蛋白胆固醇血症 41.2%和高低密度脂蛋白胆固醇血症 3.6%，城市高于农村、女性高于男性[2]，较 2002 年中国居民营养与健康状况调查结果相比有明显上升的趋势。然而同年研究结果显示，≥60 岁居民血脂异常知晓率为 18.74%、治疗率为 12.05%、控制率为 6.94%[3]。2012 年一项全国 122 个中心参与的 Dysis-China 研究调查了 25 697 名高脂血症患者（其中 51.7%≥65 岁），结果显示，服用调脂药物的极高危、高危人群低密度脂蛋白胆固醇（LDL-C）达标率为 29.7%和 54.8%[4]。可见老年人血脂控制情况虽然较前有所好转，但仍有部分老年人未能得到有效的治疗。

老年人往往合并多种疾病，对药物治疗的反应不同于年轻人，对于调脂药物是否能带来获益以及对药物治疗安全性的担忧一直存在，并因此导致了国内外老年人血脂异常治疗不足的现状[5]。

二、老年人血脂异常的治疗原则

近 5 年国际上先后发布了 4 个血脂相关指南，分别来自欧洲心脏病学会和欧洲动脉粥样硬化学会（ESC/EAS）[6]、国际动脉粥样硬化协会（IAS）[7]、美国心脏病学会和美国心脏协会（ACC/AHA）[8]及美国国家脂质协会（NLA）[9,10]，具体指南比较见表 15-1。指南中除 ACC/AHA 指南取消了具体治疗目标值，其他 3 个指南仍维持了靶目标值这一概念。ACC/AHA 指南突破性地提出了四类他汀类药物受益人群，分别是：①临床存在 ASCVD 者（二级预防）；②原发性 LDL-C 升高≥190 mg/dl 者；③临床无 ASCVD 的糖尿病，年龄 40～75 岁，LDL-C 为 70～189 mg/dl 者；④临床无 ASCVD 或糖尿病，LDL-C 为 70～189 mg/dl，且 10 年 ASCVD 风险≥7.5%者。建议应用新的评估 ASCVD 10 年风险的评估工具替代传统的 Framingham 风险评分。

ACC/AHA 血脂指南针对＞75 岁的患者应用他汀类药物提出了建议，目前拥有足够的证据支持对这一老年人群应用中等强度的他汀类药物进行二级预防，而不是高等强度的他汀类药物；而对于＞75 岁、没有 ASCVD 或糖尿病的患者，目前应用他汀类药物的证据尚不充足。ESC/EAS 指南则是明确提出老年人除了二级预防应用他汀类药物以外，对于一级预防只能用于那些除了年龄以外还具有其他心血管危险因素的患者。IAS 推荐的成人年龄范围上限至 80 岁。而 NLA 指南第 2 部分中对特殊人群，包括老年患者的治疗提出≥65 岁患者，可按更细的年龄分段决策调脂治疗方案。各篇指南虽然略有不同，但一致认为在老年患者开始调脂治疗前，应综合考虑他们的合并疾病情况、降脂治疗耐受程度，以及治疗的优先顺序，同时由医生判断临床上的风险与获益。

我国《2014 年中国胆固醇教育计划血脂异常防治专家建议》[12]根据有无危险因素及 ASCVD，对血脂异常患者进行危险分层。对于无 ASCVD 的心血管低危、中危、高危患者，推荐的 LDL-C 目标值分别为：＜4.1 mmol/L、＜3.4 mmol/L 和＜2.6 mmol/L。2015 年最新发布的《血脂异常老年人使用他汀类药物中国专家共识》[13]推荐治疗目标如表 15-2。

表 15-1 近年指南推荐降脂目标[11]

来源	首要目标（mg/dl）	次要目标	危险分层	针对老年人的建议
ESC/EAS (2011)	LDL-C： 极高危（<70） 高危（<100）	非 HDL-C、ApoB	10 年总致死性 ASCVD 风险 系统性冠状动脉风险评估系统	确诊 ASCVD 患者应使用他汀类药物 无 ASCVD 患者起始他汀类药物治疗，需存在年龄以外≥1 项危险因素
IAS (2013)	LDL-C： 一级预防（<100） 二级预防（<70）	非 HDL-C、ApoB	10 年终身风险评估 Framingham 危险评分（FRS），终身风险池项目 或 QRISK	风险评估及治疗方式适用于≤80 岁成年人 对>80 岁人群无特殊建议
ACC/AHA (2013)	基于文献回顾未推荐或反对治疗靶目标 固定剂量他汀类药物以 LDL-C 降低： 高强度（≥50%） 中等强度（30%～50%） 低强度（<30%）		10 年 ASCVD 风险 终身 ASCVD 风险（可选） 心血管风险汇总队列估计函数 依据是否属于他汀类药物受益人群决定治疗	>75 岁且无 ASCVD 或糖尿病的患者起始治疗需谨慎 >75 岁推荐使用中等强度他汀类药物 新的风险评估方式不适用于>79 岁者
NLA (2014)	非 HDL-C： 低、中、高危（<130） 极高危（<100）	LDL-C、Apo B	定量风险评估（FRS，心血管风险汇总队列估计函数）包括传统方式计数主要危险因素（如年龄、吸烟、高血压）	65～79 岁患者一级预防： 年龄≥65 且<80 岁的 ASCVD 或糖尿病患者，谨慎权衡后可应用中效或强效他汀类药物； ≥80 岁患者二级预防，在与患者充分讨论风险与获益后可考虑应用中等强度他汀类药物

表 15-2 老年人血脂异常调脂治疗目标值［mmol/L（mg/dl）］

临床疾患和（或）危险因素	目标 LDL-C 水平	目标非 HDL-C 水平
ASCVD	<1.8（70）	<2.6（100）
糖尿病+高血压或其他危险因素*	<1.8（70）	<2.6（100）
糖尿病	<2.6（100）	<3.4（130）
慢性肾病（3 或 4 期）	<2.6（100）	<3.4（130）
高血压+1 项其他危险因素*	<2.6（100）	<3.4（130）
高血压或 3 项其他危险因素*	<3.4（130）	<4.1（160）

ASCVD：动脉粥样硬化性心血管疾病；LDL-C：低密度脂蛋白胆固醇；HDL-C：高密度脂蛋白胆固醇

* 其他危险因素包括：年龄（男≥45 岁，女≥55 岁）、吸烟、HDL-C<1.04 mmol/L（40 mg/dl）、体重指数≥28 kg/m²、早发缺血性心血管疾病家族史

三、老年人血脂异常防治的循证医学证据

他汀，即 3-羟基-3-甲基戊二酰辅酶 A 还原酶（HMG-CoA），目前已被大量临床试验证实较其他调脂药物能够更好地降低 LDL-C 水平，并且可由此降低死亡率及主要心血管事件的发生。

（一）一级预防

Brugts 等对 ASPEN、AFCAPS、ALLHAT-LLT 等 10 项研究的 70 000 多名患者进行了 meta 分析，结果显示他汀类药物对于>65 岁无心血管疾病但存在心血管危险因素患者的全因死亡率、主要冠状动脉事件、脑血管事件有一定益处，但差异并未达到统计学意义[14]。2013 年另一项针对他汀类药物治疗一级预防的 meta 分析，包括了 AFCAPS/TexCAPS、ALLHAT-LLT、ASCOT-LLA、Bruckert、CARDS、JUPITER、MEGA 及 PROSPER 8 项临床试验，入选了 24 674 名平均年龄在（73±2.9）岁的高危老年人，随访（3.5±1.5）年，结果发现他汀类药物可降低老年人卒中（23.8%）和心肌梗死（39.4%）的发生率，但全因死亡率或心血管相关病死率并无显著差异[15]。因此，对于老年人他汀类药物的一级预防治疗仍存在一定争议。

（二）二级预防

4S 研究（Scandinavian Simvastatin Survival Study）[16]、CARE 研究（Cholesterol and Recurrent Events Trial）[17]、LIPID 研究（Long-Term Intervention with Pravastatin in Ischemic Disease）[18]、HPS 研究（Heart Protection Study）[19]、

IDEAL研究（Incremental Decrease in Endpoints Through Aggressive Lipid Lowering Trial）[20]以及TNT研究（Treat to New Target）[21]等多项研究的老年亚组分析结果显示，中效及强效他汀类药物可以有效降低LDL-C水平，并且不同程度地降低全因死亡率、冠心病病死率及主要心血管事件的发生，使老年患者获益。GREACE研究（GREek Atorvastatin and Coronary-heart-disease Evaluation）[22]结果显示老年他汀类药物治疗组比对照组心血管事件发生率降低16.5%（$P<0.0001$），年轻人群他汀类药物治疗组比对照组仅降低了8.5%（$P=0.0016$），提示老年人群他汀类药物治疗可以同年轻人群一样获益，甚至获益更大。而中国的冠心病二级预防研究（CCSPS）[23]在4870名心肌梗死患者应用血脂康胶囊（含洛伐他汀），经平均4年的随访，同样在老年亚组观察到总死亡率、冠心病病死率的明显下降，分别下降35%和34%。但是以上结论都来自于随机对照试验（RCT）的亚组分析，对于这样的结果解读需持谨慎态度。

专为老年人设计的血脂临床研究相对而言非常少。唯一一项探索他汀类药物在老年人群一级预防、二级预防有效性的研究PROSPER（Prospective Study of Pravastatin in the Elderly at Risk）[24]入选5804例冠心病或有危险因素的70～82岁患者，应用普伐他汀40 mg/d治疗平均3.2年，主要终点（冠心病死亡、非致死性心肌梗死或卒中）的发生率降低15%，8.6年延长随访结果显示治疗组致死性冠状动脉事件和冠心病再入院率降低，卒中、全因死亡率未降低，癌症风险未增加。但截至目前尚无>80岁人群的研究数据。

四、老年人血脂异常的治疗

老年人血脂异常治疗的最主要目的是防治冠心病，因此需根据是否有ASCVD以及心血管危险因素，结合血脂水平综合评价，以决定治疗措施及血脂的目标水平。治疗方式包括非药物治疗及药物治疗。

（一）非药物治疗

非药物治疗指调整饮食结构和改变生活方式，即治疗性生活方式改变，这是控制血脂异常的基本和首要措施。它包括合理调整膳食结构、戒烟、限盐、增加运动、控制体重等。具体如下：①控制饮食中胆固醇的摄入量，增加蔬菜、水果、粗纤维食物、富含Ω-3多不饱和脂肪酸鱼类的摄入；食盐摄入量控制为<6 g/d；限制饮酒（乙醇摄入量：男性<25 g/d，女性<15 g/d）。②增加体力运动。每日坚持30～60 min的中等强度有氧运动，每周至少5天。③适度控制体重。通过控制饮食及增加运动保持理想体重，维持体重指数<25 kg/m^{2}为理想水平，老年人不应过度减轻体重。④控制其他危险因素。戒烟有助于降低ASCVD发生风险。

（二）药物治疗

常用调脂药物包括他汀类、贝特类、烟酸类、胆固醇吸收抑制剂、Ω-3多不饱和脂肪酸及其他。各种调脂药物对血脂水平的影响见表15-3[25]。

1. 他汀类药物

用于治疗高胆固醇血症，是目前防治ASCVD证据最充足的药物。国内现有他汀类药物7种，包括洛伐他汀、辛伐他汀、普伐他汀、氟伐他汀、阿托伐他汀、瑞舒伐他汀和匹伐他汀。洛伐他汀、辛伐他汀、氟伐他汀、阿托伐他汀和匹伐他汀为

表15-3　不同调脂药物对血脂水平的影响

药物	对血脂/脂蛋白水平的影响			
	LDL-C	非HDL-C	HDL-C	TG
他汀类药物	↓18%～55%	↓15%～51%	↑5%～15%	↓7%～30%
胆酸螯合剂	↓15%～30%	↓4%～16%	↑3%～5%	↑0%～10%
烟酸类药物	↓5%～25%	↓8%～23%	↑15%～35%	↓20%～50%
贝特类药物	↓5%～↑20%	↓5%～19%	↑10%～20%	↓20%～50%
胆固醇吸收抑制剂	↓13%～20%	↓14%～19%	↑3%～5%	↓5%～11%
Ω-3多不饱和脂肪酸	↓6%～↑25%	↓5%～14%	↓5%～↑7%	↓19%～44%

TG：甘油三酯

表 15-4 不同种类不同剂量的他汀类药物降 LDL-C 幅度

LDL-C 降幅（%）	阿托伐他汀（mg）	氟伐他汀（mg）	匹伐他汀（mg）	洛伐他汀（mg）	普伐他汀（mg）	瑞舒伐他汀（mg）	辛伐他汀（mg）
30		40	1	20	20		10
38	10	80	2	40 或 80	40		20
41	20		4	80	80	5	40
47	40					10	80
55	80					20	

注：均基于单个他汀类药物、非老年人疗效数据、他汀类药物非直接疗效比较数据。血脂康 1.2 g/d 可使 LDL-C 降低 28.5%

亲脂性他汀类药物，普伐他汀、瑞舒伐他汀为亲水性他汀类药物。其中 1.2 g 血脂康胶囊约含 10 mg 洛伐他汀。洛伐他汀与食物同服更容易吸收，阿托伐他汀、氟伐他汀和普伐他汀与食物同服影响吸收。瑞舒伐他汀、辛伐他汀和匹伐他汀不受食物影响。辛伐他汀、洛伐他汀、阿托伐他汀经肝 CYP3A4 代谢；氟伐他汀主要经 CYP2C9 代谢；瑞舒伐他汀 90% 以原形排泄，约 10% 经 CYP2C9 代谢。普伐他汀、匹伐他汀不通过 CYP3A4 代谢。需注意服用他汀类药物时的药物相互作用。不同种类与剂量他汀类药物的降胆固醇幅度见表 15-4[26]。

与＜65 岁患者相比，相同剂量的他汀类药物可使≥65 岁老年患者的 LDL-C 多降低 3%～4%。多数老年患者使用他汀类药物应由小或中等剂量开始，后续根据疗效调整剂量，以避免发生他汀类药物不良反应。对于急性冠状动脉综合征等极高危患者应尽快使血脂达标，对于应用中等剂量他汀类药物仍不能达标的老年患者，可与依折麦布联用。对于不能耐受他汀类药物的老年患者，可以更换不同的他汀类药物、减少药物剂量、隔日小剂量用药。

使用他汀类药物常见的不良反应包括胃肠道反应、皮疹、肝酶异常、肌病等。老年患者还有增加新发糖尿病及认知功能障碍的报道。老年人常合并多种疾病、同时使用多种药物，在选择应用他汀类药物时应充分权衡利弊，注意药物的相互作用。一旦起始他汀类药物治疗，老年患者应注意对不良反应的监测，关注有无肌痛、肌肉压痛、肌无力、乏力和消化道症状等。在服药前、服药后 4 周复查血脂、肝酶、肌酶及肾功能；3～6 个月未达标者，调整他汀类药物剂量或种类，达标后每 6～12 个月复查。如血谷丙转氨酶（ALT）、谷草转氨酶（AST）升高超过正常上限 3 倍或肌酸激酶升高超过正常上限 5 倍，应停用他汀类药物并复查，查找可能的继发因素，直至恢复正常。对于这部分患者应再次评估他汀类药物的获益与风险，决定是否继续应用，若需继续应用，可更换种类或减少剂量后密切观察。

2. 贝特类药物

用于治疗高甘油三酯血症以及以甘油三酯水平升高为主的混合型高脂血症。常用的贝特类药物包括非诺贝特、苯扎贝特、吉非罗齐。常见的不良反应包括消化不良、胆石症、肝酶升高，可引起疾病。如贝特类药物与他汀类药物合用，会增加肝酶异常和肌病发生的风险，应注意相关指标的监测。

3. 烟酸类药物

用于治疗高甘油三酯血症、低高密度脂蛋白血症或以甘油三酯水平升高为主的混合型高脂血症。常见不良反应包括颜面潮红、高血糖、高尿酸血症等。缓释型烟酸不良反应减轻。

4. 胆固醇吸收抑制剂

依折麦布主要抑制小肠胆固醇转运蛋白，有效减少肠道内胆固醇的吸收。常见不良反应包括头痛、恶心，可出现肌酶、肝酶水平升高。

5. Ω-3 多不饱和脂肪酸

主要降低甘油三酯水平和升高 HDL-C 水平，用于治疗高甘油三酯血症。可与贝特类药物合用，与他汀类药物合用治疗混合型高脂血症。

6. 其他

(1) 胆酸螯合剂：可使血清总胆固醇（TC）降低 15%～20%，LDL-C 降低 15%～30%，HDL-C 升高 3%～5%。常见不良反应包括胃肠不适、便秘，影响部分药物吸收。因服用不便已较少应用。

（2）普罗布考：可使血清 TC 降低 20%～25%，LDL-C 降低 5%～15%，明显降低 HDL-C（达 25%）。常见不良反应包括恶心、腹泻、消化不良等，可引起嗜酸性粒细胞增多、血尿酸水平升高、QT 间期延长。室性心律失常或 QT 间期延长者禁用。

五、老年人调脂的注意事项

1. 鼓励所有血脂异常的老年患者调整饮食结构，采取健康的生活方式。不提倡过分严格控制饮食和过快减轻体重。年龄不应成为高龄老年人（≥80 岁）使用他汀类药物的障碍，应根据心血管疾病的危险分层，结合生理年龄、肝肾功能、伴随疾病、合并用药、预期寿命等，充分权衡利弊后积极、稳妥地选择调脂药物。

2. 根据老年人个体特点选择调脂药物，无特殊原因或禁忌证，应鼓励具有多种 ASCVD 危险因素的老年人使用他汀类药物。

3. 老年患者使用他汀类药物应从小或中等剂量开始，根据疗效调整剂量，以避免不良反应发生。

4. 随着年龄增长，他汀类药物引起肌肉不良反应可使相关症状加重。部分患者在尚无肌酶升高或肌病发生时即出现不利影响。因此使用他汀类药物前后应充分评估老年人调脂治疗的获益/风险。

5. 女性、体型瘦小、合并慢性肾功能不全、围术期、存在低血容量的老年患者发生肌病的危险增加，应严格掌握适应证，并监测不良反应。

6. 他汀类药物用于缺血性脑血管病预防时，血压控制不佳、有脑出血病史或脑出血风险高的老年人需权衡风险/获益。

7. 老年人生理变化导致肝、肾功能减退，同时常使用多种药物，应重视药物间相互作用，合理选择不同代谢途径的药物。

六、小结

随着社会发展、预期寿命延长、暴露于各种危险因素中的时间更长，老年人 ASCVD 疾病负担只会越来越重，而个体化、以患者为中心的治疗方案在老年患者中尤为重要。如何缩短血脂异常治疗中当前认知与真正临床实践之间的差距，尤其是在老年人群中检验 RCT 研究中的结果是否真能带来临床获益，是我们亟待解决的问题。同时，老年人群中调脂治疗的安全性也有待更多的研究进行阐明。

（仁晖　陈红）

参考文献

[1] Zhou M, Wang H, Zhu J, et al. Cause-specific mortality for 240 causes in China during 1990—2013: a systematic subnational analysis for the Global Burden of Disease Study 2013. Lancet, 2016, 387 (10015): 251-272.

[2] 李剑虹，王丽敏，李镒冲，等. 2010 年我国成年人血脂异常流行特点. 中华预防医学杂志，2012，46（5）：414-418.

[3] 李剑虹，王丽敏，米生权，等. 2010 年我国成年人血脂异常知晓率和治疗率及控制率调查. 中华预防医学杂志，2012，46（8）：687-691.

[4] Zhao S, Wang Y, Mu Y, et al. Prevalence of dyslipidaemia in patients treated with lipid-lowering agents in China: results of the DYSlipidemia International Study (DYSIS). Atherosclerosis, 2014, 235 (2): 463-469.

[5] Al-Omran M, Mamdani MM, Lindsay TF, et al. Suboptimal use of statin therapy in elderly patients with atherosclerosis: a population-based study. J Vasc Surg, 2008, 48 (3): 607-612.

[6] Reiner Z, Catapano AL, De Backer G, et al. ESC/EAS guidelines for the management of dyslipidaemias: the task force for the management of dyslipidaemias of the European Society of Cardiology (ESC) and the European Atherosclerosis Society (EAS). Eur Heart J, 2011, 32 (14): 1769-1818.

[7] Expert Dyslipidemia panel of International Atherosclerosis Society. An International Atherosclerosis Society Position Paper: global recommendations for the management of dyslipidemia-full report. J Clin Lipidol, 2014, 8 (1): 29-60.

[8] Stone NJ, Robinson JG, Lichtenstein AH, et al. 2013 ACC/AHA guideline on the treatment of blood cholesterol to reduce atherosclerotic cardiovascular risk in adults: a report of the American College of Cardiology/American Heart Association Task Force on Practice Guidelines. Circulation, 2014, 129 (25 Suppl 2): S1-45.

[9] Jacobson TA, Maki KC, Orringer CE, et al. National Lipid Association recommendations for patient-centered management of dyslipidemia: Part 2. J Clin Lipidol, 2015, 9 (6 Suppl): S1-122. e1.

[10] Jacobson TA, Ito MK, Maki KC, et al. National Lipid Association recommendations for patient-centered management of dyslipidemia: part 1-executive summary. J Clin Lipidol, 2014, 8 (5): 473-488.

[11] Dixon DL, Donohoe KL, Ogbonna KC, et al. Current drug treatment of hyperlipidemia in older adults. Drugs Aging, 2015, 32 (2): 127-138.

[12] 2014 年中国胆固醇教育计划血脂异常防治建议专家组，中华心血管病杂志编辑委员会，血脂与动脉粥样硬化循证工作组，中华医学会心血管病学分会流行病学组. 2014 年中国胆固醇教育计划血脂异常防治专家建议. 中华心血管病杂志，2014，42 (8)：633-636.

[13] 血脂异常老年人使用他汀类药物中国专家共识组. 血脂异常老年人使用他汀类药物中国专家共识. 中华内科杂志，2015，54 (5)：467-477.

[14] Brugts JJ, Yetgin T, Hoeks SE, et al. The benefits of statins in people without established cardiovascular disease but with cardiovascular risk factors: meta-analysis of randomised controlled trials. BMJ, 2009, 338: b2376.

[15] Savarese G, Gotto AM, Paolillo S, et al. Benefits of statins in elderly subjects without established cardiovascular disease: a meta-analysis. J Am CollCardiol, 2013, 62 (22): 2090-2099.

[16] Miettinen TA, Pyörälä K, Olsson AG, et al. Cholesterol-lowering therapy in women and elderly patients with myocardial infarction or angina pectoris: findings from the Scandinavian Simvastatin Survival Study (4S). Circulation, 1997, 96 (12): 4211-4218.

[17] Lewis SJ, Moye LA, Sacks FM, et al. Effect of pravastatin on cardiovascular events in older patients with myocardial infarction and cholesterol levels in the average range. Results of the Cholesterol and Recurrent Events (CARE) trial. Ann Intern Med, 1998, 129 (9): 681-689.

[18] Hunt D, Young P, Simes J, et al. Benefits of pravastatin on cardiovascular events and mortality in older patients with coronary heart disease are equal to or exceed those seen in younger patients: Results from the LIPID trial. Ann Intern Med, 2001, 134 (10): 931-940.

[19] HPSC Group. The effects of cholesterol lowering with simvastatin on cause-specific mortality and on cancer incidence in 20,536 high-risk people: a randomised placebo-controlled trial [ISRCTN48489393]. BMC Med, 2005, 3 (6): 1-21.

[20] Pedersen TR, Faergeman O, Kastelein JJ, et al. High-dose atorvastatin vs usual-dose simvastatin for secondary prevention after myocardial infarction: the IDEAL study, a randomized controlled trial. JAMA, 2005, 294 (19): 2437-2445.

[21] Wenger NK, Lewis SJ, Herrington DM, et al. Outcomes of using high- or low-dose atorvastatin in patients 65 years of age or older with stable coronary heart disease. Ann Intern Med, 2007, 147 (1): 1-9.

[22] Athyros VG, Katsiki N, Tziomalos K, et al. Statins and cardiovascular outcomes in elderly and younger patients with coronary artery disease: a post hoc analysis of the GREACE study. Arch Med Sci, 2013, 9 (3): 418-426.

[23] Ye P, Lu ZL, Du BM, et al. Effect of xuezhikang on cardiovascular events and mortality in elderly patients with a history of myocardial infarction: a subgroup analysis of elderly subjects from the China Coronary Secondary Prevention Study. J Am Geriatr Soc, 2007, 55 (7): 1015-1022.

[24] Shepherd J, Blauw GJ, Murphy MB, et al. Pravastatin in elderly individuals at risk of vascular disease (PROSPER): a randomised controlled trial. Lancet, 2002, 360 (9346): 1623-1630.

[25] Jacobson TA, Ito MK, Maki KC, et al. National Lipid Association recommendations for patient-centered management of dyslipidemia: part 1-full report. J Clin Lipidol, 2015, 9 (2): 129-169.

[26] 中国成人血脂异常防治指南制订联合委员会. 中国成人血脂异常防治指南. 中华心血管病杂志，2007，35 (5)：390-419.

第十六章　老年患者他汀类药物治疗的证据与策略

动脉粥样硬化性心血管疾病（ASCVD）是导致老年人死亡和影响生活质量的主要疾病。随着年龄增长，ASCVD的患病率和病死率增加。血脂异常是ASCVD及其心脑血管事件的独立危险因素[1]。近年多项他汀类药物大规模临床试验结果证实，他汀类药物是安全、有效的调脂药物[2-3]。它具有预防、延缓甚至逆转动脉粥样硬化斑块进展的作用，对于稳定型冠心病和急性冠状动脉综合征患者的二级预防具有重要意义。目前他汀类药物已作为临床一线用药，被广泛应用于临床实践。然而，针对老年患者的他汀类药物治疗仍存在很大争议。随着中国人口老龄化进程的推进，越来越多的老年患者需要面对该不该用他汀类药物、何种剂量、如何处理副作用等问题。老年患者具有肝肾功能下降、有多种共患病、合并用药多等特点，解答此类人群他汀类用药的安全性问题十分急迫。由于缺乏足够的老年患者他汀类药物降脂治疗的循证医学证据，以及老年人多种疾病并存、合用多种药物等特点，老年患者他汀类药物的实际使用显得严重不足。在2010年《血脂异常老年人使用他汀类药物中国专家共识》的基础上[2]，2015年第5期《中华内科杂志》发表了《血脂异常老年人使用他汀类药物中国专家共识》（以下简称《共识》），用于指导老年人合理进行他汀类药物治疗[1]。本文根据《共识》中提及的及新近更新的他汀类药物治疗临床试验的老年亚组分析和老年人群临床试验的结果，对老年人降脂治疗的安全性及治疗策略进行阐述。

血脂水平随年龄增长发生变化，基因、环境因素、生活方式与衰老过程中的血脂异常密切相关[4]。我国流行病学调查显示，血清总胆固醇（TC）、低密度脂蛋白胆固醇（LDL-C）和甘油三酯（TG）水平随年龄增加逐渐升高；与欧美国家相比，我国老年人的TC、LDL-C和TG平均水平低于西方人群，以轻、中度增高为主。在我国，老年人血脂异常患病率呈明显上升趋势，60岁及以上居民血脂异常知晓率为18.74%，治疗率为12.05%，控制率仅为6.94%。老年人临床试验和老年亚组的结果显示，他汀类药物用作ASCVD的一、二级预防，能明显降低心脑血管病的患病率、病死率和心脑血管事件的发生率。以下对这些临床试验证据进行综述，并提出老年患者应用他汀类药物的临床策略。

一、他汀类药物用于老年冠心病一级预防的证据

AFCAPS/TexCAPS（Air Force/Texas Coronary Atherosclerosis Prevention Study）研究的老年亚组入选了1416名65岁以上LDL-C和TG水平正常或轻度升高的无冠心病患者，服用洛伐他汀（20～40 mg/d），平均随访5.2年后发现洛伐他汀组急性主要冠状动脉事件（致死性或非致死性心肌梗死、不稳定型心绞痛或心脏性猝死）比对照组降低37%[5]。ASCOT-LLA（Anglo-Scandinavian Cardiac Outcomes Trial-Lipid-Lowering Arm）研究纳入了6570名60岁以上合并至少3个其他心血管危险因素且TG<6.5 mmol/L的高血压患者，服用阿托伐他汀10 mg/d并随访平均3.3年，试验组主要终点事件（致死性和非致死性卒中）、总心血管事件和总冠状动脉事件显著下降36%[6]。CHS（Cardiovascular Health Study）回顾分析了1914名65岁以上的非心血管病患者，平均随访3.9年，得出结论：他汀类药物治疗使复合终点事件（心肌梗死、卒中和冠心病死亡）减少56%，全因死亡率下降44%，使74岁以上患者的复合心血管终点事件减少了58%[7]。而JUPITER（Justification for the Use of statins in Primary prevention: an Intervention Trial Evaluating Rosuvastatin）研究

的老年亚组共5695名70岁以上无心血管病患者服用瑞舒伐他汀（20 mg/d），随访5年后发现，瑞舒伐他汀组一级终点事件比安慰剂组降低。WOSCOPS（West of Scotland Coronary Prevention Study）研究调查了6595位平均75岁无心肌梗死病史的高胆固醇血症男性患者，进行了长达20年的随访，结果证实普伐他汀组患者的冠心病死亡率下降27%，全因死亡率下降13%，两组间非心血管事件和癌症发生率相似[8]。以上研究证实了他汀类药物用作尚无冠心病、存在心血管病高危因素的老年人的一级预防，能有效降低终点事件，而未显著增加不良反应事件。

二、他汀类药物用于老年稳定型冠心病的证据

4S研究（Scandinavian Simvastatin Survival Study）老年亚组分析显示，辛伐他汀20～40 mg/d降低高胆固醇血症老年冠心病患者的全因死亡率、冠心病病死率、主要冠状动脉事件及脑血管事件；获益及不良反应与60岁以下人群相似[9]。LIPID（Long-Term Intervention with Pravastatin in Ischemic Disease）老年亚组分析显示，普伐他汀（40 mg/d）降低老年患者全因死亡率、冠心病死亡率、心肌梗死及卒中发生率[10]。HPS（Heart Protection Study）对20 536例患者随访5年，老年亚组（包括65～69岁4891例，70岁及以上5806例）的分析显示，冠心病、外周血管疾病或糖尿病老年患者随机服用辛伐他汀40 mg/d或安慰剂，辛伐他汀降低全因死亡率、冠心病病死率及心血管事件，使75～80岁患者全因死亡率降低14.7%、心血管事件减少25%，获益与年轻亚组相似[11]。中国冠心病二级预防研究（CCSPS）入选4870例有心肌梗死病史的患者，随机服用血脂康胶囊1.2 g/d（含洛伐他汀10 mg）或安慰剂，平均随访4年。对其中2550例60～75岁老年亚组的分析显示，血脂康组总死亡危险降低35%，冠心病病死率降低34%，不良反应的发生率与对照组差异无统计学意义。PROSPER（Prospective Study of Pravastatin in the Elderly at Risk）是专为老年人设计的前瞻性随机、双盲、对照试验，入选了5804例70～82（平均75）岁有冠状动脉疾病或危险因素的老年人，经过平均3.2年普伐他汀40 mg/d的治疗，主要终点（冠心病死亡、非致命性心肌梗死或卒中）的发生率降低15%，冠心病死亡和非致死性心肌梗死发生率降低19%；总死亡率未降低，癌症所致的死亡及新发癌症增加[12]。8.6年的PROSPER延长随访显示，致死性冠状动脉事件和冠心病再入院率降低，卒中及全因死亡率未降低，癌症风险未增加。SAGE（Study Assessing Goals in the Elderly）也是专为老年人设计的前瞻性多中心、随机、双盲、对照临床试验，入选893例65～85岁的稳定型冠心病患者，给予阿托伐他汀80 mg/d或普伐他汀40 mg/d。随访12个月的结果显示，阿托伐他汀组TC、LDL-C水平和总死亡率更低，但主要终点心血管事件两组差异无统计学意义（8.1% *vs.* 11.2%），肝功能异常发生率（4.3%）显著高于普伐他汀组（0.2%）[13]。GREACE（GREek Atorvastatin and Coronary-heart-disease Evaluation）研究入选1600例冠心病患者，平均随访3年，老年他汀类药物治疗组［年龄（69±4）岁］比对照组［年龄（70±3）岁］心血管事件发生率降低16.5%（$P<0.0001$），年轻人群他汀类药物治疗组［年龄（51±3）岁］比对照组［年龄（52±3）岁］仅降低8.5%（$P=0.016$），提示老年人群他汀类药物治疗的获益更大。

三、他汀类药物用于老年患者急性冠状动脉综合征的证据

MIRACL（Myocardial Ischemia Reduction with Aggressive Cholesterol Lowering）研究中，65（74±6）岁及以上的老年患者1672例，使用阿托伐他汀80 mg/d或安慰剂对照，349例老年急性冠状动脉综合征（ACS）患者在缺血发作后24～96 h开始使用阿托伐他汀80 mg/d，阿托伐他汀组与安慰剂组比较，16周时主要终点事件（非致死性心肌梗死、再发缺血等事件）下降趋势未达到统计学差异；更多患者中断治疗，出现严重不良事件及谷丙转氨酶（ALT）升高[14]。A to Z研究（Early Intensive vs. a Delayed Conservative Simvastatin Strategy in patients with Acute Coronary Syndromes- Phase Z of the A to Z trial）老年亚组分析显示，4497例ACS患者使用辛伐他汀40～80 mg/d较20 mg/d未进一步降低主要心血管事件，随用药剂量的增加，ALT异常、横纹肌溶解的发生率明显增加[15]。PROVE IT-TIMI 22（Pravastatin or

Atorvastatin Evaluation and Infection-Thrombolysis in Myocardial Infarction 22）研究中ACS患者随机服用普伐他汀 40 mg/d 或阿托伐他汀 80 mg/d，平均随访 24 个月。对 1230 例 65 岁及以上老年亚组的分析未发现复合心血管终点事件的减少，对 730 例 70 岁及以上老年亚组分析显示，634 例 LDL-C 水平降至 1.8 mmol/L（70 mg/dl）以下时主要冠心病事件的风险降低[16]。瑞典注册研究对 14 907 例 80 岁以上急性心肌梗死住院患者随访显示，他汀类药物治疗降低全因死亡率及心血管疾病死亡率，不增加癌症死亡率。Vytorin 有效性国际临床研究（IMPROVE-IT 研究）纳入了 39 个国家 18 144例病情稳定的 ACS 患者，平均年龄 64 岁，随机分到辛伐他汀 40 mg/d 治疗组或辛伐他汀 40 mg/d 联合依折麦布 10 mg/d 治疗组，随访至少 2.5 年，基线平均 LDL-C 水平 2.47 mmol/L（95 mg/dl）。研究期间，部分患者因 LDL-C 水平高于 2.05 mmol/L（79 mg/dl）将辛伐他汀加量至 80 mg。LDL-C 平均水平辛伐他汀组 1.82 mmol/L（69.9 mg/dl），辛伐他汀联合依折麦布组 1.38 mmol/L（53.2 mg/dl）。辛伐他汀联合依折麦布与辛伐他汀相比，主要终点降低1.4%（17.5% *vs.* 18.9%，$P=0.016$），7 年间绝对风险降低 2%（32.7% *vs.* 34.7%），主要降低心肌梗死及卒中的发生率，全因死亡和心血管死亡差异无统计学意义；两组间癌症、肌损害等不良事件发生率差异无统计学意义[16]。

很多临床试验针对他汀类药物强化治疗效果及安全性进行了探索。IDEAL（Incremental Decrease in Endpoints Through Aggressive Lipid Lowering Trial）入选了 8888 例年龄＜80 岁的心肌梗死患者，平均年龄 62 岁，其中 24%为 70 岁以上的患者，服用辛伐他汀 20～40 mg/d 或阿托伐他汀 80 mg/d，平均随访 4.8 年，两组主要冠状动脉事件的发生率未达到统计学差异，大剂量阿托伐他汀组发生 ALT 明显升高并因不良反应中断治疗的患者增多。TNT（Treat to New Target）研究的老年亚组分析显示，80 mg/d 阿托伐他汀治疗使 LDL-C 降至 2.6 mmol/L（100 mg/dl）以下，较 10 mg/d 使老年患者主要心血管事件（包括冠心病死亡、与操作无关的非致死性心肌梗死、心搏骤停后的复苏、致死及非致死性卒中）危险进一步降低，但 80 mg/d 组的相关不良反应明显增加，患者的停药率增加、ALT 升高者明显增加。对 4S、CARE、LIPID、HPS、PLAC Ⅰ（Pravastatin Limitation of Atherosclerosis in the Coronary Arteries）、REGRESS（Regression Growth Evaluation Statin Study）、FLARE（Fluvastatin Angioplasty Restenosis）、LIPS（Lescol Intervention Prevention Study）、PROSPER 研究[17]的 meta 分析涉及 19 569例 65～82 岁冠心病患者，结果显示，他汀类药物降低全因死亡率、冠心病病死率、非致死性心肌梗死及卒中发生率[18]。对 AFCAPS/TexCAPS、ALLHAT-LLT、ASCOT-LLA、CARDS、JUPITER、MEGA、PROSPER 及 Bruckert 等研究进行 meta 分析，纳入 24 674 例老年人，结果显示他汀类药物治疗组较安慰剂组心肌梗死风险下降 39.4%、卒中风险下降 23.8%，全因死亡率及心血管死亡率无显著降低，新发癌症的患病率差异无统计学意义。Yan 等对 5 个临床试验 11 132 例老年冠心病患者的 meta 分析显示，强化与非强化他汀类药物治疗的总死亡率差异无统计学意义，但心血管疾病事件（包括非致死性心肌梗死、卒中以及冠状动脉血运重建）减少。

目前尚缺乏专为 80 岁以上老年人设计的他汀类药物防治心脑血管病的临床试验证据，这也导致我国临床医师对 80 岁以上老年患者使用他汀类药物的安全性及有效性持谨慎态度。但年龄不应成为高龄老年人（≥80 岁）使用他汀类药物的障碍，应根据心血管疾病的危险分层，结合生理年龄、肝肾功能、伴随疾病、合并用药、预期寿命等，充分权衡调脂治疗的利弊，积极、稳妥地选择调脂药物。

四、我国指南中列举的老年特殊人群使用他汀类药物的安全性证据

（一）绝经后老年女性患者

绝经后女性动脉粥样硬化性心血管疾病（ASCVD）的多种危险因素增加，是 ASCVD 的高风险人群[3]。女性绝经后，血脂异常的发生率明显上升，我国 50 岁以上女性 TC 和 LDL-C 水平显著高于同龄男性，故应把绝经后老年女性作为血脂管理的重点人群。绝经后女性常存在更多潜在危险因素，如不良生活方式、体力活动减少、抑郁、肥胖或超重、代谢综合征和糖尿病等，心血管风险容易被低估。他汀类药物是最常用的唯一有随机对照试

验（RCT）证据的调脂药物，他汀类药物能够延缓或逆转动脉粥样硬化病变进展，显著降低ASCVD患病率和死亡率。他汀类药物主要通过降低LDL-C防治ASCVD，同时，具有降低TG、轻度升高HDL-C的作用，是老年女性首选的调脂治疗药物。MEGA（Management of Elevated Cholesterol in the Primary Prevention Group of Adult Japanese）研究中60岁以上女性患者亚组分析表明，高TC血症、无冠心病或卒中病史患者，饮食干预联合普伐他汀（10～20 mg/d）治疗后，冠心病、卒中的发生危险明显降低，较60岁以下的女性患者心血管事件减少更明显。

（二）老年糖尿病患者

HPS-DM（Heart Protection Study DM Subgroup）研究显示，65岁及以上患者，辛伐他汀40 mg/d治疗组较对照组降低主要血管事件，获益不依赖于LDL-C基线水平及血糖控制水平。CARDS（Collaborative Atorvastatin Diabetes Study）入选2型糖尿病患者且合并至少一项危险因素（高血压、视网膜病变、蛋白尿、吸烟），65～75岁老年亚组的分析显示，阿托伐他汀组降低主要心血管事件的危险，与年轻亚组安全性相似。CTT（Cholesterol Treatment Trialists）协作组研究对使用他汀类药物治疗糖尿病患者的研究进行meta分析，18 686例糖尿病患者平均年龄63.1岁，平均随访4.3年，提示他汀类药物降低心血管疾病病死率，降低心肌梗死、冠心病死亡、冠状动脉血运重建以及卒中的发生率。Olafsdottir等观察了5152例66～96（平均77）岁的老年人群，其中12.5%患糖尿病，经过5.3年的随访，发现应用他汀类药物治疗的糖尿病患者比未用者总死亡率低（18.8% *vs.* 32.7%）。Culver等对150 000例50～70岁的非糖尿病女性患者平均6～7年的随访显示，服用他汀类药物的女性糖尿病患病率增加。Sattar等的meta分析纳入13个大规模以安慰剂和标准治疗为对照的随机临床试验，共91 140例非糖尿病受试者，与对照组相比，他汀类药物治疗组新发糖尿病风险增加。阿托伐他汀、辛伐他汀、瑞舒伐他汀、普伐他汀、洛伐他汀均有增加新发糖尿病的风险，回归分析显示高龄老年患者使用他汀类药物新发糖尿病的风险更大。Preiss等的meta分析纳入5项他汀类药物治疗的随机对照试验，共32 752例基线无糖尿病受试者，平均随访4.9年，与标准剂量他汀类药物治疗组相比，强化他汀类药物治疗组心血管事件风险降低、新发糖尿病风险增加。总之，他汀类药物对心血管疾病的总体获益与糖尿病风险比是9∶1，他汀类药物对心血管疾病的保护作用远大于新增糖尿病风险。

他汀类药物增加新发糖尿病风险并可升高血糖，因此糖耐量异常者更容易发生他汀类药物相关的糖尿病。糖尿病风险与大剂量他汀类药物的使用及年龄相关。对代谢综合征尤其是进行强化他汀类药物治疗者应密切随访，及时发现他汀类药物导致的糖尿病。如果在他汀类药物治疗过程中确诊糖尿病，强调减轻体重，必要时服用降糖药。

（三）老年心力衰竭患者

CORONA（Rosuvastatin in Older Patients with Systolic Heart Failure）是在慢性收缩性心力衰竭老年患者中进行的一项大规模、多中心、随机、安慰剂对照的临床试验。该研究入选了5011例60岁及以上（平均73岁）已接受优化药物治疗的NYHA Ⅱ～Ⅳ级的患者，随机分为瑞舒伐他汀组（10 mg/d）和安慰剂组，平均随访32.8个月。瑞舒伐他汀治疗组心血管死亡、心肌梗死、卒中主要联合终点发生率与安慰剂组差异无统计学意义，但老年患者对瑞舒伐他汀治疗的依从性、耐受性及安全性良好。Shah等观察了3779例年龄>85岁的射血分数保留的心力衰竭患者，随访3.0年显示，出院后使用他汀类药物的心力衰竭患者比未用者生存率更高。

（四）老年他汀类药物用药与卒中事件

对HPS老年亚组分析结果显示，辛伐他汀（40 mg/d）降低首次卒中的发生率。SPARCL（The Stroke Prevention by Aggressive Reduction in Cholesterol Levels）研究为多中心、随机、双盲、安慰剂对照大规模临床试验，入选1～6个月内患卒中或短暂性脑缺血发作（TIA）、无冠心病的患者4731例，其中缺血性卒中占67%、TIA占30%；平均年龄63岁，基线TC为5.51 mmol/L（213 mg/dl），LDL-C为3.43 mmol/L（133 mg/dl），分为阿托伐他汀（80 mg/d）治疗组或安慰剂对照组，随访中位时间4.9年。结果显示，与安慰剂相比，阿托伐他汀降低缺血性卒中的相对风险16%；事后分析显示，阿托伐他汀治疗增加出血性卒中的风险。对出血亚组的分析显示，脑出血风险与出血性卒中病史、男性、年龄增加、高血压密切相关。

（五）慢性肾疾病患者

SHARP（Study of Heart and Renal Protection）共纳入了9270例无已知心肌梗死或冠状动脉血运重建病史的慢性肾疾病（CKD）患者，随机给予辛伐他汀20 mg/d联合依折麦布10 mg/d或安慰剂治疗，平均随访4.9年。辛伐他汀联合依折麦布治疗降低主要冠状动脉硬化事件17%，心肌梗死或冠心病死亡呈下降趋势，但差异未达统计学意义（RR 0.92，95% CI 0.76～1.11，$P=0.37$）；非出血性卒中、动脉血运重建发生率显著降低。事后分析显示，他汀类药物不会导致CKD患者肾功能恶化。Hou等的meta分析显示，CKD患者应用他汀类药物治疗，使主要心血管事件降低23%，冠状动脉事件降低18%，心血管或全因死亡率下降9%，对卒中或肾衰竭事件发生率无明确影响。Wu等和Savarese等的meta分析显示，阿托伐他汀和瑞舒伐他汀提高CKD患者的估计肾小球滤过率（eGFR）。Cochrane的meta分析收集了26项（25 017例）他汀类药物与安慰剂对照研究，结果表明，对于未接受肾替代治疗的CKD患者，他汀类药物对肾功能无不良影响，不同他汀类药物对CKD患者肾功能的影响差异无统计学意义。

他汀类药物无明显的肾毒性，不会导致CKD；研究结果显示他汀类药物也不会导致CKD患者肾功能恶化。使用他汀类药物可以降低CKD（1～5期）非透析患者的心血管事件及死亡风险，但是相对获益随着肾功能下降而降低；对于透析（5期）患者缺乏获益证据。由于肾功能不全患者容易发生他汀类药物相关的不良反应，因此对于肾功能受损者［GFR<60 ml/(min·1.73 m^2)］推荐使用安全有效的剂量，并监测肾功能、肝酶、肌酶的变化。由于老年人的肾功能随年龄增长而减退，老年人肌酐合成减少可能使部分肾功能不全的老年患者血肌酐水平正常，而误导临床医生认为患者肾功能正常。因此，老年人使用他汀类药物应谨慎评估肾功能（如血肌酐、eGFR），关注肾功能变化，及时调整药物剂量和种类。

五、老年人降脂治疗的不良反应

大量研究证实，他汀类药物不良反应的发生率随剂量的增加而增大。而老年患者常因多种疾病并存而合并使用多种药物，加上肝、肾功能常有不同程度减退，药物的代谢动力学改变，易于发生药物相互作用和不良反应。因此，老年人使用大剂量他汀类药物的安全性应引起重视。

（一）他汀类药物与肝酶异常

谷丙转氨酶（ALT）异常是他汀类药物最常见的不良反应，ALT升高大于正常上限3倍的发生率为0.5%～2.0%，多发生在开始用药后的3个月内，呈剂量依赖性。他汀类药物相关的严重肝损害较少见，他汀类药物相关的严重肝损害报告率每年不足2/1 000 000。老年人使用常规剂量的他汀类药物治疗时，较少发生ALT异常；在使用大剂量他汀类药物时，ALT异常的发生率增高。整体而言，他汀类药物在我国老年人中低剂量使用时安全性较好。

他汀类药物禁用于活动性肝病、失代偿性肝硬化及急性肝衰竭、不明原因肝酶持续升高和任何原因导致血清肝酶升高超过正常上限3倍的患者。对于高脂血症相关的非酒精性脂肪肝病（NAFLD）患者，经生活方式治疗不理想者，需使用他汀类药物治疗。慢性肝病并非他汀类药物使用的禁忌证。他汀类药物与抗肝炎病毒药物合用时可能增加不良反应，应选择不经肝细胞色素P450酶（CYP）3A4代谢的他汀类药物。

我国约有2000万人患慢性乙型肝炎，我国食品和药品监督管理局未取消“服用他汀类药物的患者需常规定期监测肝酶”的建议，仍推荐进行肝酶监测。

（二）他汀类药物与肌损害

他汀类药物相关的肌损害可表现为：①肌痛或乏力，不伴肌酸激酶增高；②肌炎、肌痛或乏力等肌肉症状伴肌酸激酶增高；③横纹肌溶解，有肌痛或乏力等肌肉症状，并伴有肌酸激酶显著增高（超过正常上限10倍）、血肌酐升高，常有尿色变深及肌红蛋白尿，可引起急性肾衰竭。他汀类药物治疗诱发横纹肌溶解的风险为0.04%～0.20%，相关肌肉症状的发生率总体为1.5%～3.0%、老年人为0.8%～13.2%。老年、瘦弱女性、肝肾功能异常、多种疾病并存、多种药物合用、围术期患者容易发生他汀类药物相关的肌病。部分患者服药后发生肌酶升高，虽无肌肉症状，也不能排除他汀类药物的不良反应；同时还应除外其他原因所致的肌酶升高，如创伤、剧烈运动、甲状腺疾病、感染、原发性肌病等。由于老年人的肌无力、肌痛也可见于老年性骨关节病和肌肉疾病，需要根据肌酶和肌肉症状的变化特点进行鉴别诊断。

（三）他汀类药物相互作用

辛伐他汀、洛伐他汀、阿托伐他汀经肝 CYP 3A4 代谢；氟伐他汀主要经 CYP 2C9 代谢；瑞舒伐他汀 90％以原形排泄，约 10％经 CYP 2C9 代谢。普伐他汀、匹伐他汀不通过 CYP 3A4 代谢。同时使用通过 CYP 3A4 代谢的药物，特别是使用大剂量他汀类药物时，应格外关注药物相互作用导致的不良反应。

经 CYP 3A4 代谢的他汀类药物，与 CYP 3A4 抑制剂联合应用时可增加不良反应发生的风险，甚至增加横纹肌溶解等严重不良反应的风险。与他汀类药物合用导致不良反应增加的 CYP 3A4 抑制剂有：大环内酯类抗生素（如红霉素类、克拉霉素）、吡咯类抗真菌药（如奈法唑酮、伊曲康唑）、利福平、贝特类（尤其是吉非贝齐）、环孢素、他莫昔芬、胺碘酮、华法林、硝苯地平、维拉帕米、地尔硫䓬、卡维地洛、西咪替丁、质子泵抑制剂、HIV 蛋白酶抑制剂等。此外，大量饮用西柚汁、酗酒等也增加发生肌病的风险。环孢素、胆汁酸盐、硫酸盐、甲状腺素、甲氨蝶呤等影响有机阴离子转运多肽 2（OATP2）介导的匹伐他汀转运，应避免与匹伐他汀合用。老年人常合并多种疾病，并联合多种药物治疗，需注意药物相互作用的影响，密切监测药物不良反应。

六、老年血脂达标与他汀类药物的注意事项

老年人的降脂治疗应遵循《中国成人血脂异常防治指南》，根据患者冠心病的危险分层及个体特点合理选择调脂药物，如无特殊原因或禁忌证，应鼓励使用调脂药物，对急性冠状动脉综合征的极高危和高危患者应积极进行降脂治疗。建议在进行生活方式调整的同时，首选他汀类药物治疗。目前对何时启动治疗（即治疗起点）中外指南意见尚不统一，《中国成人血脂异常防治指南》中高危患者 LDL-C＞2.6 mmol/L 方可启动药物治疗；但 2011 年 ESC/EAS 指南中，高危/极高危患者即使 LDL-C＜1.8 mmol/L 也可考虑药物治疗；而当高危和极高危患者的 LDL-C＞2.6 mmol/L 和 1.8 mmol/L 时，推荐立即启动药物治疗；同时对于心肌梗死患者，无论 LDL-C 水平均应启动他汀类药物治疗。LDL-C＞2.6 mmol/L 的中危患者和 LDL-C＞4.9 mmol/L 的低危患者除进行生活方式干预外，亦应考虑药物治疗。2013 年 ACC/AHA 的指南则更为积极，根据心血管风险和获益即可确定启动他汀类药物治疗的时机。治疗目标为：高危的冠心病患者 LDL-C＜2.6 mmol/L（100 mg/dl），极高危的急性冠状动脉综合征患者 LDL-C＜2.07 mmol/L（80 mg/dl）。鉴于我国多数老年患者的血脂呈轻中度升高，多数患者使用中、小剂量的他汀类药物即可使血脂达标。2015 年中国《共识》基于老年人相同降脂幅度可达到成年人相同甚至更优的获益水平，为老年患者设定了与成年人相同的血脂异常控制目标（如表 16-1）。这对于无严重共患疾病（如肾功能不全）、预期寿命较长的老年人无疑是适用的。对于存在严重共患疾病的老年患者，降脂治疗建议应个体化，2014 年美国 ACC/AHA 指南建议对 75 岁及以下老年人执行成人相同高强度他汀类药物降脂，对 75 岁以上老年人应充分评估风险与获益之后行他汀类药物或其他药物的降脂治疗。目前缺乏 80 岁以上人群的大规模临床试验来验证高龄老人他汀类药物治疗的安全性，但高龄不应成为限制使用他汀类药物的理由。实际情况是，高龄老人使用他汀类药物降脂的临床实践是远远不够的。

应根据危险分层、个体特点和是否达标确定所使用他汀类药物的剂量，以减少大剂量他汀类药物引起的不良作用。建议患者从小剂量开始服药，在监测肝功能条件下逐渐增加剂量，依据血脂降低水平及目标值进行调整。强化降脂治疗新靶点研究（TNT）的再分析表明强化组血脂改善更显著，心血

表 16-1　老年人血脂异常调脂治疗的目标值［mmol/L（mg/dl）］

临床疾患和（或）危险因素	LDL-C 目标值	非 HDL-C 目标值
动脉粥样硬化性心血管疾病	＜1.8（70）	＜2.6（100）
糖尿病＋高血压或其他危险因素[a]	＜1.8（70）	＜2.6（100）
糖尿病	＜2.6（100）	＜3.4（130）
慢性肾疾病（3 或 4 期）	＜2.6（100）	＜3.4（130）
高血压＋1 项其他危险因素[a]	＜2.6（100）	＜3.4（130）
高血压或 3 项其他危险因素[a]	＜3.4（130）	＜4.1（160）

[a] 其他危险因素包括：年龄（男≥45 岁，女≥55 岁）、吸烟、HDL-C＜1.04 mmol/L（40 mg/dl），BMI≥28 kg/m²、早发缺血性心血管病家族史

管事件发生率更低，总死亡率比中等强度组降低，但相关的不良反应明显增加，患者的停药率增加。积极降脂进一步减少临床终点试验（IDEAL）中，对于稳定型冠心病的老年患者，未发现强化他汀类药物治疗的明显获益，而不良反应及中断治疗的患者明显增加。由此见得，单纯依靠增加他汀类药物的剂量不是强化降脂治疗的唯一方法，也不是最好的方法。因此，不宜为片面追求 LDL-C 的降幅而过度加大剂量。

1. 鼓励所有血脂异常的老年患者调整饮食结构、采取健康的生活方式。如何减轻体重和运动需根据患者自身情况决定，不提倡老年人过分严格控制饮食和过快减轻体重，避免诱发营养不良和贫血。首先进行生活方式治疗的患者，应于 6～8 周复查血脂水平，已达标或有明显改善者应继续坚持生活方式治疗，3～6 个月复查；如持续达标，以后 6～12 个月复查。

2. 应根据老年人个体特点选择调脂药物，如无特殊原因或禁忌证，应鼓励具有多种 ASCVD 危险因素的老年人使用他汀类药物。对于不能耐受他汀类药物的老年患者，可考虑：①更换不同种类的他汀类药物；②减少他汀类药物剂量；③隔日小剂量服用他汀类药物。对于使用小剂量他汀类药物后 TC 或 LDL-C 水平迅速下降的老年人，应注意排除是否患有肿瘤等消耗性疾病。

3. 他汀类药物相关的肌肉、肝、肾及新发糖尿病等不良反应随他汀类药物剂量增大而增加。老年 ASCVD 患者使用他汀类药物应从小或中等剂量开始，以后根据他汀类药物疗效调整剂量，以避免他汀类药物的不良反应。与 65 岁以下患者相比，相同剂量的他汀类药物可使老年患者的 LDL-C 多降低 3%～4%，多数老年患者使用中、小剂量的他汀类药物血脂即可达标。对于 ACS 等极高危患者可使用中等剂量他汀类药物，尽快使血脂达标。对使用中等剂量他汀类药物不能达标的老年患者，可与依折麦布联用。对具有多种心血管疾病危险的老年人，可考虑使用小剂量他汀类药物进行一级预防。

4. 随着年龄的增长，老年人生理性改变导致肌肉萎缩、肌力减弱，他汀类药物引起的肌肉不良反应可使相关症状加重，影响身体的功能状态和生活质量。部分患者在尚无肌酶升高或肌病发生时即可出现不利影响，女性、体形瘦小、合并慢性肾功能不全、围术期、存在低血容量的老年患者发生肌病的危险增加。使用他汀类调脂药物的老年患者应监测不良反应，关注有无肌痛、肌肉压痛、肌无力、乏力和消化道症状等。在服药前、服药后 4 周复查血脂、肝酶、肌酶及肾功能；3～6 个月未达标者，应调整他汀类药物剂量或种类，达标后每 6～12 个月复查。血谷丙转氨酶、谷草转氨酶超过正常上限 3 倍或肌酸激酶升高超过正常上限 5 倍应停用他汀类药物并复查，直至恢复正常。若肝酶、肌酶未恢复正常，应排除其他原因。对于上述发生肝酶、肌酶异常的患者，应再次评估他汀类药物的获益/风险，决定是否继续应用。若需继续使用他汀类药物，可更换种类或减少剂量后密切观察。

5. 他汀类药物用于缺血性脑血管病预防时，血压控制不佳、有脑出血病史或脑出血风险高的老年人需权衡风险和获益后再决定是否使用。

6. 老年人的生理变化导致肝肾功能减退，常使用多种药物，应重视药物间的相互作用。合并用药选择不当，可增加药物的不良反应或降低疗效。应尽量选择使用在肝内或体内代谢途径不同的药物。

7. 使用他汀类药物使血脂达标后，应坚持长期用药，可根据血脂水平调整剂量甚至更换不同的他汀类药物，如无特殊原因不应停药。停用他汀类药物后血脂升高甚至反跳，使心血管事件及死亡率明显增加。

七、小结

大量循证医学证据表明他汀类药物治疗可显著降低老年人心血管疾病所致的死亡和心血管事件，他汀类药物治疗可有效减少急性冠状动脉综合征和冠心病高危患者的心血管事件，可安全、有效地用于大部分 80 岁以下的人群。因此，应鼓励有适应证的老年人积极使用他汀类药物。目前，高龄老年人使用他汀类药物获益的证据仍不充分，尚缺乏对低危老年患者强化降脂治疗的循证医学证据。鉴于老年群体的特殊性，应根据患者心血管病的危险分层及个体特点、患者的整体状况和合并用药情况，充分考虑降脂治疗的利弊，积极稳妥地选择合理的治疗药物，并密切监测不良反应，配以合理的饮食结构、健康的生活方式，以达到改善生活质量、降低死亡率和减少心血管事件的目的。

（刘健　熊玮珏）

参考文献

[1] 血脂异常老年人使用他汀类药物中国专家共识组，刘梅林，胡大一. 血脂异常老年人使用他汀类药物中国专家共识. 中华内科杂志，2015，54（5）：467-477.

[2] 血脂异常老年人使用他汀类药物中国专家共识组. 血脂异常老年人使用他汀类药物中国专家共识. 中华内科杂志，2010，49（6）：535-542.

[3] 刘梅林. 绝经后女性血脂异常管理的专家共识解读. 中华医学信息导报，2014，29（18）：21.

[4] Stone NJ, Robinson JG, Lichtenstein AH, et al. 2013 ACC/AHA guideline on the treatment of blood cholesterol to reduce atherosclerotic cardiovascular risk in adults: a report of the American College of Cardiology/American Heart Association Task Force on Practice Guidelines. J Am Coll Cardiol, 2014, 63 (25 Pt B): 2889-2934.

[5] Downs JR, Clearfield M, Weis S, et al. Primary prevention of acute coronary events with lovastatin in men and women with average cholesterol levels: results of AFCAPS/TexCAPS. Air Force/Texas Coronary Atherosclerosis Prevention Study. JAMA, 1998, 279 (20): 1615-1622.

[6] Sever PS, Dahlöf B, Poulter NR, et al. Prevention of coronary and stroke events with atorvastatin in hypertensive patients who have average or lower-than-average cholesterol concentrations, in the Anglo-Scandinavian Cardiac Outcomes Trial-Lipid Lowering Arm (ASCOT-LLA): a multicentre randomised controlled trial. Lancet, 2003, 361 (9346): 1149-1158.

[7] Lemaitre RN, Psaty BM, Heckbert SR, et al. Therapy with hydroxymethylglutaryl coenzyme a reductase inhibitors (statins) and associated risk of incident cardiovascular events in older adults: evidence from the Cardiovascular Health Study. Arch Intern Med, 2002, 162 (12): 1395-1400.

[8] Packard CJ, Ford I, Murray H, et al. Lifetime clinical and economic benefits of statin-based LDL lowering in the 20-year follow-up of the West of Scotland Coronary Prevention Study. Chicago: American Heart Association 2014 Scientific Sessions, 2014.

[9] Miettinen TA, Pyörälä K, Olsson AG, et al. Cholesterol-lowering therapy in women and elderly patients with myocardial infarction or angina pectoris: findings from the Scandinavian Simvastatin Survival Study (4S). Circulation, 1997, 96 (12): 4211-4218.

[10] Lewis SJ, Moye LA, Sacks FM, et al. Effect of pravastatin on cardiovascular events in older patients with myocardial infarction and cholesterol levels in the average range. Results of the Cholesterol and Recurrent Events (CARE) trial. Ann Intern Med, 1998, 129 (9): 681-689.

[11] Pedersen TR, Faergeman O, Kastelein JJ, et al. High-dose atorvastatin vs usual-dose simvastatin for secondary prevention after myocardial infarction: the IDEAL study: a randomized controlled trial. JAMA, 2005, 294 (19): 2437-2445.

[12] Shepherd J, Blauw GJ, Murphy MB, et al. Pravastatin in elderly individuals at risk of vascular disease (PROSPER): a randomised controlled trial. Lancet, 2002, 360 (9346): 1623-1630.

[13] Deedwania P, Ston ePH, Bairey Merz CN, et al. Effects of intensive versus moderate lipid-lowering therapy on myocardial ischemia in older patients with coronary heart disease: results of the Study Assessing Goals in the Elderly (SAGE). Circulation, 2007, 115 (6): 700-707.

[14] Olsson AG, Schwartz GG, Szarek M, et al. Effects of high-dose atorvastatin in patients>or=65 years of age with acute coronary syndrome (from the myocardial ischemia reduction with aggressive cholesterol lowering [MIRACL] study). Am J Cardiol, 2007, 99 (5): 632-635.

[15] de Lemos JA, Blazing MA, Wiviott SD, et al. Early intensive vs a delayed conservative simvastatin strategy in patients with acute coronary syndromes: phase Z of the A to Z trial. JAMA, 2004, 292 (11): 1307-1316.

[16] Blazing MA, Giugliano RP, Cannon CP, et al. Evaluating cardiovascular event reduction with ezetimibe as an adjunct to simvastatin in 18 144 patients after acute coronary syndromes: final baseline characteristics of the IMPROVE-IT study population. Am Heart J, 2014, 168 (2): 205-212.

[17] Trompet S, van Vliet P, de Craen AJ, et al. Pravastatin and cognitive function in the elderly. Results of the PROSPER study. J Neurol, 2010, 257 (1): 85-90.

[18] Hou W, LvJ, Perkovic V, et al. Effect of statin therapy on cardiovascular and renal outcomes in patients with chronic kidney disease: a systematic review and meta-analysis. Eur Heart J, 2013, 34 (24): 1807-1817.

第十七章　老年人代谢综合征的防治

一、代谢综合征的定义及流行病学

代谢综合征是与肥胖相关的血脂、血压和血糖等代谢异常的临床综合征。国际糖尿病联盟公布的代谢综合征的诊断标准能够更好地预测国人发生心血管事件的风险[1]，该定义以腰围作为代谢综合征诊断的主要标准，腰围更能够反映脂肪组织在内脏器官的异位积聚。

依据国际糖尿病联盟关于代谢综合征的定义，诊断代谢综合征必须符合以下条件，即中心性肥胖（国人男性腰围≥90 cm，女性腰围≥80 cm），合并以下四项指标中任意两项：①甘油三酯（TG）水平升高＞150 mg/dl（1.7 mmol/L），或已接受相应治疗；②高密度脂蛋白胆固醇（HDL-C）水平降低，男性＜40 mg/dl（0.9 mmol/l），女性＜50 mg/dl（1.1 mmol/L），或已接受相应治疗；③血压升高，收缩压≥130 mmHg或舒张压≥85 mmHg，或已接受相应治疗或此前已诊断高血压；④空腹血糖升高，FPG≥100 mg/dl（5.6 mmol/L），或此前已诊断2型糖尿病或已接受相应治疗。

目前，在我国代谢综合征发病率呈明显上升趋势，尤其是老年人，由于不健康的生活方式，活动量下降，患病率高于中青年人，高达20%左右。近二十多年来，我国成人腰围平均每年增加0.5 cm，高血压的发病率每年增加1%，每年新增约1000万，已经接近3亿人，高血压患病率随年龄增加而升高，血脂异常也有相似的发病趋势。

二、代谢综合征的病理生理学

代谢综合征患者异位积聚的脂肪细胞能够分泌血管紧张素原，导致体内血管紧张素Ⅱ和醛固酮增加，促进平滑肌细胞和成纤维细胞增生，胶原纤维降解，血管收缩，动脉硬化，血压升高。代谢综合征患者血浆中增高的甘油三酯能够激活脂蛋白酯酶和肝脂酶，分解脂蛋白颗粒中的甘油三酯，使脂蛋白颗粒变小，高密度脂蛋白代谢加快，浓度降低，小而密的低密度脂蛋白升高，与受体的亲和力下降，更容易沉积于血管内皮下，形成动脉粥样硬化。代谢综合征患者致动脉粥样硬化的脂蛋白表型（低高密度脂蛋白胆固醇、高甘油三酯、小而密的低密度脂蛋白胆固醇升高）是动脉粥样硬化和心血管事件高发的基础。高密度脂蛋白胆固醇主要参与胆固醇的逆转运，将过多的胆固醇从周围组织中的血管壁细胞、泡沫细胞等转运至肝、其他组织和含载脂蛋白B100的脂蛋白（如小而密的低密度脂蛋白）中进行代谢，在所有脂类中HDL直径最小（7.4～12 nm）而密度（d）最高（1.063 g/ml＜d＜1.21 g/ml）。代谢综合征患者脂肪组织的异位积聚，造成肌肉等组织细胞对胰岛素不敏感，产生胰岛素抵抗。老年代谢综合征患者往往合并更多致动脉粥样硬化的危险因素。

代谢综合征患者脂肪组织的异位积聚，导致体内产生氧化应激、促炎、高凝和低纤溶状态。脂肪组织具有内分泌功能，肥胖导致脂肪细胞功能异常，引起促炎与抗炎因子的分泌失衡[2]，分泌过多有害的血管活性分子（如血管紧张素原）、炎症因子（如肿瘤坏死因子TNF-α、某些白介素）和瘦素，刺激肝产生高敏C反应蛋白（hs-CRP），纤溶酶原激活物抑制剂-1（PAI-1）表达的增强，加剧了炎症反应和高凝状态。瘦素、血管紧张素原和增加的游离脂肪酸参与交感神经系统的过度激活和血压升高。同时，功能异常的脂肪细胞分泌的抗炎因子脂联素和一氧化氮等减少，血清脂联素水平与腰围、收缩压、空腹血清瘦素水平及胰岛素抵抗程度均呈负相关[3]。交感神经活性增强，血管内皮细胞凋亡，导致血管内皮功能紊乱。

三、代谢综合征的病因学

30年前，在我国肥胖、高血压、血脂异常、高血糖的发生率一般在7%以下。为什么代谢综合征近二十多年来呈直线上升趋势，如果是基因突变导致，一般要经过近十代人。因此，代谢综合征的迅速增加，遗传因素只占了5%左右，主要与人们不健康的生活方式有关，包括不健康的饮食、缺乏锻炼、精神压力大和吸烟。随着工业化步伐的加快，西方饮食文化向中国渗入，人们普遍对高热量的油脂类和含糖高的碳水化合物、高胆固醇、高钠食品摄入太多，而富含纤维素和矿物质高的食物摄入不足，热量的摄入超过机体的利用便转成脂肪存储起来引发肥胖。患者并非营养过剩，而是营养失衡，热量超标，但是维生素、矿物质、氨基酸、必需脂肪酸和膳食纤维缺乏。在我国由南向北，代谢综合征和心脑血管事件越来越多，主要与越向北方盐、禽蛋类的摄入越多，越向北方天气越寒冷导致人们室外活动越少有关。种族和国民收入相似的澳大利亚和英国，代谢综合征也有相似的发病趋势，主要与环境和不良生活方式有关。工业的迅速崛起、电气化和自动化使人们的运动量明显减少。生活工作节奏的加快和竞争的加剧，使人们承受着很大的精神压力。长期的不良生活方式，使代谢综合征患者迅速增多。老年人由于组织器官的衰老，容易发生慢性疾病，更应当改变不良的生活方式，预防代谢综合征的发生和发展。长寿老人中患代谢综合征者罕见。

四、代谢综合征的危害

代谢综合征集多种心血管病危险因素于一身，对机体产生多种危害，正常的生理功能受影响，患者常处于疲倦、失眠和工作效率低下等状态。多种危险因素的聚集明显增加了发生动脉粥样硬化性疾病的风险，新发2型糖尿病增加近5倍，糖尿病患者发生心肌梗死的风险与冠心病患者相近，冠心病合并糖尿病则心血管事件的发生增加1倍[4]。代谢综合征如果控制不好，几年后就可能出现血管和重要器官的损害，如动脉硬化、动脉内膜和中层厚度增加、管壁增厚、管腔缩小、心室壁增厚、左心室肥厚、心脏舒张功能异常、微量白蛋白尿、视网膜动脉硬化等靶器官损伤；如果持续控制不好，十几年内就会出现并发症，如动脉粥样硬化、心肌梗死、脑卒中、心肾功能衰竭、视网膜动脉出血、黄斑变性、间歇性跛行等。老年代谢综合征患者，由于衰老、血管内皮功能障碍，更容易出现靶器官损害和并发症。近年来因动脉粥样硬化导致的心血管事件呈直线上升趋势，与代谢综合征的高发直接相关。对于血压、血脂、血糖正常和不吸烟的人，发生心脑血管事件，一般要到70岁以后，但是有其中一项异常，发病提前10年。代谢综合征不仅仅触发动脉粥样硬化性心、脑、肾等血管病，还与某些肿瘤（约40%的结肠癌和乳腺癌等）、睡眠呼吸暂停综合征、非酒精性脂肪肝、高尿酸血症和痛风、骨质疏松、哮喘、心理障碍和感染等密切相关。血清尿酸水平与腰围和代谢综合征的发生呈明显的正相关。代谢综合征严重威胁人们的健康，已成为重要的公共卫生问题。有近九成的脑卒中由上述危险因素造成。注意健康饮食、坚持锻炼和戒烟，控制好危险因素可以避免80%左右的脑卒中和2型糖尿病发生，同时还能预防或减少骨质疏松症，增强免疫力，减少感染性疾病的发生。

五、代谢综合征的防治

（一）强化生活方式干预

应当积极重视代谢综合征的防治，强化生活方式干预能够预防其发生和进展，改善患者慢性炎症、高凝低纤溶和高氧化应激状态，从而改善预后[5]。

1. 饮食方面干预

饮食应强调三低一高：低脂、低热量、低盐，高维生素、矿物质和纤维素的膳食。增加蔬菜和水果的摄入，可降低C反应蛋白（CRP）水平，减少代谢综合征和心血管疾病的发生[6]，每日减少500 kCal热量的摄入，体重10天左右可下降0.5 kg。要养成和保持良好的生活方式，健康的饮食是预防和控制代谢综合征的前提。频繁的应酬与聚会，饭店的油腻食物，特别是晚餐过量，容易使人肥胖；晚餐后进行适量的活动，可有效减轻体重。平衡膳食结构，应该选择低脂、低热量、低盐、高纤维素和矿物质的食品，要减少下列三类食品：①高脂肪（肥肉和黄油）和高胆固醇（动物内脏和蛋黄含量最高）的食物。②高热量和高糖食物，包括油类、各种酒类和大部分肉类，汉堡包、炸鸡和冰激凌（特别是含反式脂肪酸的快餐食品），零食（干果、花生和炒葵花子），含糖高的碳酸饮料（可乐）、甜食和糖类等。含糖的碳酸饮料不能补充营养素，反而会消耗体内的营养素，糖的代谢过程需消耗维生素和矿物质；同时碳酸与钙结合形成碳酸钙，可影响钙吸收，引发骨质疏松。③高盐食物，可以引起钠水潴留和血压升高，每天多吃 2 g 盐，血压会增高 2/1.2 mmHg。目前北京市民日均摄入盐约 15 g（小号牙膏一平盖约 1 g），高出需要量的 3 倍。还要注意酱油、酱类、熟食和腌制食品中所含的盐。应多选择健康食品，包括含纤维素、维生素、钾和钙等矿物质高、热量低的水果蔬菜类，低脂肪高蛋白高不饱和脂肪酸的深海鱼、豆制品类和少油低糖的食物；全麦（如燕麦）谷类、豆类和绿叶蔬菜（如芹菜）及水果等含有不可吸收的多糖（膳食纤维），能够帮助带走体内的有害代谢产物。

食品的加工方式与代谢综合征的发生有关，食物烹调应以蒸、煮和凉拌为主。凉拌更能够保留食物中的维生素等成分，尽量不用煎、炸、炒。油炸可使食物热量增加 1 倍，并且破坏必需氨基酸及维生素，在高温的油炸过程中还可产生具有神经毒性及致癌作用的物质，如炸油条和炸鸡等食品。应少吃细粮，精制面粉在生产的过程中，有多种营养矿物质丢失。代谢综合征患者缺乏亚油酸等必需脂肪酸，缺乏钙、镁、铁、锌等矿物质和维生素。老年人喜欢吃容易消化的食物，但是粥类升高血糖较快，血糖高的患者要少喝粥。应该了解不同的食物所含的热量，以利于选择，每种食物一两所含的热量（kCal）由低至高分别为：①鱼类 60；②馒头和米饭 60，油条 185；③肥瘦猪肉和桃酥 250，火腿 260；④花生和葵花子 300，白酒类 350；⑤食用油 450。每日热量的摄入因劳动强度而异，对脑力或轻体力劳动的成人而言，每日热量需 1600～2000 kCal。一般而言，膳食的金字塔结构为：①每日蔬菜和水果 1～2 斤，主食（粗杂粮为主）少于 5 两，豆制品少于 2 两（高尿酸血症患者除外），脱脂牛奶少于 4 两，油少于 25 g 和盐少于 5 g，饮白酒者每日应少于 1 两。②每周 1～2 斤清蒸深海鱼和海鲜类（高尿酸血症患者除外）。③每月 1～2 斤其他肉蛋类。酸奶有利于补充肠道益生菌，促进肠蠕动，改善肠道内环境。血糖高的老年人，应该适当限制含糖高的水果类摄入。

2. 适当加强锻炼

缺乏锻炼导致热量消耗减少，是代谢综合征形成的主要原因。越胖越不爱活动，形成恶性循环，增加锻炼是生活方式干预的主要部分。锻炼能够明显提高易患代谢综合征的成人的血浆脂联素浓度[7]，运动即受益，活动增加则获益增加。最大限度地减少久坐、静坐的不良生活方式，通过锻炼消耗热量。第一年体重应下降 6%～10%，轻度的体重下降也能使患者获益，通过锻炼消耗热量，燃烧脂肪，使肥大的功能异常的脂肪细胞凋亡，有利于缓解精神压力。肥胖伴高血压的患者体重每下降 1 kg，血压下降 1/0.8 mmHg，体重下降的同时伴有血脂、血糖、促炎高凝异常状态的改善和血管事件的减少，预防或减少骨质疏松症，还能增强机体免疫力，降低感染性疾病和肿瘤的发生。锻炼能够给老年代谢综合征患者带来明显益处，锻炼的方案应切实可行，锻炼应有计划地进行，并持之以恒。一般情况下，最好每日进行中等强度（快走、慢跑、骑自行车和打球等）的户外运动 30 min 以上，并应当充分利用工作场合及家务劳动进行锻炼。对患有慢性病（心绞痛和骨关节病等）的老年人，锻炼前应查体，以便医生帮助选择运动类型及运动量。锻炼应量力而行，从小量活动开始，循序渐进，以不引起身体不适为宜。应当避免剧烈的活动，下肢活动受限者，应原地进行锻炼上肢等活动。患有骨质疏松和骨关节病的老年人，可以选择游泳，对关节影响小，但是要注意水温，不要饱餐后游泳。对于患有心力衰竭的老年人活动更应当循序渐进，量力而行，并且严格控制盐的摄入。患有心血管疾病的老年人，应当减少晨练，早晨 5～10 点，人体内有害激素最高，事件高发，有 60%的心血管事件发生在这五个小时内。

3. 避免焦虑和戒烟

现代工作生活节奏的加快和竞争的加剧，使人们承受着很大的精神压力，长期精神压力与心血管疾病及心理和精神性疾病的发生有关，要树立积极健康的心理，保持乐观情绪，避免过度紧张和焦虑。代谢综合征的老年人患焦虑症的比例增加，特别是独居的老年人。焦虑会激活交感神经，引发血管痉挛和斑块破裂，导致心律失常、脑卒中和重要脏器的功能衰竭。因此，对伴有焦虑症的老年患者进行心理疏导，缓解压力，必要时给予相应的药物治疗是非常必要的。心脑血管病容易发生在腰围大和吸烟的人身上，烟草中的多种有害物质可以激活交感神经，增加血液黏稠度，激活血小板，破坏血管内皮的完整性，加速动脉粥样硬化的发生和发展，特别是老年人血管内皮已经变得脆弱，没有危险因素也能发生斑块，吸烟容易加速动脉粥样硬化。因此，强调戒烟是生活方式干预的另一组成部分。

（二）药物治疗

代谢综合征的老年人强化生活方式干预的同时，对难以控制的高血压、糖尿病、血脂紊乱和肥胖者，应在医生的指导下及时进行药物治疗。对血压≥130/85 mmHg或已患糖尿病的血压≥130/80 mmHg的患者，可选用控释长效副作用少且安全的二氢吡啶类钙通道阻滞剂，该类药物没有负性频率作用，对心功能影响小。国人对钙通道阻滞剂敏感，降压幅度大，减少心血管事件明显，特别是长效制剂，血药浓度平稳，平稳降压，降压平滑指数高，不激活交感神经，不降低室颤阈值，能够控制晨峰的高血压，明显降低心血管事件的发生。也可选用长效的血管紧张素转化酶抑制剂或血管紧张素Ⅱ受体拮抗剂，该类药物能够减少醛固酮的生成，减少平滑肌和成纤维细胞的增生，逆转心室壁和血管壁的肥厚，减轻其重塑，恢复原有的功能，与β受体阻滞剂和醛固酮受体拮抗剂并列为心力衰竭治疗的三大基石，通过阻断有害激素的产生，改善患者预后。但是由于血管紧张素Ⅱ的1型受体主要分布于肾小球的出球小动脉端，该类药物主要扩张出球小动脉，降低肾小球囊内压，有可能使肾小球滤过有害物质的能力下降，因此，血清肌酐高于265 mmol/L的患者慎用。对于血管严重狭窄的老年人，降压后出现缺血表现者，要给予血运重建治疗。利尿剂更适用于代谢综合征伴有心力衰竭的患者，应用利尿剂和阿司匹林要注意有无高尿酸血症。β受体阻滞剂更适用于代谢综合征合并心绞痛或心力衰竭的老年人。

对血脂代谢异常者应当根据危险分层，制订血脂控制的靶目标，治疗达标则获益增加。对于有动脉粥样硬化、有斑块或管腔狭窄、有控制不好的多种危险因素特别是吸烟、10年心血管事件的风险大于10%的代谢综合征患者，将低密度脂蛋白胆固醇（LDL-C）水平控制在40～70 mg/dl是合理的选择。调脂达标可使动脉粥样硬化病变进展减慢或消退，管腔扩张，能明显降低脑卒中。血脂异常宜首选他汀类药物治疗，他汀类药物不仅具有调脂作用，还有改善血管内皮功能、稳定斑块、抑制血栓形成、抗炎和抑制免疫反应的多效性。强效他汀类药物主要有瑞舒伐他汀和阿托伐他汀，药物疗效高，安全和耐受性好，降低LDL-C的作用最强，同时能够中度降低甘油三酯和升高HDL-C。用药时，尤其是老年人，肝肾功能较差，要定期复查血脂，并且注意有无副作用，主要为肝毒性，表现为谷丙转氨酶（ALT）增高，增高超过正常3倍者约1%，且与剂量相关，发生后应立即停药，一般停药2～3个月后即可恢复。开始用药前，用药后6周应测定ALT，以后每隔半年测定一次，禁用于活动性或慢性肝病患者。另一不良反应是骨骼肌损害，肌病的发生率低于0.1%，表现为类似流感样的肌痛无力和压痛，开始于手臂和大腿，血清肌酸激酶（CK）升高超过正常值10倍，应立即停药，若未发现或未及时停药，肌球蛋白阻塞肾小管可诱发急性肾衰竭。用药过程中有肌痛等症状者应测CK，若超过正常3倍者应密切观察，排除锻炼等因素且进行性增高者，应将药物减量或暂时停用。肌溶解罕见，往往见于合并多种疾病和联合用药的老年人，如阿托伐他汀和贝特类药物、大环内酯类、抗真菌药、洋地黄、钙通道阻滞剂等联用，上述药物均通过肝细胞色素P450酶3A4同工酶代谢，使阿托伐他汀血药浓度增高。其他不良反应包括胃肠道反应、恶心、腹痛、腹胀、皮肤潮红和头痛、眩晕等，少见失眠，偶有白细胞、血小板减少、胆汁淤积和尿酸增加等。对本类药物过敏者禁用，慎用或禁用于酗酒、儿童、孕妇和严重肾功能减退的患者。对胆固醇和甘油三酯同时增高者，应首先选用他汀类药物使LDL-C达标，如LDL-C达标后甘油三酯仍高，可考虑联用贝特或烟酸类药物，但应从小剂量开始，并注意药物的不良反应，他汀类药物与贝特类和烟酸类药物合用会增强其调脂作用。贝特类和烟酸类药物可能损害肝功能，且有与他汀类药物相似的致肌病作用，与他汀类药物合用应注意检测肝功能与CK，三类药物中烟酸类药物对肝功能的影响最小。当他汀类药需同贝特类药联用时，应选择安全性相对较好的微粒化非诺贝特，禁与吉非罗齐联用。当甘油三酯重度增高≥500 mg/dl，有可能诱发急性胰腺炎，应首选贝特类药物降甘油三酯。高甘油三酯和低HDL-C的老年患者多与肥胖有关，更应强调平衡膳食、坚持锻炼、戒烟、控制体重等生活方式的改变。

对胰岛素抵抗和糖尿病患者，应选用双胍类、胰岛素等药物。老年人要注意低血糖的发生，低血糖可能引发心血管事件。血脂、血糖和糖化血红蛋白、血压等异常指标达标，能够避免多数血管事件的发生，改善患者的预后[8]。

六、小结

目前，老年代谢综合征在我国仍然处于直线上升趋势，没有出现拐点，主要原因是对不良的生活方式和代谢综合征的危害缺乏足够的认识，代谢综合征的知晓率和治疗率不足1/3，治疗满意控制率不足1/10。远离油、肉和酒类高热量食物和高糖食品，多运动，实施强化生活方式干预、平衡膳食、坚持锻炼、戒烟、药物和健康教育等综合防治措施，控制血脂、血糖、血压和体重等异常指标达标，能够避免多数老年代谢综合征患者心血管事件的发生。在我国医疗卫生资源尚不发达的今天，强化生活方式改变对于最大限度地节省有限的医疗卫生资源，提高人们防病意识和健康水平，具有重要的意义。

（杨中甦）

参考文献

[1] Lao XQ，Thomas GN，Jiang CQ，et al. Association of the metabolic syndrome with vascular disease in an older Chinese population：Guangzhou Biobank Cohort Study. J Endocrinol Invest，2006，29（11）：989-996.

[2] Laclaustra M，Corella D，Ordovas JM. et al. Metabolic syndrome pathophysiology：the role of adipose tissue. Nutr Metab Cardiovasc Dis，2007，17（2）：125-139.

[3] Wassink AM，Olijhoek JK，Visseren FL. et al. The metabolic syndrome：metabolic changes with vascular consequences. Eur J Clin Invest，2007，37（1）：8-1.

[4] St-Pierre J，Lemieux I，Perron P，et al. Relation of the "hypertriglyceridemic waist" phenotype to earlier manifestations of coronary artery disease in patients with glucose intolerance and type 2 diabetes mellitus. Am J Cardiol，2007，99（3）：369-373.

[5] Hanefeld M，Marx N，Pfutzner A，et al. Anti-inflammatory effects of pioglitazone and/or simvastatin in high cardiovascular risk patients with elevated high sensitivity C-reactive protein：the PIOSTAT Study，management issues in the metabolic syndrome. J Assoc Physicians India，2006，54：797-810.

[6] Esmaillzadeh A，Kimiagar M，Mehrabi Y，et al. Fruit and vegetable intakes，C-reactive protein，and the metabolic syndrome. Am J Clin Nutr，2006，84（6）：1489-1497.

[7] Ring-Dimitriou S，Paulweber B，von Duvillard SP，et al. The effect of physical activity and physical fitness on plasma adiponectin in adults with predisposition to metabolic syndrome. Eur J Appl Physiol，2006，98（5）：472-478.

[8] Bays H，Blonde L，Rosenson R. et al. Adiposopathy：how do diet，exercise，weight loss and drug therapies improve metabolic disease in overweight patients? Expert Rev Cardiovasc Ther，2006，4（6）：871-895.

第十八章　老年人双心疾病的诊断与治疗

双心疾病既不能归之为单纯的心血管疾病，也不是单纯的精神心理问题，属于心身疾病范畴，是一门新兴的交叉医学学科。双心疾病主要有如下三种表现形式：①明确的心血管疾病继发精神心理问题。②明确的精神心理问题合并心血管疾病。③单纯的精神心理问题表现为无法解释的心脏病症状。心血管系统和神经系统互相影响，导致两种疾病的临床表现相似度很高，鉴别困难，并对患者的心血管疾病预后和预期寿命造成不良影响。老年人群由于器官功能老化和代谢功能下降，常伴随多种慢性病（如代谢性心血管疾病和老年退行性病变），以及社会角色和家庭角色的转变，也是精神心理问题高发人群[1]。由于目前对老年人群双心疾病的研究有限，如何早期识别老年患者隐匿复杂的双心疾病症状，是临床医生面临的挑战。对于老年人群双心疾病需要开展更多研究，本文就有限的文献进行综述。

一、老年人的定义

世界卫生组织对老年人的定义为 60 周岁以上的人群。由于全世界的年龄呈普遍增高趋势，世界卫生组织对老年人的划分提出新的标准，将 44 岁以下人群称为青年人，45～59 岁人群称为中年人，60～74 岁人群称为年轻老年人，75 以上人群称为老年人，90 岁以上人群称为长寿老人。

二、社会老龄化现状

根据第六次全国人口普查统计，截至 2010 年底，我国 60 岁以上的老年人口达到 1.78 亿，占总人口的 13.26%，65 岁及以上人口 1.19 亿，占总人口的 8.9%。我国是世界上唯一老龄人口过亿的国家。预计至 2040 年 60 岁以上老人将达 4 亿，占人口的 26%，即不到 4 人中就有一位老人，而城市中 2～3 人中就有一位老人。随着寿命的延长，老年人易患疾病的发病率和伤残率上升，我国 60 岁以上老年人 50%左右患有高血压等慢性病，对医疗卫生和保健服务形成较大压力。

三、老年人双心疾病流行病学现状

老年人是心血管疾病和精神心理问题高发人群，焦虑抑郁是最常见的精神心理问题，也是双心疾病中常见的表现形式，有焦虑抑郁的老年人更容易发生心血管事件，心血管疾病患者的焦虑抑郁患病率也明显高于一般人群。因焦虑抑郁容易表现为类心脏病症状，导致焦虑抑郁与心血管疾病症状的鉴别存在挑战。研究显示，一般人群焦虑抑郁的患病率为 6%，冠心病合并焦虑抑郁的患病率为 35%～45%，高血压合并焦虑抑郁的患病率为 50%～60%，脑血管病合并焦虑抑郁的患病率为 40%～50%，心力衰竭患者中抑郁的发生率达 21.5%[2]，随着心力衰竭的严重程度越高，抑郁的发生率越高（心功能 NYHA 分级Ⅰ级和Ⅳ级的患者抑郁发生率分别为 11%和 42%）。我国成都调查 267 例老年冠心病患者，发现老年冠心病患者合并抑郁症的患病率为 32.8%[3]。上海调查 272 名社区糖尿病老年患者，发现老年糖尿病患者 39.35%存在抑郁、23.16%存在焦虑[4]，均明显高于普通人群。

冠心病、心力衰竭和高血压均是增龄性疾病，患病率随着年龄的增加而增加。抑郁是冠心病的独立危险因素。2004 年的一篇 meta 分析[5]综合多篇前瞻性研究发现在普通人群中，在校正其他危险因素之后，患有抑郁的人群发生冠心病的概率是没有患抑郁人群的 1.5～2.0 倍；而在冠心病患者中，合并有抑郁的人群远期发生心血管事件的危险度是未合并抑郁的 2.0～2.5 倍。2006 年，另外一篇综合 54 项观察性研究的 meta 分析[6]，合并了 146 538 名参与者和 6362 个心血管事件，得出相同的结论。焦虑是心血管疾病患者最常见的精神心理问题，最近文献显示焦虑是冠心病的独立危险因素。Janszky 等[7]对 49 321 名年轻瑞典男性，随访 37 年后发现，焦虑作为冠心病的独立危险因素，可预测冠状动脉事件的发生，冠心病和急性心肌梗死的相对危险度分别为 2.17［95%可信区间（CI）：1.28～3.67］和 2.51（95% CI：1.38～4.55）。Roest[8]等收集了 1980—2009 年关于焦虑与冠心病发病率的 20 篇文献，包含 249 846 名参与者，平均随访 11.2 年。经过 meta 分析发现焦虑独立于其他冠心病危险因素，冠心病发病率和心脏死亡的相对危险度分别为 1.26（95% CI：1.15～1.38）和 1.48（95% CI：1.14～1.92）。美国报道一组 153 例退伍军人因心力衰竭行心脏再同步化治疗（CRT-D）患者的回顾性对比研究，其中 42.5%合并情绪障碍，与无情绪障碍的患者比较，心力衰竭加重的发生率分别为47.7%和27.3%（P=0.009），多因素分析显示情绪障碍是老年心力衰竭患者独立的预后预测因素。另一项研究发现在抑郁患者中，心力衰竭患者的远期死亡率和二级终点事件是非抑郁患者的 2.1 倍（95% CI：1.7～2.6）。我国台湾一项研究纳入 207 例年龄大于 75 岁的老年人，观察抑郁、心血管疾病等临床情况与神经功能恶化的关系，发现抑郁而非心血管疾病是老年人神经功能恶化的重要影响因素[9]。我国一项对 80 例老年冠心病患者的临床分析显示，存在焦虑抑郁的老年冠心病患者，更易发生室性或房性心律失常，且心率变异性明显减低[10]。高血压的控制程度与焦虑的存在与否密切相关，尤其老年高血压患者因担心血压高引起脑血栓偏瘫，影响自己和子女的生活，常容易发生预期焦虑，导致血压波动不易控制。心律失常患者、经皮冠状动脉介入治疗（PCI）前后、冠状动脉旁路移植术（CABG）前后、植入起搏器和埋藏式心脏复律除颤器（ICD）的老年患者常容易合并焦虑或抑郁，导致治疗效果下降，生活质量受到很大影响。

四、老年人发生双心疾病的病因及可能机制

上面已经提及，老年人容易并发多种慢性病，如心血管疾病、骨关节病、卒中、消化系统疾病等，是老年人群的焦虑抑郁患病率高于一般人群的重要原因，由于合并多种慢性病，需要同时服用多种药物，药物也是导致老年人焦虑抑郁的原因，如老年人常用的降压药——钙通道阻滞剂和β受体阻滞剂、他汀类降脂药、治疗骨关节病的药物、非甾体抗炎药等。同时，由于老年人生理功能下降，各器官系统老化，导致自理能力、社交能力下降，发生适应障碍，导致焦虑抑郁；老年人由于子女离家、朋友和亲人的远离，无朋友和亲人的情感支持，导致社会孤立，发生焦虑抑郁；由于无工作或宗教信仰，导致对未来生活失去目标。这些生活中不可避免的情况是老年患者发生焦虑抑郁，导致双心疾病的重要原因。

目前已经明确，存在精神心理问题的患者处于精神应激状态，这类患者有更高的交感水平、高皮质醇和儿茶酚胺水平、血小板激活、炎症激活以及内皮功能紊乱。这些变化与下丘脑-垂体-肾上腺轴以及交感肾上腺系统激活密切相关。同时，我们在心血管疾病患者中观察到，存在高交感状态、高儿茶酚胺水平、血小板激活、炎症激活以及内皮功能紊乱的患者，常处于心血管疾病高危状态，不仅容易触发心血管事件，而且增加心血管疾病的死亡风险。由此提出，精神心理问题和心血管疾病可能有共同的发病途径，可能存在基因突变及环境相互作用。有研究认为，炎症是二者之间共同的发病基础，众所周知，炎症是许多慢性年龄相关疾病如动脉粥样硬化、代谢综合征、糖尿病、肾病、慢性阻塞性肺疾病、骨关节炎、肌无力、阿尔茨海默病等的共同特征，近年发现炎症本身可以直接导致机体老化速度加速。因此，老年双心疾病的发病机制中炎症是否成为核心机制和干预靶点，值得关注。

五、老年人双心疾病的临床表现

（一）心血管疾病继发或合并焦虑抑郁

这部分患者有明确的心血管疾病病史，在治疗过程中，表现出烦躁、急躁、脾气大、过度担心紧张、失眠、乏力、心境低落、对感兴趣的事情失去兴趣等焦虑抑郁症状。有些患者表现为治疗效果差，部分表现为经有效的药物或手术治疗，虽临床客观检查显示恢复良好，但患者仍反复主诉胸闷、胸痛、头晕、心悸、呼吸困难等心脏病症状，反复到急诊就诊或住院治疗。部分患者虽经有效的药物或手术治疗，仍处于高交感激活状态，反复发作心肌缺血、高血压、交感电风暴或心力衰竭不缓解。重症老年患者尤其住在监护室的老年患者，因全身疾病状态差导致大脑皮质缺血缺氧，发生谵妄，又

称监护室综合征。

（二）表现为类心脏病症状的单纯精神心理问题

老年人的焦虑抑郁症状多不典型，常以躯体症状为主要表现，常见症状包括乏力、胸闷、心悸、不典型胸痛、背痛、胃痛、头痛等，与心脏病症状不好鉴别。但焦虑抑郁的患者同时存在睡眠障碍、心境低落、兴趣感丧失、过度紧张、担心和急躁等精神症状，尤其是经过心血管病客观检查，没有发现有阳性意义的临床结果可供鉴别。

老年患者有时不能清楚描述自己的症状，心脏科的临床诊疗节奏快，对患者的情绪体验难以逐一澄清。心理问题筛查尤为重要。对于有上述临床表现的老年患者，可在诊疗时，采用简短的三问法，初步筛出可能有问题的患者。3 个问题是：①是否有睡眠不好，已经明显影响白天的精神状态或需要用药？②是否有心烦不安，对以前感兴趣的事情失去兴趣？③是否有明显身体不适，但多次检查都没有发现能够解释的原因。3 个问题中如果有 2 个回答是，符合精神障碍的可能性为 80%左右[11]。

对于心血管科患者焦虑抑郁的筛查，《在心血管科就诊患者的心理处方中国专家共识》[11]推荐使用《患者健康问卷抑郁量表（PHQ9）》《广泛性焦虑量表（GAD-7）》和躯体化症状自评量表，同样适用于老年双心疾病患者。

六、老年人双心疾病的治疗

老年患者的双心疾病临床情况复杂，从环境因素和个性因素导致的单纯精神心理问题，到慢性神经症患者的特殊应对方式，到患病行为异常及适应障碍，到药物副作用造成的精神症状以及心脏疾病严重时出现的脑病表现。因此，老年患者双心疾病的治疗需要多种方式整合。

（一）心理支持

由于老年人无工作，子女离家，与亲戚、朋友沟通减少，孤独感和社会支持下降是发生精神心理问题的常见原因。因此，鼓励子女抽时间定期看望、陪伴老人，子女应理解老人出现的一些情绪异常或躯体不适症状，多倾听，少批评，积极带老人到医院看病；鼓励老年人积极与外界交流，参加老年大学、与朋友和亲戚结伴旅行等；鼓励老年人学习一项新的技能；鼓励老年人养宠物，研究显示，宠物陪伴是一个缓解老年患者精神心理问题的有效方法。

（二）认知行为治疗

老年心血管病患者常因对疾病不了解、误解和担忧而导致情绪障碍，需要从心理上帮助患者重新认识疾病，合理解释患者心脏疾病的转归和预后，纠正患者不合理的负性认知，恢复患者的自信心，使焦虑抑郁情绪得到有效缓解。

老年患者固有的心理防御机制使他们倾向于隐瞒自己的抑郁焦虑情绪，他们担心医生考虑精神因素时，会耽误对心脏疾病的诊断和治疗。临床医生需帮助患者认识到其目前的病情与精神心理障碍可能有关，同时帮助患者正确判断其心血管疾病的严重程度，客观评价患者临床症状与心血管疾病之间的关系，让患者自己认识到夸大的疾病和症状。详细解释精神心理障碍的治疗必要性，解释药物使用过程中的特点和注意事项，以取得患者对疾病诊断的充分理解和对治疗的积极配合。

（三）保持健康的生活方式

大量研究证明运动改善心血管病患者生存率的同时，能够改善患者的焦虑、抑郁症状。Lavie 等进行的随机对照研究显示运动训练可改善冠心病患者的焦虑和抑郁症状，并且不论患者是年轻人还是老年人都有效[12]。Richard 等对 522 名冠心病患者追踪观察平均长达 4 年，结果显示运动治疗能使合并抑郁障碍的冠心病患者死亡率降低 73%，同时该研究结果还提示只需较小程度改善患者的心肺功能，即可降低抑郁障碍的发病率以及冠心病患者的死亡率[13]。国内学者研究同样得出相似结论：3 个月的运动治疗显著改善心血管神经症患者的焦虑、抑郁等负性心理障碍，进一步提示运动治疗对心血管疾病和负性心理应激两方面都有肯定疗效[14]。

老年人的健康饮食习惯有助于降低焦虑抑郁。适当进食高质量蛋白质、未加工碳水化合物、不饱和脂肪、足够量的蔬菜和水果，对保证老年人的营养和体能非常重要，避免进食过量高糖和精细碳水化合物，导致血糖代谢紊乱，继发一系列生理功能异常。

老年人睡眠时间减少，失眠患病率非常高，睡眠质量下降可以导致焦虑抑郁或加重焦虑抑郁。因此，指导老年人养成规律的睡眠作息习惯，创造安静舒适的睡眠环境，睡前避免咖啡、浓茶、饮酒以及剧烈运动，避免阅读和观看情节紧张或令人兴奋的书籍或电视节目，对改善睡眠质量非常重要。必要时服用辅助睡眠药物。

（四）抗抑郁药物治疗

抗抑郁药物治疗对老年双心疾病患者的疗效同年轻个体一样有效。目前针对心血管病患者抑郁、焦虑的药物治疗主要有选择性5-羟色胺再摄取抑制剂（SSRI）、氟哌噻吨和美利曲辛复合制剂、去甲肾上腺素能和5-羟色胺能抗抑郁剂（NaSSA），均可改善患者的焦虑抑郁情绪，尚无证据改善患者的心血管病预后。

需要注意的是，老年患者本身机体代谢和器官功能下降，同时服用多种慢性病治疗药物，服用抗抑郁药物容易出现副作用或不良反应，因此，服用抗抑郁药时需要密切监测。

七、小结

老年双心疾病患者的治疗要考虑到多种合并因素，如患者发生精神心理问题的主要原因是孤独，单纯药物治疗的效果有限，必须同时帮助患者改善孤独感，增加社会支持。又如患者的精神心理问题继发于心血管疾病，疾病症状的存在或加重是导致患者发生精神心理问题的主要原因，治疗上需要先积极治疗心血管疾病，缓解心血管症状，如仍存在影响疾病恢复和生活质量的精神心理问题，同时给予抗抑郁药物治疗。

（夏昆　丁荣晶）

参考文献

[1] Atlantics E, Shi ZM, Penninx JWHB, et al. Chronic medical conditions mediate the association between depression and cardiovascular disease mortality. Soc Psychiatry Psychiatr Epidemiol. 2012, 47 (4): 615-625.

[2] Rutledge T, Reis VA, Linke SE, et al. Depression in heart failure a meta-analytic review of prevalence, intervention effects, and associations with clinical outcomes. J Am Coll Cardiol, 2006, 48 (8): 1527-1537.

[3] 肖良平，韩倩，何丽，等. 老年心血管病患者抑郁情绪临床分析. 四川医学，2012，8：18-22.

[4] 张红，施慎逊，李晨虎，等. 上海龙华街道社区60岁以上老年人糖尿病和（或）焦虑的发生率调查. 国际精神病学杂志，2015，42（4）：63-66.

[5] Lett HS, Blumenthal J, Babyak M, et al. Depression as a risk factor for coronary artery disease: evidence, mechanisms, and treatment. Psychosom Med, 2004, 66: 305-315.

[6] Nicholson A, Kuper H, Hemingway H. Depression as an etiologic and prognostic factor in coronary heart disease: a meta-analysis of 6362 events among 146,538 participants in 54 observational studies. Eur Heart J, 2006, 27: 2763-2774.

[7] Janszky I, Ahnve S, Lundberg I, et al. Early-onset depression, anxiety, and risk of subsequent coronary heart disease: 37-year follow-up of 49,321 young Swedish men. J Am Coll Cardiol, 2010, 56 (1): 31-37.

[8] Roest AM, Martens EJ, de Jonge P, et al. Anxiety and risk of incident coronary heart disease: a meta-analysis. J Am Coll Cardiol, 2010, 56 (1): 38-46.

[9] Yun-Hsuan Chang, Mu-En Liu, Chih-Chun Huang, et al. Cognitive performance in older elderly men with late-life depression and cardiovascular comorbidities: symptomatological correlation. Annals of General Psychiatry, 2012, 12: 36.

[10] 张颖，张爱伦. 伴抑郁或焦虑症老年心血管病患者性别及心律失常分析. 新疆医科大学学报，2007，30（3）：75-77.

[11] 中国康复学会心血管病专业委员会，中国老年学学会心脑血管病专业委员会. 在心血管科就诊患者的心理处方中国专家共识. 中华医学杂志，2014，94（4）：1-8.

[12] CJ Lavie, RV Milani. Adverse psychological and coronary risk profiles in young patients with coronary artery disease and benefits of formal cardiac rehabilitation. Arch Intern Med, 2006, 166: 1878-1883.

[13] RV Milani, CJ Lavie. Impact of cardiac rehabilitation on depression and its associated mortality. Am J Med, 2007, 120: 799-806.

[14] 刘遂心，朱洁，孙明，等。有氧运动干预对心血管神经症的影响。中国行为医学科学，2005，14（5）：421-424.

第十九章　老年常见风湿免疫性疾病的诊断与治疗

第一节　概　　述

风湿免疫性疾病泛指影响骨、关节及周围软组织，如肌肉、滑囊、肌腱、筋膜、神经等的一类疾病。本类疾病发病率高，有一定的致残率，危害人类健康的同时给社会和家庭带来了沉重的经济负担。随着人口的老龄化，我国医疗服务面临巨大的压力，如何更好地结合老年人病理和生理特点，有针对性地进行相关疾病的研究及治疗，提高老年患者生活质量，成为国家重大卫生课题。

风湿免疫性疾病在老年人群与青中年人群是有差别的，系统性红斑狼疮、强直性脊柱炎等疾病多见于青中年人群，而骨质疏松症、骨关节炎、风湿性多肌痛、痛风等疾病在中老年人群发病率增加。许多类风湿关节炎患者在青中年起病并持续至老年期，并且老年起病的类风湿关节炎患者也有增加的趋势。同时，随着高血压、糖尿病等疾病导致肾损害情况增多，老年患者肾功能降低，有些疾病如痛风在老年人群的发病率明显升高。

风湿免疫性疾病的病因及发病机制复杂多样，部分疾病的确切病因尚未明确，常见的病因包括感染性、免疫性、代谢性、内分泌性、退行性、地理环境性、遗传性、肿瘤性等。在老年风湿免疫性疾病中，退行性及免疫性因素占有重要地位。退行性因素主要指由于人体机能及内分泌功能下降所引起的疾病，如骨关节炎、骨质疏松症。免疫性因素主要指由免疫系统功能改变引起的相关疾病。老年人免疫机制失调与监视功能受损，不仅可引起癌变的发生或使感染呈持续状态，还可因不能清除体内衰老细胞或损伤细胞，失去内环境的平衡，而引起自身免疫性疾病。近年研究表明，增龄性 T 细胞数量和功能下降是免疫老化的核心环节，主要表现为胸腺萎缩和 T 细胞发育不良，外周初始 T 细胞减少和记忆性 T 细胞增多，T 细胞增殖能力下降和活化异常。进入 50 岁后，胸腺组织仅是青春期的 5%～10%，大部分被脂肪和纤维组织代替[1]。老年人各系统、器官“老化”，神经-内分泌-免疫网络紊乱导致机体将自身组织视为抗原而发生免疫反应，使自身组织损伤出现免疫性疾病。老年风湿性疾病的发生及发展特点建立在老年人的病理生理特点之上，有些疾病如肿瘤相关的风湿病也与此密切相关。

老年风湿免疫性疾病虽有其特点，但能覆盖整个风湿病疾病谱。不同疾病的发病年龄、病情发展及预后具有不同的特点。类风湿关节炎（rheumatoid arthritis，RA）是一种最为常见的风湿免疫性疾病。该病可发生在各年龄段，据美国统计，RA 在 55～64 岁人群发病率达 2.9%，65 岁以上人群发病率达 4.9%[2]，中老年女性多见。系统性红斑狼疮（systemic lupus erythematosus，SLE）虽主要发生在育龄女性，但老年 SLE 可占 10%左右，除面部、四肢皮疹外，均有关节肿痛，可有高滴度抗核抗体和抗双链 DNA 抗体及低补体血症。风湿性多肌痛（polymyalgia rheumatica，PMR）和（或）颞动脉炎多见于 50 岁以上老年人，平均患病年龄 60 岁，PMR 常合并颞动脉炎（巨细胞动脉炎），在使用糖皮质激素治疗后，红细胞沉降率持续不降，肌力恢复缓慢，应尽早进行颞浅动脉活检，或进一步除外其他风湿免疫性疾病（如 RA）或肿瘤。在老年患者中一些常见症状如肺部病变、肾损害等，由于其他疾病的感染，极易造成误诊、漏诊，临床中 60～75 岁结节性多动脉炎、变应性嗜酸性肉芽肿血管炎和显微镜下多血管炎住院患者病初常被误诊为肺部感染、肾小球肾炎、多发性神经炎或肿瘤。

总之，老年人有发生各种风湿免疫性疾病的可能性，有些是初发（如 PMR），有些则是由于中青年初发病（如 SLE、RA 等），经治疗后呈慢性良性过程而迁延至老年，故应对老年免疫病予以足够重视。

临床上对老年人发热、多脏器受累除考虑感染、肿瘤外，还必须与免疫性结缔组织病相鉴别。注意老年人发病不典型的特点，详细的病史询问、仔细全面的体格检查和必要的免疫学（尤其是自身抗体）检查，是避免漏诊、误诊的关键。

疾病诊断需参考相关辅助检查，不同检查在老年人群中有其不同特点，同一检查在青年及老年人群中也有不同的参考意义，需要注意相关检查结果的判读。抗核自身抗体（anti-nuclear autoantibody，ANA）是一组将自身真核细胞的脱氧核糖核蛋白（DNP）、DNA、可提取核抗原（ENA）和 RNA 等作为靶抗原的自身抗体的总称，在正常老年人群中可有 3%～5%的阳性率。唾液腺活检是诊断干燥综合征（sjögren syndrome，SS）的标准之一。有相关研究表明，在对无自身免疫病临床表现的不同年龄人死后进行唾液腺检查后，发现老年人中，唾液腺小叶萎缩、导管扩张、间质纤维化以及唇黏膜淋巴细胞浸润有增加的趋势[2]。因此，在诊断老年人 SS 时要排除并非真正由 SS 所致的病理改变，而要警惕由于“退化”所致的改变。在老年人群相关辅助检查判读过程中，要充分考虑到老年人的生理特点，做出正确的判读。

老年人群在应用药物治疗风湿免疫性疾病时，需要注意相关药物对老年患者本身机体功能造成的非治疗效果。老年人有脏器结构、功能的改变，同时老年人常常有动脉硬化，60 岁老年人的冠状动脉流量约为青年人的 65%，40 岁以后肾血流量每 10 年下降 10%，肾小球滤过率每 10 年下降 1%，内生肌酐清除率每 10 年下降 7～8 ml/min，老年肾小管浓缩功能每年下降 5%。肝血流量自 25 岁起每年递减 0.5%～1.5%。65 岁时肝血流量约为青年人的 40%[3]。因此，在药物选择及药物剂量上要考虑老年人的特点，如在非甾体抗炎药物应用过程中，不但要关注药物本身的治疗作用，还要注意药物对患者肾、消化系统、心血管系统等的影响，如出现肾损害、消化道出血、增加心脏猝死危险等情况，在选择药物时就要避免加重上述危险。同时由于老年人常多种疾病缠身，在用药过程中要注意药物之间的相互作用，如抗凝药物与非甾体抗炎药物同用时会加重出血风险。在应用糖皮质激素及免疫抑制剂时，要注意患者是否伴有易感染因素，预防出现继发肝炎、结核杆菌感染等情况；同时长期应用免疫抑制剂药物，注意监测血常规、肝功能、肾功能等检查，不要出现骨髓抑制、肝损害、肾损害等情况。

第二节　老年常见关节炎

老年人常见关节炎包括类风湿关节炎、骨关节炎、强直性脊柱炎等，通常表现为关节红、肿、热、痛、积液、僵直、增生、活动受限等。世界卫生组织将骨关节疾病列为继心脑血管疾病、癌症、糖尿病“三大杀手”外对人体危害最严重的疾病。据世界卫生组织统计，全世界骨关节疾病的患病率为：50 岁以上人群中超过 50%；55 岁以上人群中为 80%；60 岁以上的中老年人，几乎都患有不同程度的骨关节疾病。

一、类风湿关节炎

类风湿关节炎（RA）是一种最常见的炎性关节病，是以侵蚀性关节炎为主要表现的全身性自身免疫病[4]，患病率占世界总人口数的 0.5%～1%。临床上把年龄大于 60 岁的 RA 称为老年类风湿关节炎（EORA），其与青壮年发病的 RA（YORA）在起病情况、临床表现、实验室检查、治疗及预后上不同。

（一）临床表现

1. 关节表现

多急性起病且活动性较高，以肩、膝关节为首发多见，伴有手、足背凹陷性水肿，也可累及腕关节、掌指关节、近端指间关节等，晨僵程度重，持续时间长，治疗后不易缓解，关节功能障碍及关节畸形严重[5]。

2. 关节外表现

尽管 RA 可以认为是一种关节疾病，异常的免疫反应也可以引起多种关节外表现，发热、乏力、体重减轻等症状明显，部分患者以风湿性多肌痛样起病，上肢、臀部肌肉僵硬、疼痛，逐渐出现四肢对称性肿痛，而皮下结节少见。在 RA 患者中肺受累约 30%。此外 RA 可并发心血管疾病、血管炎、周围神经病变、继发性淀粉样变，这可能与长期炎症反应有关。

（二）诊断

RA 的诊断标准必须依据有效的病史、体格检查、实验室检查，并排除其他诊断。目前应用的诊断标准为 ACR/EULAR 2010 年的类风湿关节炎诊断标准，患者参考以下准则，评分在 6 分及以上者确诊为 RA。

1. 关节受累

（1）1 个中等至大关节受累（0 分）

（2）2～10 个中等至大关节受累（1 分）

（3）1～3 个小关节受累（2 分）

（4）4～10 个小关节受累（3 分）

（5）大于 10 个小关节受累（5 分）

2. 血清学

（1）类风湿因子（RF）或抗环瓜氨酸肽（CCP）抗体均阴性（0 分）

（2）RF 和抗 CCP 抗体中至少一项弱阳性，检测值介于正常人上限水平的 1～3 倍（2 分）

（3）RF 和抗 CCP 抗体至少 1 项强阳性，检测值高于正常人上限水平的 3 倍（3 分）

3. 症状持续时间

（1）小于 6 周（0 分）

（2）大于或等于 6 周（1 分）

4. 急性期反应物

（1）C 反应蛋白和红细胞沉降率均正常（0 分）

（2）C 反应蛋白或红细胞沉降率异常（1 分）

备注：患者接受每个评分范畴的最高得分。例如，患者 5 个小关节受累同时 4 个大关节受累，评分为 3 分。

（三）治疗

RA 治疗的目的在于控制病情，改善关节功能和预后。强调早期治疗、联合用药和个体化治疗的原则，应着眼于明确诊断、预后评估及治疗方案的实施。首先及时给予患者改善病情的抗风湿药强化治疗，以甲氨蝶呤为主要药物的联合治疗可能是最有效的方案。生物制剂与甲氨蝶呤合用时，具有最强的减缓关节破坏的作用。另外，减轻疼痛和改善关节功能的治疗包括糖皮质激素、非甾体抗炎药、理疗和体育疗法，同时还应包括患者教育、认真监测治疗的不良反应等。

（四）老年类风湿关节炎患者的临床特点

EORA 患者，由于生理功能减退、肾小球清除率下降，以及并发病较多等因素，对药物的代谢、排泄及药物之间相互作用等有不同影响，药物易在体内蓄积，增加毒副作用。因此，在治疗时，要观察药物的不良反应。如长期大剂量应用甲氨蝶呤易出现胃肠道反应、肝肾功能损害、骨髓抑制以及肺间质纤维化等；羟氯喹易对视网膜造成损伤；柳氮磺吡啶易发生胃肠道反应，且合并营养不良时易出现叶酸缺乏，有磺胺药过敏者慎用；糖皮质激素应选择有效最小剂量，且在症状控制、慢作用药起效后逐渐减药至停用，避免长期大量应用。

综上所述，早期、联合、个体化规范治疗，是保证 EORA 患者康复的关键，在药物选择时，既要保证疗效，又要注意其不良反应。

二、骨关节炎

骨关节炎（osteoarthritis，OA）是一种常见于老年人的关节退行性疾病，其特征包括关节软骨的侵蚀、边缘骨增生、软骨下硬化，以及滑膜和关节腔的一系列生化和形态学改变。OA 在中年以后多发，女性多于男性。城市居民颈椎患病率高于农村居民，而腰椎患病率低于农村居民，女性膝关节和手关节患病率均高于男性。本病在 40 岁人群的患病率为 10%～17%，60 岁以上为 50%，而在 75 岁以上人群则高达 80%。体重指数与骨关节炎患病率呈递增趋势[6]。

（一）临床表现

1. 关节疼痛。负重关节及双手最易受累。

2. 关节肿大。早期为关节周围的局限性肿胀，随病情进展可有关节弥漫性肿胀、滑囊增厚或伴关节积液。

3. 晨僵。患者可出现晨起或关节静止一段时间后僵硬感，活动后可缓解。本病的晨僵时间一般为数分钟至十几分钟，很少超过 0.5 h。

4. 关节活动受限。由于关节肿痛、活动减少、肌肉萎缩、软组织挛缩等引起关节无力，活动受限。

（二）诊断

不同关节的骨关节炎有不同诊断标准。1995年美国风湿病学会修订的有关膝、手的骨关节炎分类标准如下。

1. 膝骨关节炎诊断标准

临床标准

（1）前1个月大多数时间有膝痛。

（2）关节活动时有骨响声。

（3）晨僵小于30 min。

（4）年龄大于或等于38岁。

（5）膝检查有骨性肥大。

满足1+2+3+4条，或1+2+5条或1+4+5者，可诊断为膝骨关节炎。

临床及放射学标准

（1）前1个月大多数时间有膝痛。

（2）X线示关节边缘骨赘。

（3）关节液实验室检查符合骨关节炎。

（4）年龄大于或等于40岁。

（5）晨僵小于30 min。

（6）关节活动时有骨响声。

满足1+2条或1+3+5+6条，或1+4+5+6条者，可诊断为膝骨关节炎。

2. 手骨关节炎诊断标准

（1）前1个月大多数时间有手痛、发酸、发僵。

（2）10个指定手关节中2个以上硬性组织肥大。

（3）掌指关节肿胀小于2个。

（4）远端指间关节硬性组织肥大在1个以上。

（5）10个指定关节中有1个或1个以上畸形。

注：10个指定关节含双侧第2、3指远端指间关节及近端指间关节，和第1腕掌关节。

满足1+2+3+4条或1+2+3+5条，可诊断为手骨关节炎。

（三）治疗

治疗目的在于缓解疼痛，阻止和延缓疾病的进展，保护关节功能，改善生活质量[7]。治疗方案应个体化，充分考虑患者的患病危险因素、受累关节的部位、关节结构改变、炎症情况、疼痛程度、伴发病等具体情况及病情。

治疗常用药物如下。

1. 非甾体抗炎药。其迅速产生抗炎止痛作用，对解除疼痛有较好效果，但不能改变疾病的病程。常用药有布洛芬、双氯酚等。

2. 软骨保护剂。如硫酸氨基葡萄糖能促进软骨的合成，抑制关节软骨的分解，同时还具有抗炎作用。

尽管过去认为OA是衰老退化的结果，但OA有其特征性的分子病理生理学改变。生物力学因素，尤其是在遗传缺陷、肥胖和关节对线不良的背景下，会引起关节的化学改变，进而导致软骨分解。虽然现在的治疗可以缓解疾病的症状和体征，但鉴于滑膜、软骨和骨的新陈代谢改变会加速疾病进展，对这些改变的认识进一步加深将有助于未来的治疗，最终实现防止OA的关节破坏。

三、强直性脊柱炎

强直性脊柱炎（ankylosing spondylitis，AS）是一种与人类白细胞抗原HLA-B27相关、病因不明的慢性炎症性疾病。早期常累及骶髂关节，晚期可以累及中轴骨，也可以伴有骨骼外表现。本病男女之比为（2～3）∶1，女性发病较缓慢且病情较轻。该病发病年龄通常在13～31岁，高峰为20～30岁，老年AS患者多于年轻时起病。

（一）临床表现

本病发病隐匿，炎症性腰背部疼痛是AS早期常见的诊断线索，多在晨起及休息时显著，活动后缓解。部分患者有臀部钝痛或骶髂部剧痛，偶尔向周边放射。多数患者随病情进展由腰椎向胸、颈部脊椎发展，则出现相应部位疼痛、活动受限或脊柱畸形。本病可伴有骨骼外表现，如急性葡萄膜炎或虹膜睫状体炎、心血管受累、慢性进行性肺上叶纤维化、神经系统受累、IgA肾病等。

（二）诊断

对本病诊断的主要线索是基于患者的症状、体征、关节外表现和家族史。近年来较多用1984年修订的AS纽约标准。对一些暂时不符合上述标准者，可参考有关脊柱关节病（SpA）的诊断标准，如2009年ASAS推荐的中轴型SpA的分类标准，即对于腰背痛持续至少3个月、发病年龄小于45岁的患者，若符合以下任何一条标准，可诊断为脊柱关节炎：经影像学证实的骶髂关节炎+至少一项脊柱关节炎特征或HLA B27阳性+至少另外两项脊柱关节炎特征。

脊柱关节炎的特征包括：①炎性腰背痛；②关节炎；③肌腱端炎（足跟）；④葡萄膜炎；⑤指（趾）炎；⑥银屑病；⑦克罗恩病/结肠炎；⑧对NSAID治疗反应良好；⑨有脊柱关节炎家族史；⑩HLA B27阳性；⑪C反应蛋白升高。

（三）治疗

AS的治疗目标是：缓解疼痛、僵硬和疲劳，同时维持良好的姿势以及良好的生理和心理功能，包括物理治疗和药物治疗。有充分证据表明，体育锻炼是一种有效的物理治疗。药物治疗中非甾体抗炎药缓解症状确定有效，二线药物中柳氮磺吡啶、甲氨蝶呤的用药指征为伴有外周关节炎的患者，沙利度胺具有免疫调节[8]、促进TNF-α mRNA降解的作用，使80%患者症状得到一定缓解。目前抗TNF-α治疗的发展是AS治疗的一个里程碑，生物制剂抗TNF-α制剂的应用大大改善了AS的预后。AS的外科治疗适用于难治性疼痛、功能丧失及有影像学证据表明关节结构遭到破坏者[9]。

（四）老年AS患者的临床特点

老年AS可能是隐匿发展AS类型，这部分患者合并其他严重的疾病可能会掩盖AS表现，体格检查均有不同程度的腰椎压痛及腰椎活动受限，这种体征与主诉分离往往造成误诊。其原因可能是外周关节更直接关系到患者生活质量，比较容易受到重视，且老年人腰部不适原因甚多，往往忽略了真正的病因。

四、其他老年关节炎

（一）肿瘤相关关节炎

肿瘤引起风湿性疾病样的临床表现称为“副癌风湿综合征”，也称“癌症相关性风湿综合征”。恶性肿瘤与风湿病之间相互关系比较复杂[10-12]，有15%～20%的恶性肿瘤出现此综合征。常见的肿瘤相关性风湿综合征如下。

1. 癌性多关节炎。常见于乳腺癌、结肠癌、肺癌、卵巢癌、白血病、淋巴瘤等。

2. 脊柱关节病。多是肿瘤转移所致，患者可符合强直性脊柱炎的诊断，但经常规治疗无效，骨扫描确诊为转移性癌。

3. 痛风性关节炎。多见于骨髓瘤、淋巴增殖性疾病、髓性增殖性疾病及实体瘤转移患者，常于肿瘤前发生。

（二）感染性关节炎

感染性关节炎是指由细菌、病毒、真菌、螺旋体等微生物侵入关节造成的关节炎症。此类关节炎可合并其他风湿性疾病，如系统性红斑狼疮[13]、类风湿关节炎[14]等。

第三节　老年常见结缔组织病

一、干燥综合征

原发性干燥综合征（primary Sjögren's syndrome，pSS）是一种以侵犯泪腺、涎腺等外分泌腺体为主的慢性炎症性自身免疫病，口、眼干燥为其常见的症状，但也可伴有内脏损害，并出现多种临床表现。pSS在我国人群的患病率为0.3%～0.7%，在老年人群中患病率为3%～4%。

（一）临床表现

本病起病多隐匿，临床表现多样，病情轻重差异较大。

1. 局部表现

（1）口干燥症：①70%～80%患者诉有口干，严重龋齿、成人腮腺炎是本病的特征之一。②舌部表现为舌痛、舌面干裂等。

（2）干燥性角结膜炎：出现眼干涩、异物感、泪少等症状。

2. 系统表现

（1）皮肤：皮肤干燥、瘙痒，可有荨麻疹样皮疹、结节红斑以及高球蛋白血症所致的紫癜样皮疹。

（2）骨骼肌肉：关节痛较为常见。仅小部分表现有关节肿胀，但多不严重且呈一过性。肌炎见于约5%的患者。

（3）肾：国内报道有30%～50%患者有肾损害，主要累及远端肾小管，表现为因Ⅰ型肾小管酸中毒而引起的低血钾性肌肉麻痹，严重者出现肾钙化、肾结石及软骨病。

（4）肺：主要表现为间质性病变，部分出现弥漫性肺间质纤维化。

（5）消化系统：胃肠道可以因其黏膜层的外分泌腺体病变而出现萎缩性胃炎、胃酸减少、消化不良等非特异性症状。

（6）神经系统：发生率约为5%，以周围神经损害为多见。

（7）血液系统：本病可出现白细胞减少和（或）血小板减少，血小板严重低下者可有出血倾向。本病淋巴瘤的发生率约为正常人群的44倍。

（8）其他：全身症状，如乏力、低热等。

（二）诊断标准

1. 口腔症状

以下3项中有1项或1项以上。

（1）每日感口干持续3个月以上。

（2）成年后腮腺反复或持续肿大。

（3）吞咽干性食物时需用水帮助。

2. 眼部症状

以下3项中有1项或1项以上。

（1）每日感到不能忍受的眼干持续3个月以上。

（2）有反复的砂子进眼或砂磨感觉。

（3）每日需用人工泪液3次或3次以上。

3. 眼部体征

下述检查有1项或1项以上阳性。

（1）Schirmer Ⅰ试验（+）（<5 mm/5 min）。

（2）角膜染色（+）。

4. 组织学检查

下唇腺病理检查示淋巴细胞灶≥1（4 mm^2 组织内至少有50个淋巴细胞聚集于唇腺间质者为1灶）。

5. 涎腺受损

下述检查有1项或1项以上阳性。

（1）涎液流率（+）（≤1.5 ml/15 min）。

（2）腮腺造影（+）。

（3）涎腺同位素检查（+）。

6. 自身抗体

抗SSA抗体或抗SSB抗体（+）（双扩散法）。

7. 无任何潜在疾病的情况下，有下述2条则可诊断：

（1）符合上述诊断标准中4条或4条以上，但必须含有条目4（组织学检查）和（或）条目6（自身抗体）。

（2）条目3、4、5、6四条中任3条阳性。

必须除外：颈头面部放疗史、丙型肝炎病毒感染、艾滋病、淋巴瘤。

（三）治疗

无重要脏器损伤者，主要是替代和对症治疗。饭后刷牙，注意口腔卫生，口干者适当饮水或人工唾液替代，眼干者以人工泪液替代。非甾体抗炎药对肌肉、关节疼痛有一定的疗效。合并神经系统损害、肾小球肾炎、间质性肺炎、肝损害、血细胞降低、丙种球蛋白明显增高、肌炎等可考虑糖皮质激素，可联合甲氨蝶呤、硫唑嘌呤、环磷酰胺等免疫抑制剂，老年pSS患者RF升高、抗SSA抗体及抗SSB抗体阳性率均低于青中年患者，提示老年pSS患者体内的免疫反应弱于青中年患者。老年人脏器功能较差，因此，对合并重要脏器受累的老年pSS患者，应用激素及免疫抑制剂需要适当保守[15-16]。有恶性淋巴瘤者宜积极、及时地进行化疗。

二、风湿性多肌痛

风湿性多肌痛（PMR）是50岁以上老年人常见的炎症性风湿性疾病，是一种具有多种临床表现的综合征。PMR的临床表现主要以肩胛区、臀部及颈部肌肉疼痛及晨僵为主要特征，常出现于早晨或长久休息后。患者一般健康状况下降，急性期应答反应增强，如红细胞沉降率、C反应蛋白升高。肌痛是PMR患者的主要特征，但并没有典型的肌肉炎症。PMR平均发病年龄为73岁，其发病率随年龄的增长而增加[17]

（一）临床表现

1. 一般症状

发病前一般状况良好。可突然起病，晨间醒来出现肩背或全身酸痛、不适、低热、乏力等症状；亦可隐袭起病，历时数周或数月，且多伴有体重减轻等。

2. 典型症状

颈肌、肩肌及髋部肌肉僵痛，可单侧或双侧，亦可局限于某一肌群。严重者不能起床，上肢抬举受限，下肢不能抬举，不能下蹲，上下楼梯困难等。

（二）诊断

老年人有不明原因发热、红细胞沉降率增快和不能解释的贫血，伴有举臂、穿衣、蹲起困难，在排除类风湿关节炎、肌炎、肿瘤等其他疾病后要考虑 PMR。

诊断标准：满足以下标准可做出诊断。

1. 发病年龄≥50 岁。

2. 两侧颈部、肩胛部和（或）骨盆肌痛、晨僵。

3. 红细胞沉降率≥40 mm/h 或小剂量糖皮质激素治疗有效。

4. 满足（1）和（2），若红细胞沉降率正常，小剂量糖皮质激素治疗有效可替代标准（3）。

（三）治疗

1. 一般治疗

进行适当的肢体运动，防止肌肉萎缩。

2. 药物治疗

（1）非甾体抗炎药：对初发或较轻病例可试用，10％～20％的患者单用非甾体抗炎药可以控制症状，但难以防止并发症。

（2）糖皮质激素：一般病例首选泼尼松 10～15 mg/d 口服。对病情较重，发热、肌痛、活动明显受限者，可以使用泼尼松 15～30 mg/d，随着症状好转，红细胞沉降率接近正常，然后逐渐减量，维持量 5～10 mg/d，维持时间不应少于 6～12 个月。

（3）免疫抑制剂：对使用糖皮质激素有禁忌证，或效果不佳，或减量困难，或不良反应严重者，可联合使用免疫抑制剂甲氨蝶呤 7.5～15 mg/w，或硫唑嘌呤、环磷酰胺等[18-19]。

三、多发性肌炎和皮肌炎

多发性肌炎（polymyositis，PM）和皮肌炎（dermatomyositis，DM）是一组病因尚不明确、以横纹肌为主要病变部位的非化脓性炎症性肌病，其临床特点是四肢近端、肩周、颈周、髋周肌群进行性无力。发病率为（0.5～8.4）/1 000 000。发病年龄呈双峰型，前峰 5～14 岁，后峰 40～60 岁。皮肌炎合并恶性肿瘤的概率为 9％～52％。

（一）临床表现

1. 多发性肌炎（PM）

起病隐匿，常有对称性近端肌无力、肌压痛，表现为下蹲、起立、上楼、举物、梳头、抬头困难。吞咽肌受累时出现吞咽困难、发音不清，并可引起吸入性肺炎。呼吸肌受累出现呼吸困难。少数患者合并肺间质纤维化、心肌炎，但肾损害少见。全身表现可有发热、关节痛、体重减轻、雷诺现象等。

2. 皮肌炎（DM）

除有 PM 的表现外，还有在肌炎前后出现或与肌炎相伴随出现的多样性皮疹。特征性皮疹有两种：一种是眶周的水肿性暗紫红色色斑，而且可扩展至面部、颈部、前胸上部，上眼睑可有特殊的紫红色水肿，称向阳疹；另一种是关节伸面的稍高出皮肤的红色鳞屑性皮疹，可发生在掌指关节、近端指间关节的背面，称 Gottron 征。

老年患者肌无力症状表现以轻度肌无力为主，重度肌无力相对较少。发病年龄越大，预后越差，恶性肿瘤的发生相对较多。对于老年 PM/DM 患者，应进行深入细致的全身检查和跟踪随访工作，广泛寻找可能的潜在肿瘤，肿瘤的治疗可以使 DM/PM 的症状缓解。实验室检查方面，中老年 PM/DM 患者心肌受损的发生率相对较高，发病与自身免疫机制有关。所以对于中老年 PM/DM 患者，更应该重视心肌受累的可能，注意检测心电图、动态心电图及心肌酶谱，以防心血管意外的发生[20]。

（二）诊断

1. 有典型的对称性近端肌无力表现。

2. 肌酶谱升高。

3. 肌电图示肌原性损害。

4. 肌活检异常。

具有上述 4 条可以确诊为多发性肌炎，如伴发典型的皮疹可确诊为皮肌炎。

（三）治疗

首选糖皮质激素，开始宜足量，通常用泼尼松，晨起顿服。根据症状改变程度及肌酶谱的变化调整激素用量。有些病例对泼尼松反应不佳，免疫抑制剂联合激素可提高疗效，常用免疫抑制剂有硫唑嘌呤、甲氨蝶呤、环磷酰胺等。

四、系统性红斑狼疮

系统性红斑狼疮（SLE）是一种累及多系统、多器官并有多种自身抗体出现的自身免疫性疾病。

育龄女性多见，儿童和老人也可发病。其基本病理改变是免疫复合物所介导的血管炎。

（一）临床表现

多数缓慢起病，临床表现变化多端，病程迁延反复。

1. 皮肤和黏膜

可出现各种皮疹。盘状红斑、光过敏、雷诺现象、脱发、黏膜溃疡等也较常见。蝶形红斑常具诊断特异性。

2. 关节肌肉

90%有关节炎或关节肿痛，但很少发生骨质破坏、畸形、关节脱位。

3. 浆膜腔

双侧或单侧性胸膜炎、心包炎、心包积液及腹水等。

4. 肾

几乎所有病例均有肾病变，表现为蛋白尿、潜血及管型尿。

5. 心脏

可侵及心肌、心包及心内膜，发生传导阻滞等各种心律失常和心力衰竭。

6. 肺

少数出现急性狼疮性肺炎和肺间质纤维化。

7. 消化系统

各种急腹症，可有恶心、呕吐及顽固性腹泻。可有急性胰腺炎、肝大、黄疸、转氨酶增高等。

8. 神经系统

精神障碍、癫痫发作、偏瘫及蛛网膜下腔出血等多见，也可出现脊髓炎、脑神经及外周神经病变。

9. 血液系统

溶血性贫血，及白细胞、血小板减少等。

（二）诊断标准

目前最常应用的是 2009 年 SLICC 修订的系统性红斑狼疮 ACR 分类标准。

1. 临床标准

（1）急性或亚急性皮肤狼疮表现。

（2）慢性皮肤狼疮表现。

（3）口鼻部溃疡。

（4）脱发。

（5）炎性滑膜炎，可观察到≥2 个以上关节肿胀或压痛伴晨僵。

（6）浆膜炎。

（7）肾病变：尿蛋白＞0.5 g/24 h，或有红细胞管型。

（8）神经病变：癫痫发作或精神异常，多发性单神经炎，脊髓炎，外周或脑神经病变，脑炎。

（9）溶血性贫血。

（10）白细胞减少（$<4\times10^9$/L）至少一次，或淋巴细胞减少（$<1\times10^9$/L）至少一次。

（11）血小板减少（$<100\times10^9$/L）至少一次。

2. 免疫学标准

（1）ANA 滴度高于实验室参考标准。

（2）抗 ds-DNA 抗体高于实验室参考标准（ELISA 法需两次升高）。

（3）抗 Sm 抗体阳性。

（4）抗磷脂抗体阳性，即狼疮抗凝物阳性，梅毒血清学试验假阳性，抗心磷脂抗体水平异常。

（5）低补体，包括 C3、C4、CH50。

（6）在无溶血性贫血者，直接 coombs 试验阳性。

3. 确诊条件（满足以下两点之一即可确诊）

（1）满足以上 4 条标准，包括至少 1 项临床标准和 1 项免疫学标准。

（2）活检证实为狼疮肾炎，且 ANA 或抗 ds-DNA 抗体阳性。

（三）治疗

患者教育十分重要，应使他们懂得合理用药、定期随访的重要性。药物治疗根据患者病情而定。对于轻型红斑狼疮，多使用小剂量激素联合羟氯喹治疗。对有脏器损伤者应加用环磷酰胺、吗替麦考酚酯、他克莫司等免疫抑制剂。对发生狼疮脑病、重度血液系统损伤、出血性肺泡炎等严重并发症时，应及时应用大剂量糖皮质激素冲击治疗。

SLE 好发于育龄期女性，但老年发病患者绝非罕见，占总 SLE 患者的 3%～18%，有文献报道最大发病年龄为 93 岁。随着年龄增长，机体免疫系统形态及功能不断变化，老年发病 SLE 患者临床表现具有其特殊性，特异性低，重要脏器影响少，复发率低，一般选择作用相对弱的免疫抑制剂治疗[21]。老年 SLE 临床症状常不典型，尤其是皮疹发生率低，但低热、浆膜炎、关节痛、肌痛肌无力、肺间质病变、血小板减少发生率高[22-23]。临床上对老年发热、疲乏、关节痛、肌痛肌无力、贫血、血小板减少或伴肾损害，除应排除恶性肿瘤外，还应常规做有关免疫学检查，以利于老年性SLE的早期诊断及减少误诊。

第四节 老年常见系统性血管炎

系统性血管炎是以血管的炎症反应为主要病理改变的一类炎性疾病[24]。由于血管的炎性病变导致相应的组织器官供血障碍、组织坏死，临床上可因受累血管大小、类型、部位及病理特点不同而表现各异，可局限于某一个脏器，也可累及全身多个系统。目前病因及发病机制尚不清楚，可能是遗传、年龄、内分泌、环境以及免疫因素（如HLA-DR4）等共同作用，通过免疫遗传机制而致病。

按受累血管大小，对系统性血管炎进行如下分类。

1. 大血管炎。包括大动脉炎、巨细胞（颞）动脉炎。

2. 中等血管炎。包括结节性多动脉炎、川崎病。

3. 小血管炎。包括肉芽肿性血管炎、显微镜下多血管炎、Churg-strauss综合征、孤立性中枢神经系统血管炎、过敏性紫癜、皮肤白细胞破碎性血管炎、冷球蛋白血症性血管炎。

4. 大、中、小动脉、静脉均可受累。见于白塞病。

一、巨细胞动脉炎

巨细胞动脉炎（giant cell arteritis，GCA）是一种病因不明的系统性坏死性血管炎，典型的三联征为颞部头痛、间歇性下颌运动障碍和失明。GCA与风湿性多肌痛（PMR）两者关系密切，二者发病年龄多在50岁以上，50岁以下患者少见，平均发病年龄70岁，其发病率随年龄递增，且有逐年增加的趋势。女性发病为男性的2～4倍。

（一）临床表现

GCA最早出现的症状是头痛，常局限于颞侧或额侧，其性质为阵发性灼热感或针刺感。颞动脉分布部位可出现肿胀、压痛和搏动减弱或消失现象。头皮可出现压痛的结节，有时咀嚼、吞咽及说话时出现牙关不适或舌头迟滞现象，即间歇性运动障碍。另一重要表现为视力异常，可有复视、视物模糊或暂时性黑矇，甚至因眼动脉或后睫状动脉发炎或视神经缺血造成暂时性或永久性、部分或全部的失明，若不积极治疗，另一侧可能在1～2周内累及。此外，还可出现眼肌麻痹，主要为向上凝视困难。本病还可出现脑卒中、短暂性脑缺血发作及周围神经病变，如感觉减退、麻木、袜状分布的肌萎缩等。

（二）诊断

美国风湿病学会1990年GCA的分类标准如下。

1. 发病年龄≥50岁。

2. 新出现的或新类型的头痛。

3. 颞动脉异常，颞动脉触痛或压痛、搏动减弱，同颈动脉硬化无关。

4. 红细胞沉降率≥50 mm/h。

5. 动脉活检可见以单核细胞浸润为主的血管炎或肉芽肿，通常含有多核巨细胞。

符合上述3项或3项以上者可诊断为巨细胞动脉炎。

二、肉芽肿性血管炎

肉芽肿性血管炎（granulomatosis with polyangiitis，GPA），既往称为韦格纳肉芽肿（Wegener's granulomatosis，WG），是一种坏死性肉芽肿性血管炎，病变累及小动脉、静脉及毛细血管，主要侵犯上、下呼吸道和肾，临床常表现为鼻和鼻窦炎、肺病变和进行性肾衰竭。肉芽肿最常侵犯的部位是鼻旁窦、鼻咽腔、气管黏膜、肺间质和肾小球，亦可侵及皮肤、眼、心脏、关节及神经系统等。

（一）临床表现

任何年龄均可患病，以40岁以上男性多见，典型的GPA三联征指上呼吸道、肺及肾病变。

1. 全身症状。包括发热、乏力、厌食、体重下降、关节痛等。

2. 上呼吸道症状。包括鼻窦炎、鼻窦疼痛、鼻黏膜溃疡、脓涕、鼻出血，严重者鼻中隔穿孔，鼻骨破坏，出现鞍鼻。

3. 下呼吸道症状。包括咳嗽、少量咯血、气短、胸闷及肺内阴影，若大量肺泡性出血，可发生呼吸困难和呼吸衰竭。

4. 肾损害。几乎所有病例均有肾病变，出现蛋白尿、红、白细胞及管型尿，病情严重时伴有高血压和肾病综合征，最终可导致肾衰竭，是 GPA 的重要死亡原因之一。

此外，多数患者有皮肤黏膜损伤，表现为紫癜、多形红斑、斑疹、丘疹、皮下结节等，眼受累出现眼球突出、视神经及眼肌损伤、结膜炎、巩膜炎、虹膜炎、视网膜血管炎、视力障碍等。也可出现多发性神经炎、心肌炎及胃肠道病变。

（二）诊断

美国风湿病学会 1990 年 WG 分类标准如下。

1. 鼻或口腔炎症。表现为逐渐加重的痛性或无痛性口腔溃疡，脓性或血性鼻腔分泌物。

2. 胸片异常。胸片示结节、固定浸润病灶或空洞。

3. 尿沉渣异常。镜下血尿（RBC＞5/高倍视野）或出现红细胞管型。

4. 病理活检示肉芽肿炎性改变，动脉壁或动脉周围，或血管（动脉或微动脉）外区有中性粒细胞浸润。

符合上述 2 项或 2 项以上者可诊断为 GPA。

三、显微镜下多血管炎

显微镜下多血管炎（microscopic polyangiitis，MPA）是一种主要累及小血管的系统性坏死性血管炎，可侵犯肾、皮肤和肺等脏器的小动脉、微动脉、毛细血管和小静脉，又称为显微镜下多动脉炎。病变累及肾、皮肤、肺和胃肠道。肾病理检查示局灶性、节段性肾小球肾炎，并有新月体的形成，免疫组织学检查显示很少有免疫球蛋白和补体的沉积。肺的病理改变是坏死性毛细血管炎。

（一）临床表现

任何年龄均可患病，但以 40～60 岁最常见，男：女为 1.5：1，发病急缓不一。

1. 全身症状。可有发热、乏力、厌食、关节痛和体重减轻。

2. 皮肤表现。可出现各种皮疹，以可触及的充血性斑丘疹多见。

3. 肾损害。这是本病最常见的临床表现，多数患者出现蛋白尿、血尿、各种管型、水肿和肾性高血压等，部分患者出现肾功能不全，并进行性恶化致肾衰竭。

4. 肺部损害。由于弥漫性的肺间质改变和炎症细胞的肺部浸润，约 1/3 的患者发生肺泡壁毛细血管炎，出现咳嗽、咯血，大量的肺出血导致呼吸困难、贫血甚至死亡。

5. 其他。部分患者有神经系统损害的症状，约 20％出现多发性单神经炎或多神经病。消化道也可被累及，表现为腹痛、消化道出血等，这是由于胃肠道的小血管炎和血栓形成造成缺血所致。

（二）诊断

本病诊断尚无统一标准，以下情况有助于 MPA 的诊断。

1. 中年男性，存在系统性炎症性疾病的症状。

2. 亚急性进行性肾功能不全。

3. 肺出血，胸片示小泡状浸润影，需排除肺水肿或感染。

4. 肾活检示系膜增殖和新月体形成的局灶节段性坏死性肾小球肾炎。

5. 皮肤或其他内脏活检示白细胞碎裂性血管炎。

6. 抗中性粒细胞胞质抗体（p-ANCA）阳性，确定诊断之前，需与结节性多动脉炎和韦格纳肉芽肿相鉴别。

（三）治疗

糖皮质激素对该类疾病治疗效果良好，如合并有严重的脏器病变，如视力受损、肺和肾功能受损，则需大剂量激素联合免疫抑制剂（环磷酰胺）治疗有显著疗效。

（四）预后

影响预后的主要因素是难以控制的感染和不可逆的脏器损害，故早期诊断、早期治疗，力争在肺、肾功能损害之前给予积极治疗，可明显改善预后。

第五节　老年常见代谢性骨病

代谢性骨病是指机体因先天或后天性因素破坏或干扰了正常骨代谢和生化状态，导致骨生化代谢障碍而发生的骨疾患。老年人常见的代谢性骨病主要有痛风、假性痛风、骨质疏松等。

一、痛风

痛风（gout）是一种单钠尿酸盐（MSU）沉积所致的晶体相关性关节病，与嘌呤代谢紊乱和（或）尿酸排泄减少所致的高尿酸血症直接相关，属于代谢性风湿病范畴。老年痛风性关节炎患者的临床特点有别于中青年患者，老年患者的合并症更多，病情相对复杂，同时治疗难度亦有所增大[25-26]。

（一）临床表现

1. 急性发作期

发作前可无先兆，典型发作者常于深夜被关节痛惊醒，疼痛进行性加剧，在 12 h 左右达到高峰，呈撕裂样、刀割样或咬噬样，难以忍受。受累关节红肿灼热、皮肤紧绷、触痛明显、功能受限。足背、足跟、踝、膝等关节也可受累。部分患者可有发热、寒战、头痛、心悸、恶心等全身症状，可伴有白细胞升高、红细胞沉降率（ESR）增快。

2. 间歇发作期

急性关节炎缓解后一般无明显后遗症状，有时仅有患部皮肤色素沉着、脱屑、刺痒等。

3. 慢性痛风石病变期

皮下痛风石和慢性痛风石性关节炎是长期显著的高尿酸血症未获得良好控制，体内尿酸池明显扩大，大量单钠尿酸盐晶体沉积于皮下、关节滑膜、软骨、骨质及关节周围软组织的结果。皮下痛风石发生的典型部位是耳郭，也常见于反复发作的关节周围，以及鹰嘴、跟腱、髌骨滑囊等处。

4. 肾病变

（1）慢性尿酸盐肾病：慢性肾小管-间质性肾炎、肾功能不全及高血压、水肿、贫血等。

（2）尿酸性尿路结石：MSU 晶体在泌尿系统沉积并形成结石，引起肾绞痛、血尿、排尿困难、泌尿系统感染、肾盂扩张、积水等。老年痛风性关节炎患者的肾病变较中青年患者更加严重，发生终末期肾病的比例更高[27]。

（二）诊断

1. 急性痛风性关节炎

反复发作的急性关节炎、无症状的间歇期、高尿酸血症，对秋水仙碱治疗有特效的典型病例，临床诊断并不困难，然而也有不典型起病者。在关节滑液或痛风石中检测到 MSU 晶体可以确诊[28]。

2. 间歇期痛风

此期为反复急性发作之间的缓解状态，通常无明显关节症状，部分病史较长、发作较频繁的受累关节可出现轻微的影像学改变。此期在曾受累关节滑液中发现 MSU 晶体，可确诊。

3. 慢性期痛风

皮下痛风石多于首次发作 10 年以上时出现，是慢性期痛风的标志。

（三）治疗

痛风治疗的目的：快速有效地缓解和消除急性发作症状；防止急性关节炎复发；纠正高尿酸血症，促使组织中沉积的尿酸盐晶体溶解，并防止新的晶体形成，从而逆转和治愈痛风；治疗其他伴发的相关疾病。

痛风最佳治疗方案：应包括非药物治疗和药物治疗两方面。

1. 一般治疗

低嘌呤、低能量饮食，保持合理体重，戒酒，多饮水，老年患者尤其需要注意防治伴发病如糖尿病、冠心病等。

2. 急性痛风性关节炎

（1）非甾体抗炎药（NSAID），为一线用药，但老年患者需注意胃肠道反应，伴有肾功能不全时更应慎用。

（2）秋水仙碱，不良反应与剂量相关，肾功能不全者应减量使用。

（3）糖皮质激素。

3. 间歇期和慢性期痛风

（1）抑制尿酸生成的黄嘌呤氧化酶抑制剂：别嘌醇、非布司他。

（2）促尿酸排泄药：丙磺舒、磺吡酮、苯溴马隆。

（3）促进尿酸分解新药：普瑞凯希。

（4）碱性药物：碳酸氢钠。

4. 肾病变的治疗

痛风相关的肾病变均是降尿酸药物治疗的指征，应选用别嘌醇或非布司他，同时均应碱化尿液并保持尿量。必要时也可使用尿酸酶，其他处理同急性肾衰竭。

针对老年痛风性关节炎患者的治疗应更加重视保护肾[27]，避免长期应用肾损害药物，预防肾功能损害的急进性进展，采取综合防治措施治疗高尿酸血症。同时，应加强对老年痛风性关节炎患者的健康教育宣传，使其了解自身的病情特点，增加患者的依从性。

5. 手术治疗

对于老年患者中痛风石致关节严重毁损者，手术剔除痛风石，对毁损关节进行矫形手术，可以提高其生活质量。

二、假性痛风

焦磷酸钙结晶沉积病是一种慢性代谢性关节病，由于病变关节内沉积物大体呈灰白色石灰样，类似痛风石，也称为假性痛风（pseudogout）[29-30]。

假性痛风的发作通常在50岁以后，60～80岁是发病高峰年龄。症状最早出现在膝关节，按发生频率依次为膝、踝、腕、肘、髋和肩关节，常多关节受累，类似于类风湿关节炎。虽然多数程度较轻的患者发作间歇期缺乏症状，但在急性发作时常表现为关节肿胀和疼痛（痛风样症状）。患者有时伴有高尿酸血症，容易被误诊为痛风。现已发现许多能增加焦磷酸盐水平的代谢性疾病与假性痛风的形成有关[29-30]。

三、骨质疏松

（一）病因

骨质疏松症是一种老年退行性疾病，主要见于中老年，女性发病率高于男性。老年人的骨质疏松症是生物衰老的特殊表现，有研究认为体内雌激素的减少与绝经后骨质疏松有直接关系[31]。除此以外，有研究表明长期吸烟、酗酒、饮用咖啡等生活习惯被认为与骨质疏松症有关[32]。

（二）预防与护理

首先，多数老年人伴有其他疾病，心理承受能力差，易出现悲观、恐惧心理。因此，要对患者做好有针对性的心理治疗和心理护理，使他们能从生理学和病理学的角度对疾病的发病机制、转归及预防有所了解，从而保持健康的心理状态，积极配合治疗。其次，应强调戒烟、限制饮酒及咖啡，同时饮食方面应多选择富含钙、蛋白质和多种维生素的食物。最后，应鼓励老年人坚持运动和体育锻炼。此外，绝经期妇女必要时遵医嘱使用雌激素、磷酸盐制剂、降钙素、钙剂和维生素D等药物治疗[33]。

（王凌　马新美　张华　侯娜莉　刘利鹏
张永泉　朱桂启　李璐　魏阳）

参考文献

[1] 何维. 老年免疫研究进展//朱迅. 免疫学进展. 北京：人民卫生出版社，2001：524-554.

[2] 张乃峥. 临床风湿病学. 上海：上海科学技术出版社，1999：118-138，287-299.

[3] 牟福善. 老年医学//方圻. 现代内科学. 北京：人民军医出版社，1995：287-317.

[4] 中华医学会风湿病学分会. 类风湿关节炎诊断及治疗指南. 中华风湿病学杂志，2010，14（4）：265-270.

[5] Tutuncu Z，Kavanaugh A. Rheumatic disease in the elderly：rheumatoid arthritis. Clin Geriatr Med，2005，21（3）：513-525.

[6] 安丙辰，戴尅戎. 影响膝骨关节炎发病及进展的生物力学因素. 国际骨科学杂志，2012，33（03）：153-156.

[7] 中华医学会风湿病学分会. 骨关节炎诊断及治疗指南. 中华风湿病学杂志，2010，14（6）：416-419.

[8] Steve TK，David SI，Jerome ZB. Thalidomide as a novel therapeutic agent：new uses for an old product. Drug Discovery Today，2005，10：107-114.

[9] 郝慧琴，黄烽. ASAS/EULAR推荐的强直性脊柱炎治疗方案. 中华风湿病学杂志，2006，10：763-765.

[10] 刘连科，刘嘉玲. 肿瘤相关风湿综合征. 中国临床医生，2006，34（3）：2-4.

[11] 胡红华，程浩. 副肿瘤相关性风湿综合征的研究进展. 国际免疫学杂志，2011，34（2）：123-126.

[12] 孙雪峰，冷晓梅，田新平. 肿瘤相关皮肌炎合并多发神经根神经病一例并文献复习. 中华风湿病学杂志，2011，15（2）：108-110.

[13] 乔琳，徐东，赵岩．系统性红斑狼疮合并感染性关节炎 12 例临床特点分析．中华风湿病学杂志，2014，18 (9).

[14] 张辰，葛琳，姜泉．超声诊断类风湿关节炎合并感染性关节炎 1 例．中国超声医学杂志，2014，30 (08)：704.

[15] 姚中强，龙丽，栗占国．不同年龄发病的原发性干燥综合征的免疫学异常及临床特征的比较．中华风湿病学杂志，2006，10：683-686.

[16] 程永静，王芳，张春媚，等．老年干燥综合征患者临床特点及相关因素分析．中华老年医学杂志，2011，30 (08)：667-670.

[17] 尚桂莲，刘建华．风湿性多肌痛的诊断与治疗进展．内科急危重症杂志，2015，21 (02)：146-149，151.

[18] Doran MF，Crowson CS，O Fallon WM，et al. Trends in the incidence of polymyalgia rheumatica over a 30 year period in Olmsted County，Minnesota，USA. J Rheumatol，2002，29 (8)：1694-1697.

[19] 耿研，张卓莉．2015 年美国风湿病学会/欧洲抗风湿联盟风湿性多肌痛管理推荐．中华临床免疫和变态反应杂志，2016，10 (01)：1-3.

[20] 刘盛秀，王培光，杨森，等．55 例中老年皮肌炎/多发性肌炎的临床特点．安徽医科大学学报，2005，40 (04)：374-376.

[21] Rovensky J，Tuchynovd A. Systemic lupus erythematosus in the elderly. Autoimmun Rev，2008，7：235-239.

[22] 刘婷，袁风红，胥魏．老年发病系统性红斑狼疮患者临床特点分析．中华老年医学杂志，2015，34 (09)：996-999.

[23] 崔冉，徐建华，徐胜前，等．老年系统性红斑狼疮临床特点分析．中国医药，2011，06 (11)：1366-1368.

[24] 唐福林．风湿免疫科医师效率手册．2 版．北京：中国协和医科大学出版社，2010：136-162.

[25] 崔静坤，吕利群，黄英华．老年痛风 12 例临床分析．吉林大学学报（医学版），2008，34 (2)：190.

[26] 顾伟民．老年痛风 68 例临床分析．浙江中西医结合杂志，2003，13 (12)：774-775.

[27] 许超，张芳．老年痛风性关节炎临床特点分析．临床荟萃，2015，(6)：670-673.

[28] 中华医学会风湿病学分会．原发性痛风诊断和治疗指南．中华风湿病学杂志，2011，15 (6)：410-413.

[29] Timms AE，Zhang Y，Russell RG，et al. Genetic studies of disorders of calcium crystal deposition. Rheumatology (Oxford)，2002，41 (7)：725-729.

[30] 蒋智铭，张惠箴．焦磷酸钙结晶沉积病（假性痛风）二例．中华病理学杂志，2009，38 (12)：848-849.

[31] 王津涛．临床骨质疏松症患者生命质量评价．内蒙古中医药，2007，26 (5)：55-57.

[32] 曾高峰，曾祥伟．骨质疏松性骨折患者的营养知识调查．中国热带医学，2007，7 (4)：643-644.

[33] 孙奕，贾翠平，田怀谷，等．雌激素治疗妇女原发性骨质疏松症效果评价．中国妇幼保健，2006，21 (16)：2290-2291.

第二十章　老年缺血性肠病

缺血性肠病（ischemic bowel disease）是因各种原因导致肠道血供障碍，引起肠壁缺血、缺氧，甚至梗死的一类疾病。主要包括急性肠系膜缺血（acute mesenteric ischemia，AMI）、慢性肠系膜缺血（chronic mesenteric ischemia，CMI）和缺血性结肠炎（ischemic colitis，IC）三种类型。多发于存在动脉粥样硬化、心功能不全等基础疾病的老年人群，我国 90％以上缺血性结肠炎患者为 60 岁以上的老年人群[1]，其中动脉粥样硬化为最主要的病因。随着国人生活方式的改变，代谢性疾病、动脉粥样硬化的发病率增加，缺血性肠病发病率亦逐年上升。国外有研究显示，急诊监护病房平均每 1000 例患者即有一例急性肠系膜缺血患者[2]。关于缺血性肠病发病率目前尚无大宗流行病学报道。缺血性肠病的主要危险因素包括心力衰竭、各种原因所致心律失常尤其是心房颤动、休克、动脉血栓形成、机械性肠梗阻，医源性因素包括主动脉手术、冠状动脉手术、肠切除术、妇科手术，以及可引起肠道痉挛、血液黏滞度升高的药物如可卡因、达那唑、雌激素、利尿剂的使用等。老年人基础疾病多、用药复杂，且年龄本身即为动脉粥样硬化的独立危险因素，使其成为缺血性肠病的主要受累人群。不同类型的缺血性肠病在危险因素方面存在一定差异，将在各节中详述。本章不包括肠系膜上动脉夹层所致肠系膜缺血。

第一节　急性肠系膜缺血

急性肠系膜缺血是指肠系膜血供急剧下降，导致肠壁缺血、坏死并引起一系列系统并发症的综合征。根据发病机制不同，可分为以下四种临床类型：①急性肠系膜动脉栓塞，为最常见的类型，占 67％～95％[3-5]；②急性肠系膜动脉血栓形成，几乎所有肠系膜血栓形成的患者均有动脉粥样硬化的基础；③非闭塞性肠系膜缺血，即非血管阻塞所致急性缺血，致病机制上有别于血管内栓塞或血栓形成，约占 25％，早年有文献报道死亡率高达 70％[6]；④肠系膜静脉血栓形成。本节不包括门静脉高压、门脉血栓形成所致肠缺血。

一、病因及发病机制

肠道主要的供血动脉包括腹腔干、肠系膜上动脉、肠系膜下动脉。其中，腹腔干提供胃、肝胆系统、脾的血供，肠系膜上动脉主要为小肠及邻近的盲肠、升结肠、横结肠供血，而肠系膜下动脉主要供应末端结肠及直肠。不同类型的急性肠系膜缺血病因及发病机制有一定差异。

急性肠系膜动脉栓塞是指肠系膜动脉突然被栓子阻塞所致的疾病，栓子大部分来源于左心房、左心室、心脏瓣膜及近端主动脉，其中包括心肌梗死后的附壁血栓、心房颤动及二尖瓣瓣膜病变所致心房血栓、主动脉粥样硬化所致斑块脱落形成的碎片栓子及感染性心内膜炎的瓣膜赘生物。感染性心内膜炎中，22％～50％的患者发生内脏栓塞事件，仅次于脑血管栓塞[7,8]。心脏来源的栓子容易嵌入血管的生理狭窄部位，多位于血管分叉处。肠系膜上动脉管径粗，起始部发出分支时角度较小，走行几乎与腹主动脉平行，使其成为栓塞高发部位，常栓塞于起始部位 3～10 cm，约 15％的栓子嵌于肠系膜上动脉起始处。空肠中段因此成为肠系膜上动脉栓塞中最常受累的部位，而空肠近段因存在来自腹腔干的血供，多可豁免。肠系膜下动脉因内径小，起始部位与腹主动脉之间夹角大，较少发生栓塞事件。栓塞发生时，常伴有肠系膜动脉的痉挛，加重缺血过程。

急性肠系膜动脉血栓形成多发生在动脉粥样硬

化基础上，原受累部位狭窄进行性加重，出现急性缺血表现，腹腔干及肠系膜上动脉起始处最常见，其中又以腹腔干最易受累。肠系膜动脉之间存在广泛交通，血供丰富，缺血时可通过侧支循环代偿，不出现症状。当出现缺血表现时，提示至少两支以上主要供血血管明显狭窄。除此之外，急性肠系膜动脉血栓形成亦可发生于腹部外伤、感染、主动脉夹层、主动脉瘤、心力衰竭致心排血量下降及其他原因引起的脱水等情况。

非闭塞性肠系膜缺血最常见于内脏血管痉挛或灌注不足导致肠壁血供急剧下降，引起急性肠系膜缺血。尤其在急性左心衰竭、休克等情况下，机体通过释放缩血管物质减少内脏血供，从而保证心脏、神经中枢等重要脏器的血运，系统有效循环血量减少10%，肠系膜血运可下降40%以上。药物等亦是诱发肠系膜动脉痉挛的常见原因，主要包括可卡因、麦角胺，以及肾上腺素、多巴胺等升压药物。

而对于肠系膜静脉血栓形成的患者，80%存在易患因素，包括各种原因所致高凝状态，如蛋白C和蛋白S缺乏、抗凝血酶Ⅲ缺乏、异常纤维蛋白原血症，肿瘤导致的局部静脉受压，细胞因子释放所致凝血功能紊乱，腹腔内感染，外伤或手术所致静脉损伤，以及肾病综合征、肠系膜静脉炎等。肠系膜上静脉各属支之间交通广泛、血流速度相对缓慢，并且门静脉系统各属支之间缺少静脉瓣，使肠系膜上静脉成为肠系膜静脉血栓形成的好发部位，其引流的近端小肠，在本病中易受累，而肠系膜下静脉及其引流的结肠肠段受累相对少见。急性肠系膜静脉血栓形成，静脉部分阻塞时，导致肠系膜静脉回流障碍，动脉灌注阻力增加，肠壁供血、供氧障碍。同时，因局部静脉压力升高，血液成分渗入组织间隙，引起肠壁水肿、黏膜下出血，进一步导致静脉完全阻塞，发生肠壁坏死。此外，静脉回流障碍使有效循环血量减低，进一步加重缺血过程。动脉痉挛亦可能参与了致病过程，并导致继发动脉血栓形成，加重病情。

上述各种原因所致肠系膜动脉灌注不足及静脉回流障碍均可导致肠壁血流障碍，局部缺血、缺氧，最终出现肠壁梗死。肠壁损伤严重程度与受累血管数目、残余血流量、腹腔压力、缺血时间及侧支循环情况密切相关。病变从可逆的局部缺血，到肠壁出现透壁梗死、穿孔，肠道液体大量进入腹膜腔，出现急性腹膜炎，及细菌、毒素和血管活性物质释放入体循环，引起血流动力学障碍、感染中毒性休克、多脏器功能衰竭等。肠壁梗死多发生在缺血症状出现后8～12 h。

二、临床表现

不同类型的急性肠系膜缺血临床表现类似，男性较女性多见，起病多急骤，早期可表现为剧烈上腹或脐周痛，因肠壁肌肉痉挛，出现频繁呕吐或腹泻，症状缺乏特异性。早期肠壁未梗死，查体腹部触软，压痛不明显，肠鸣音存在，与腹痛剧烈程度不符。当病情发展，出现肠壁梗死时，患者排出暗红色血便、自觉腹痛有所减轻，查体却出现腹部压痛、反跳痛、腹肌紧张等腹膜炎体征，此时腹腔穿刺可抽出血性液体，症状与体征分离，该现象为急性肠系膜缺血相对特异的表现。如未及时有效干预，随着病情进展，后期患者出现腹胀、发绀、皮肤湿冷、心率加快、血压降低等周围循环衰竭表现，病情凶险，进展快。老年患者因神经反应迟钝，感受性低，症状可不典型。

三、辅助检查

（一）实验室检查

急性肠系膜缺血缺乏特异性的实验室检查，患者白细胞计数、中性粒细胞比例常升高，粪便潜血阳性，血、尿淀粉酶、血乳酸脱氢酶、碱性磷酸酶、血清肌酸激酶亦可升高。局部无氧酵解，发生肠坏死、感染中毒性休克，代谢性酸中毒时乳酸浓度明显升高。近年来发现D-二聚体水平对本病诊断有一定意义，但其阴性预测值远胜于诊断价值。

（二）影像学检查

1. 腹部平片。这是急性肠系膜缺血最基本的检查，但缺乏特异性，无确诊意义，可协助评估穿孔、梗阻等病情。典型表现为“指压痕”，为增厚的黏膜下水肿所致。晚期因肠壁坏死、穿孔可有肠梗阻、膈下游离气体等表现。

2. 腹部彩超。因无创且简便、迅速、有效的特点，腹部彩超应用广泛。可显示腹部大血管血流情况，判断有无狭窄及闭塞，同时能测定血液流速，对血管狭窄诊断价值较高。但检查结果受肠道积气及操作者水平的影响较大，肥胖、肠系膜动脉严重钙化时影响观察。

3. 计算机化断层扫描术（CT）及磁共振成像（MRI）。CT 增强扫描可协助判断肠管、腹腔内脏器、周围组织的情况。结合 CT 血管成像及磁共振血管成像技术可清晰观察肠系膜血管情况。直接征象为肠系膜动脉不显影、血管充盈缺损，间接征象包括肠系膜血管钙化、肠系膜水肿、肠壁增厚、肠管弥漫性积气扩张等。出现膈下游离气体、腹水等征象则是肠壁坏死、穿孔的表现。MRI 检查可让患者免受射线及造影剂的损害，但因检查时间长、易过度评估血管狭窄程度等原因，对急性肠系膜缺血病情重、进展快的患者不适宜，仍推荐 CT 血管成像评估狭窄程度。

4. 数字减影血管造影（DSA）。选择性血管造影是急性肠系膜缺血诊断的金标准，可在诊断同时进行药物灌注及介入治疗。动脉阻塞时表现为受累动脉或分支血流突然中断、充盈缺损、半月征（图 20-1）。选择性血管造影正常患者，不能除外非闭塞性肠系膜缺血。

四、诊断及鉴别诊断

急性肠系膜缺血早期临床症状缺乏特异性，诊断困难，需结合既往病史、症状及影像学检查综合判断。典型表现为剧烈腹痛，可伴恶心、呕吐，而体征不明显，即症状及体征分离现象。出现腹部压痛逐渐加剧、反跳痛、腹肌紧张等腹膜炎表现，提示出现肠壁坏死。如上所述，老年患者常缺乏典型的症状及体征，诊疗中需注意识别。对于 65 岁以上老年人群，无明确胃肠道疾病病史的情况下出现不明原因腹痛，均应考虑到肠系膜缺血的可能。

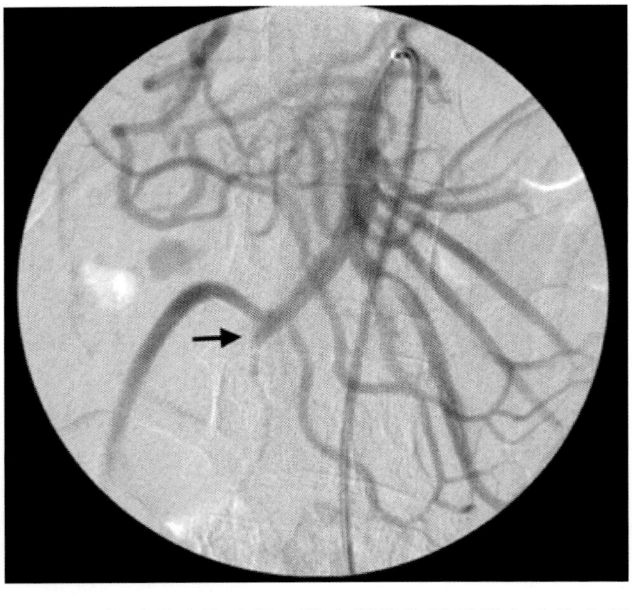

图 20-1 肠系膜动脉造影，箭头所指为肠系膜上动脉主干远端血流突然中断。

鉴别诊断方面，急性肠系膜缺血属于急腹症范畴，需与其他可引起急腹症的疾患进行鉴别，如胆囊炎、胆结石、溃疡病穿孔、急性胰腺炎等。血清酶学、影像学检查等可协助判断。

五、治疗

对于不同原因所致的急性肠系膜缺血，治疗上具有相似性，也有一定差异。

（一）一般治疗

禁食，必要时给予胃肠减压、肛管排气、营养支持。密切监测患者血压、心率等生命体征。同时积极治疗原发病，纠正水、电解质紊乱，维持内环境稳定。

（二）药物治疗

早期积极给予液体复苏，纠正低血压、低血容量及心律失常。经验性应用广谱抗生素，避免肠道细菌播散。抗菌谱以抗革兰氏阴性杆菌为主，覆盖厌氧菌，同时兼顾组织渗透性。常用喹诺酮类药物联合甲硝唑或奥硝唑，严重感染者可应用三代头孢菌素联合抗厌氧菌治疗或升级为碳青霉烯类药物抗菌。糖皮质激素有加重感染播散风险，应该慎用。

急性肠系膜缺血诊断后根据病情，可应用罂粟碱扩张血管，以 30 mg 肌内注射，继之以 30 mg/h 的速度静脉泵入，1～2 次/日。同时避免使用血管收缩药物、洋地黄类药物等，以防肠壁缺血进一步加重及肠穿孔的发生。此外，抗栓治疗对于急性肠系膜缺血亦非常重要。急性期抗血小板治疗可用阿司匹林 200～300 mg/d 或氯吡格雷 150～300 mg/d，使用过程中需密切观察，警惕出血事件的发生。静脉溶栓治疗主要适用于肠系膜静脉血栓形成的患者，确诊后评估无禁忌证时尽早使用尿激酶 50 万单位静脉滴注，频率为每天 1 次，疗程 2 周，但效果不如导管内溶栓确切。给予普通肝素或低分子肝素抗凝治疗，维持 APTT 参考值1.5～2倍。现有的抗凝治疗无法溶解已形成的血栓，但能抑制血栓范围蔓延。此外，需积极评估介入治疗适应证。

(三) 介入治疗

介入治疗能确切改善肠系膜血供，开通血管，适应证有肠系膜上动脉主干阻塞、无明确肠管坏死证据、存在外科手术禁忌、外科治疗后血栓再发者，且术者能找到肠系膜上动脉开口。已有肠坏死表现、无法找到肠系膜上动脉开口、血管走行及结构异常者，为手术禁忌。因介入过程中造影剂的使用，肾功能不全为介入治疗相对禁忌。同时可经导管选择性注入尿激酶溶栓，及罂粟碱扩张血管，配合全身抗凝治疗。亦可用导管抽吸、器械清除栓子及血栓，还可置入支架开通血管。如治疗成功，可继续保留导管溶栓。值得一提的是，小剂量低分子肝素常用于预防鞘管血栓形成，此时应避免同时注入罂粟碱，因后者可发生沉淀。患者在情况允许的情况下应在导管内溶栓 4 h 后再次行血管造影评估溶栓疗效，无效者尽快考虑手术治疗。介入成功后应根据患者高凝状态的危险因素情况，维持抗凝治疗，部分危险因素无法消除的患者甚至需要终身抗凝。

(四) 手术治疗

经内科保守治疗后症状缓解不明显，或就诊时已有肠坏死、急性弥漫性腹膜炎临床表现的患者，应尽早评估手术指征，有条件患者尽快施行手术。手术可同时行大血管切开取栓、旁路移植及坏死肠段切除。但开放手术后短期内手术相关并发症及死亡率高于血管内介入治疗，老年患者一般情况差，多合并心、肺、脑疾病，重要脏器储备功能差，手术风险较青壮年明显增加。

六、预后

急性肠系膜缺血因起病急，早期诊断困难，病情凶险，预后差。有文献报道医院内死亡率高达 59%～93%[9-10]，与是否及时诊断及干预关系密切。患者应积极防治原发病，预防急性肠系膜缺血的再次发生。

第二节 慢性肠系膜缺血

慢性肠系膜缺血是由各种原因所致慢性肠系膜血流灌注不足而引起肠管运动障碍的综合征，90%及以上的慢性肠系膜缺血由肠系膜动脉粥样硬化所致，血管起始部受累多见，常与其他部位血管病变共存，如冠状动脉、颈动脉等粥样硬化、狭窄[11]。肠系膜动脉之间以及肠系膜下动脉与髂内动脉之间存在广泛的交通，肠系膜动脉病变患者多无明显症状，出现肠系膜慢性缺血症状时，提示腹腔动脉、肠系膜上动脉、肠系膜下动脉三支主要血管中两支及以上受累。肠系膜动脉粥样硬化年发病率约为 1/100 000。对于其他部位已存在动脉粥样硬化的患者，肠系膜动脉粥样硬化的发病率为 8%～70%[12]。美国的一项研究显示，65 岁以上人群，近 18%存在腹腔干及肠系膜上动脉明显狭窄，且不伴有任何缺血症状[13]。慢性肠系膜缺血的危险因素主要包括高龄、吸烟、高血压以及高脂血症等。

一、临床表现

慢性肠系膜缺血患者的症状缺乏特异性，大部分患者没有明显症状。部分患者表现为慢性、反复发作性腹部绞痛、胀满感，早饱，多于进食后 30～60 min 发生，持续 1～2 h，程度不一，定位不明确。患者可因担忧进食后引发上述不适而畏惧进食，进而改变进食习惯为少量多餐，进食量下降，最终可导致“食物恐惧”、营养不良、脱水及体重减轻。慢性肠系膜缺血患者缺乏特异的体征，典型者腹部听诊可闻及血管杂音，部分患者因进食差而营养不良，可有消瘦体型。

二、诊断及鉴别诊断

慢性肠系膜缺血诊断的确立主要依据临床表现及影像学检查。典型临床症状及体征如上述。血管超声、CT 血管成像、磁共振血管成像、血管造影等可为诊断提供证据。慢性肠系膜缺血 CT 血管成像的直接征象为动脉狭窄、动脉不显影、腔内充盈缺损等，间接征象包括血管壁钙化、侧支循环形成、肠腔扩张、肠系膜水肿、肠壁增厚等。肠镜检查对慢性肠系膜缺血的诊断无确切意义，但有助于排除其他非缺血性肠道疾病。慢性肠系膜缺血累及结肠时，肠镜下可见结肠黏膜不同程度充血、水肿，黏膜糜烂或溃疡形成，溃疡多呈纵行或不规则形状，肠腔内可见血性渗出。近年来，亦有学者证实可通过 24 h 胃肠道压力测定达到监测内脏缺血情况的目的，从而协助诊断[14]。该检查主要监测胃肠道内的 CO_2 压力及局部 pH 值，其理论依据是当局部组织灌注不良时，氧供缺乏，无氧酵解增加，则 CO_2 产生增多。通过监测肠腔内 CO_2 压力，可协助评估局部组织代谢，进而明确肠壁缺血情况，利于诊断及治疗。有研究对比了 B 超、CO_2 压力测定及二者相结合的方式诊断慢性肠系膜缺血，该研究显示，B 超联合 CO_2 压力，诊断率接近 100%[15]。但该研究纳入病例数较少，目前关于肠腔 CO_2 压力测定用于诊断肠壁缺血的敏感性及特异性尚缺乏大宗随机对照试验研究。DSA 仍为诊断肠系膜动脉粥样硬化狭窄及闭塞的金标准，亦有助于明确局部狭窄程度及范围，协助制订血运重建的方案。老年患者表现不典型，症状及体征不可靠，容易漏诊，存在冠状动脉、颈动脉、下肢动脉粥样硬化的老年人群，可定期评估肠系膜血管情况，血管 B 超简便无创，能观察肠系膜血管起始处狭窄情况，推荐用于慢性肠系膜缺血的筛查。

慢性肠系膜缺血症状不典型，根据不同表现，以相应症状及体征为特点进行鉴别。以间断反复发作腹痛为主要症状时需与消化性溃疡、胆囊炎等鉴别，以下腹痛为主要表现者需与克罗恩病、憩室炎、结直肠肿瘤、肠易激综合征鉴别，老年患者出现消瘦、畏食等症状时，要警惕胃癌、胃淋巴瘤等恶性疾病的可能。

三、治疗

根据患者症状及病因的严重程度，制订治疗方案。轻症患者无需特殊治疗，可调整饮食为少时多餐，避免进食过多及进食不易消化食物。对于餐后腹痛症状明显影响进食的患者，可酌情禁食，予肠内或肠外营养支持直至患者症状缓解。血管扩张剂如丹参等可减轻症状，低分子右旋糖酐可促进侧支循环建立。

对于存在慢性缺血症状的患者，确诊慢性肠系膜缺血后，为缓解腹痛、改善营养不良、预防突发急性肠缺血事件，主张积极干预，重建血运。方式包括介入治疗及开放手术等，前者包括球囊扩张及支架置入术，后者主要指旁路移植术。介入治疗适应证主要包括：①腹腔动脉或肠系膜上动脉狭窄＞70%，且患者存在慢性肠系膜缺血症状；②两支及以上肠系膜动脉病变，狭窄程度＞50%；③肠系膜动脉狭窄或阻塞，外科治疗后发生再狭窄等。肠系膜上动脉狭窄＞50%的患者，最终 15%～20%会发生急性血栓形成，故不论是否伴有缺血症状，均推荐积极处理。对于无症状的肠系膜动脉狭窄是否需积极血运重建，目前尚存在争议。近年来多项研究显示相较于开放手术，介入治疗在术后并发症、手术相关死亡率、住院时间等方面存在一定优势，尤其是对于一般情况较差，存在心、肺基础疾病，脏器储备功能不全的老年患者，介入治疗提供了除开放性手术外的另一选择，目前广泛应用于临床，70%～80%需要积极干预的慢性肠系膜患者可行血管内介入治疗。但关于再狭窄率、远期预后等方面，尚无确切的随机对照试验结果。有研究显示，血管内介入术后再狭窄率为 29%～40%。

术后及长期管理中，无论是开放手术还是血管内介入治疗，术后均推荐使用阿司匹林及氯吡格雷双联抗血小板治疗 1～3 个月后，终身使用小剂量阿司匹林维持抗栓。推荐每 6～12 个月进行一次血管多普勒超声检查评估血流情况，应让患者了解再狭窄、闭塞、缺血的可能及相关症状，警惕再次缺血事件的发生。老年患者长期使用阿司匹林治疗，NSAID 相关胃黏膜病变、出血风险高，应酌情同时加用质子泵抑制剂抑酸，防止胃黏膜病变、出血。

慢性肠系膜缺血患者经及时有效干预及血运重建后预后较好，而慢性基础上出现急性肠系膜缺血事件时同急性肠系膜缺血，预后差，死亡率高。

第三节　缺血性结肠炎

缺血性结肠炎为缺血性肠病疾病谱中最常见的一种类型，致病机制与其他类型相似，大部分在肠系膜动脉粥样硬化基础上发生。但病因中，非闭塞性肠系膜缺血占 95%左右，除休克、心功能不全等有效循环血量下降外，便秘、肠镜检查充气使局部肠腔压力升高等情况均可诱发非闭塞性肠系膜缺血。老年人仍为缺血性结肠炎的高发人群，根据病情轻重分为一过型、狭窄型、坏疽型，大部分患者症状为一过性，黏膜及黏膜下层受累多见，呈自愈过程，不遗留任何后遗症，部分患者症状反复，遗留局部肠腔狭窄，亦可出现全层梗死，需要急诊手术干预。本节重点阐述一过型。缺血性结肠炎的危险因素主要包括：①全身低灌注状态，如腹主动脉及髂动脉手术、心肺转流术、胰腺炎、血液透析等；②血栓或栓塞；③药物因素，如非甾体抗炎药、降压药；④大量运动、肠系膜动静脉畸形等。

一、病因及发病机制

缺血性结肠炎多由一过性、突然发生的肠系膜血流减少所致。肠系膜上动脉、肠系膜下动脉侧支循环交汇处、血供分界的供血肠段，即“分水岭”区域，主要包括结肠脾曲及直乙交界，侧支循环相对缺乏，对系统的血流动力学变化较其他区域敏感，易出现缺血性损害。此外，结肠肠壁的微血管丛欠发达，与小肠相比，肠壁更厚，使其在内脏灌注减低的过程中更易受累。受累肠壁与供血血管对应，故内镜下病变部位与正常部位之间边界清晰，但缺血后期，因局部肠黏膜屏障受累，易合并细菌感染，内镜表现可不典型。

二、临床表现

典型表现为发作性腹部绞痛，多位于左下腹，突然发作，轻重不一，进食可加重症状。腹痛时常有便意，可在腹痛发生 24 h 内排鲜红色或暗红色血便，血与大便相混，大部分患者经有效治疗后 1～2 天内症状改善，1～2 周影像学缓解。但上述腹痛、便血等症状均不特异，还可出现厌食、恶心、呕吐、低热等表现。部分患者遗留肠腔狭窄，症状迁延，出现反复发作的腹痛、菌血症、血便、体重下降等，易误诊为炎症性肠病。查体可发现腹部轻、中度压痛等非特异性表现。发生肠梗死时可有腹部压痛、反跳痛、腹肌紧张等腹膜炎体征，肠鸣音减弱甚至消失。

三、辅助检查

缺血性结肠炎患者实验室检查无特异性，可有白细胞及中性粒细胞比例升高，大便潜血阳性，D-二聚体升高。肠系膜血管彩超、腹部 CT、血管重建、血管造影等可显示受累肠壁水肿、肠腔扩张及血管狭窄等，对诊断有一定价值。

结肠镜检查是缺血性结肠炎的主要诊断方法。如上述，结肠脾曲及直乙交界为结肠缺血的好发部位。镜下主要表现为肠黏膜充血、水肿、淤斑，黏膜呈暗红色，血管网消失，黏膜下出血。可有部分黏膜坏死，继之黏膜脱落、溃疡形成，黏膜下出血水肿所致出血结节是缺血性结肠炎的相对特异性表现（图 20-2）。病变呈节段性分布，与正常肠管之间界限清晰。缺血改善后，病变恢复快，是与其他感染性及非感染性炎症的鉴别点。因黏膜下出血通常很快吸收或被溃疡替代，因此起病 72 h 内行内镜检查非常重要[16]。肠镜组织学可见黏膜下层大量纤维蛋白血栓及含铁血黄素细胞，为缺血性结肠炎的特征性病理表现（图 20-3）。

四、诊断及鉴别诊断

年龄在 65 岁以上的老年人群，尤其是在动脉粥样硬化病史基础上，出现不明原因的腹痛、血便、腹泻或急腹症等表现，均应警惕本病可能，症状可不典型。可酌情选择肠镜检查明确，必要时行血管造影，肠镜典型表现如上述。肠梗死为结肠镜检查禁忌。

缺血性结肠炎表现为腹痛、便血及出现肠腔狭窄症状反复时，需要与急性胃肠炎、溃疡性结肠炎、克罗恩病等鉴别，病史、肠镜表现以及内镜下病变呈一过性病程、改善快等特点，为主要的鉴别点。

五、治疗

缺血性结肠炎一般治疗包括禁食、静脉营养、液体复苏，监测血常规、酸碱代谢及电解质情况等。中、重度的缺血性结肠炎推荐经验性应用广谱抗生素预防感染，老年患者一般情况差，使用过程中注意警惕及避免抗生素相关性腹泻的发生。此外，积极治疗心血管系统原发病，慎用多巴胺、肾上腺素等血管收缩药物等。可同时应用罂粟碱、前列地尔等血管扩张药物。大部分患者对保守治疗反应好，症状 1～2 天内改善，若患者症状持续不缓解，警惕出现肠壁梗死，积极评估手术治疗指征。手术治疗指征同急、慢性肠系膜缺血。

一过型缺血性结肠炎病程表现为自愈的过程，

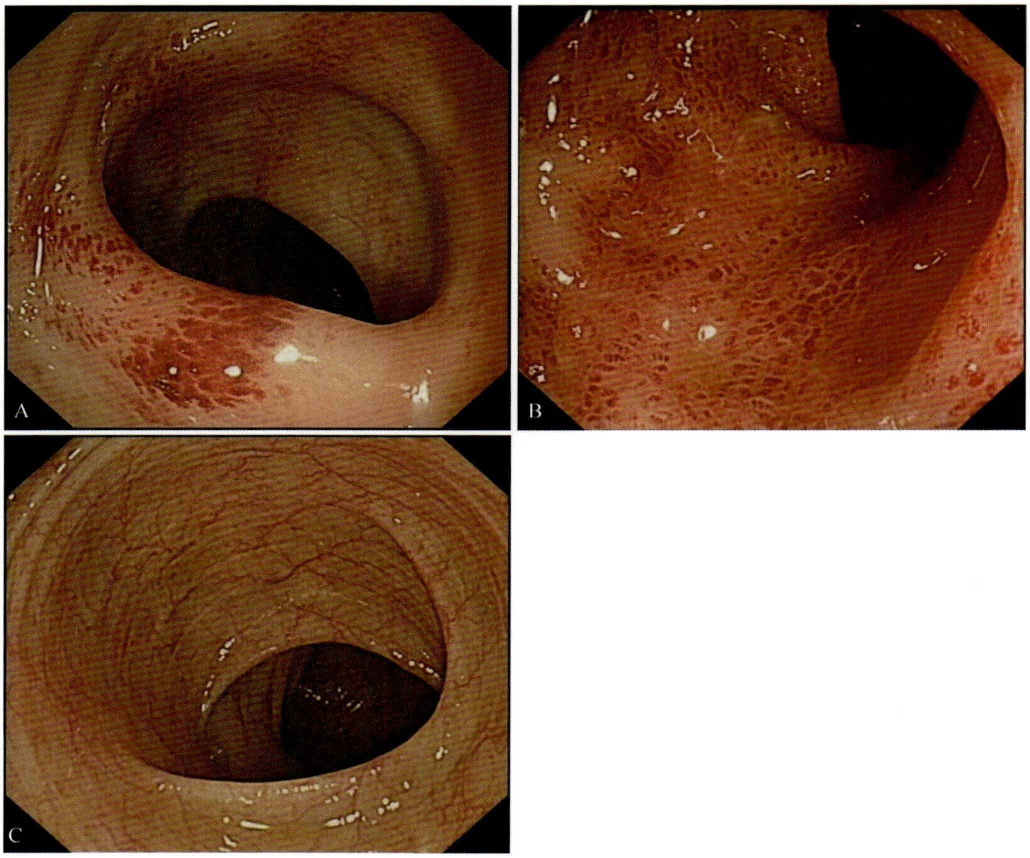

图 20-2 典型缺血性结肠炎表现，A 图为直乙交界，B 图为乙状结肠，C 图为横结肠。可见直乙交界及乙状结肠散在片状红斑糜烂，黏膜水肿、发红，片状浅溃疡形成，病变肠段与正常肠段间界限清晰。

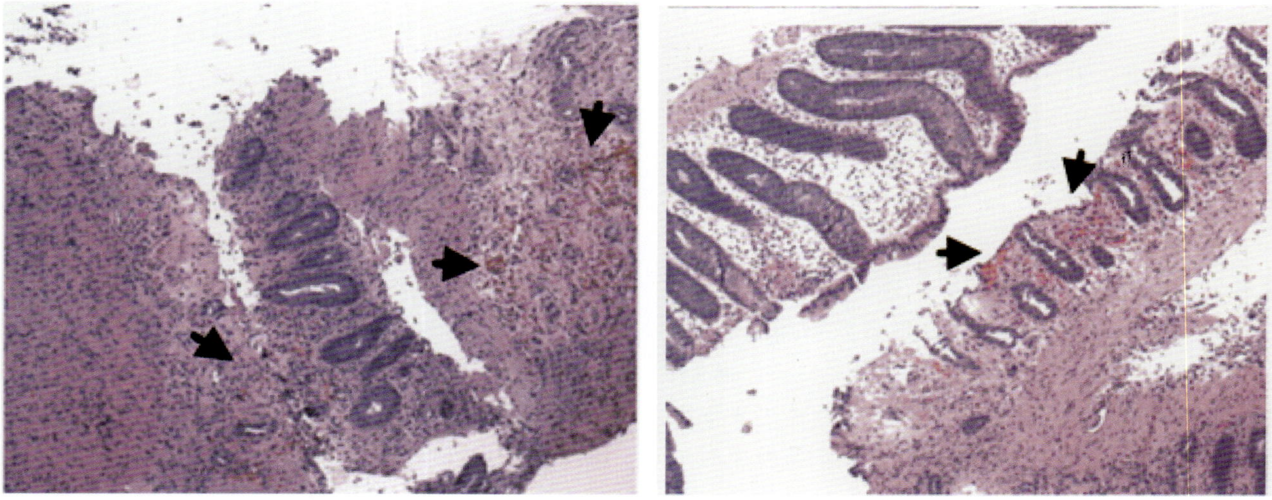

图 20-3 典型缺血性结肠炎的病理表现，可见溃疡形成、纤维蛋白渗出、血管水肿、出血伴急性炎症等表现，箭头所指为黏膜出血、含铁血黄素沉积

愈合后患者不遗留后遗症，预后良好。关于症状改善后长期抗栓治疗的管理，应根据周围血管动脉粥样硬化评估的结果而定，存在周围动脉粥样硬化时，推荐长期小剂量阿司匹林或氯吡格雷抗血小板治疗。应注意避免引起缺血性结肠炎发生的诱因，尤其是老年患者的慢性便秘、心功能不全等，此外

在短期应用广谱抗生素及长期应用抗栓治疗期间，应注意药物不良反应及药物间的相互作用，综合管理。

（魏雅楠　王贵松）

参考文献

[1] 吴本俨. 关注老年急性缺血性肠病诊断. 中华老年医学杂志，2009，28：286-288.

[2] Schoots IG，Levi MM，Reekers JA，et al. Thrombolytic therapy for acute superior mesenteric artery occlusion. Journal of vascular and interventional radiology，2005，16（3）：317-329.

[3] Acosta S，Ögren M，Sternby NH，et al. Clinical implications for the management of acute thromboembolic occlusion of the superior mesenteric artery：autopsy findings in 213 patients. Annals of surgery，2005，241（3）：516-522.

[4] Acosta S，Björck M. Modern treatment of acute mesenteric ischaemia. British Journal of Surgery，2014，101（1）：e100-e108.

[5] Acosta S. Mesenteric ischemia. Current Opinion in Critical Care，2015，21（2）：171-178.

[6] Bassiouny HS. Nonocclusive mesenteric ischemia. Surgical Clinics of North America，1997，77（2）：319-326.

[7] Baddour LM，Wilson WR，Bayer AS，et al. Infective Endocarditis in adults：diagnosis，antimicrobial therapy，and management of complications：a scientific statement for healthcare professionals from the American Heart Association. Circulation，2015，132（15）：1435-1486.

[8] Baddour LM，Wilson WR，Bayer AS，et al. Infective endocarditis diagnosis，antimicrobial therapy，and management of complications：a statement for healthcare professionals from the committee on rheumatic fever，endocarditis，and Kawasaki disease，council on cardiovascular disease in the young，and the councils on clinical cardiology，stroke，and cardiovascular surgery and anesthesia，American Heart Association：endorsed by the Infectious Diseases Society of America. Circulation，2005，111（23）：e394-e434.

[9] Burns BJ，Brandt LJ. Intestinal ischemia. Gastroenterology clinics of North America，2003，32（4）：1127-1143.

[10] Lock G. Acute intestinal ischaemia. Best Practice & Research Clinical Gastroenterology，2001，15（1）：83-98.

[11] Clair DG，Beach JM. Mesenteric Ischemia. New England Journal of Medicine，2016，374（10）：959-968.

[12] Brogneaux C，Sprynger M，Magnée M，et al. 2011 ESC guidelines on the diagnosis and treatment of peripheral artery diseases. Revue medicale de Liege，2012，67（11）：560-565.

[13] Hansen KJ，Wilson DB，Craven TE，et al. Mesenteric artery disease in the elderly. Journal of vascular surgery，2004，40（1）：45-52.

[14] Zeller T，Rastan A，Sixt S. Chronic atherosclerotic mesenteric ischemia（CMI）. Vascular Medicine，2010，15（4）：333-338.

[15] Otte JA，Geelkerken RH，Huisman AB，et al. What is the best diagnostic approach for chronic gastrointestinal ischemia & quest. The American Journal of Gastroenterology，2007，102（9）：2005-2010.

[16] 刘锦云. 结肠镜检查并黏膜活检病理检查对缺血性肠病的诊断意义. 中华实用诊断与治疗杂志，2009，23（4）：372-373.

第二十一章　老年患者造影剂肾病的防治策略

目前，中国 60 岁以上的老年人逐年增加，2006 年已达人口的 13%，其中 80 岁以上的老人也有增加趋势。随着冠心病发生率的逐年提高，越来越多的老年患者接受经皮冠状动脉介入治疗（PCI），而造影剂肾病（contrast-induced nephropathy，CIN）日益受到心内科、肾内科医师及患者的关注。造影剂所致的急性肾衰竭报道日趋增多，是仅次于肾灌注不足和肾毒性药物引起的医院获得性肾衰竭的第三大常见原因[1]。最近 10 年，由于对 CIN 认识的不断深入，采用了降低风险的措施，以及碘化造影剂的肾毒性逐渐降低，CIN 的发生率已从约 15%下降至 7%[2]。然而，由于依赖造影剂的操作不断增加，CIN 病例数目也在不断增长，且不同操作引起 CIN 发生的比率是不同的：心脏造影后 CIN 发生率较高，非心脏造影后 CIN 发生率较低，对于有基础肾功能不全的患者，风险会更高[3]。目前已经认识到，继发于造影剂使用后的急性肾衰竭（ARF）其死亡率较高。

一、老年患者肾功能不全特点

正常人在 40 岁以后，肾小球滤过率（GFR）平均每年下降 1 ml/min，到 80 岁时下降到 60 ml/min 左右。老年人肾功能不全时病情进展迅速，并发症多，死亡率高，发病年龄多见于 60 岁以上患者。因随年龄的增长，肾的细小动脉出现透明样变而逐渐硬化。当接受造影剂时，可引起肾中毒，致使肾小管坏死，加重肾小管动脉硬化及肾小球硬化的进展，而引起肾功能不全[4]。

二、CIN 的病理生理学

造影剂的渗透负荷是导致 CIN 发生的重要因素。造影剂对肾的毒性包括分子直接的化学毒性（离子性、含碘物质）、渗透毒性、组分中与黏度相关的毒性。

（一）影响肾血流

动物实验表明，注射造影剂后，实验动物肾髓质外层血流量减少[5]。人静脉肾盂造影后，影响最大时为 60 min，120 min 恢复正常。高渗造影剂的致血管收缩作用比低渗造影剂强。血浆内皮血管收缩素与肾内血管收缩一致，在造影剂注射后 5 min 增加，30 min 回复至基线水平。

（二）直接肾小管毒性

使用高渗造影剂（HOCM）后肾损伤患者的肾组织活检中可呈现渗透性肾病变，尤其是近端肾小管细胞质的空泡形成，这种改变可以是局灶性或是弥漫性。毒性还可导致渗透性利尿和肾性贫血。另外，尿酸的沉积和 Tamm-Horsfall 蛋白质堵塞肾小管加重了组织损伤。行选择性肾造影的患者肾小球通透性短暂增加，导致造影剂注射后的最初几小时内出现蛋白尿。尿 β_2 微球蛋白的增加造成肾小管重吸收的负担。含碘造影剂的其他毒性作用还包括细胞能量耗竭、细胞凋亡、钙离子紊乱和小管细胞极性的变化[6]。

（三）氧化应激

肾血管收缩和直接细胞毒性作用后，氧化应激在肾损伤中的作用不可忽视[7]。注射造影剂后发现尿丙二醛（氧化应激标志物）/肌酐的比值增加，表明肾自由基产物增加。进行心导管术后的患者游离 3-硝基酪氨酸（一种过氧化产物标志物）水平的增加提示，造影剂可促发氧化应激。这种标志物的血浆水平早期轻度增高，但 72 h 后会显著增高，而尿中的峰值出现在术后，且与造影剂剂量相对应。另一氧化应激标志物尿 F2-异前列烷水平，在冠状动脉造影后肾损伤的患者中迅速升高。

（四）造影剂的肾内滞留

很多调查报告了造影剂的肾内滞留与 CIN 的关系[8-9]。一项研究显示 24 h 内肾皮质的造影剂滞留（CT 显示）比 24 h 血肌酐（Scr）水平，在预测 CIN 发展方面有更好的预测价值。在具有肾损伤和（或）年龄＞73 岁的患者中，造影剂肾皮质滞留率和 CIN 发生都更高[10]。研究发现，在 22～26 h 进行 CT 扫描显示肾皮质平均衰减时间与血尿素氮（BUN）和 Scr 水平密切相关[11]。另一项研究显示，重度肾皮质滞留者发生 CIN 的可能更高，但是肾皮质滞留并非与 CIN 的发生率相平行[12]。

三、危险因素

（一）必要危险因素

一般而言，估计肾小球滤过率（eGFR）<60 ml/(min·1.73 m^2)（以此作为 CKD 的定义）是发生 CIN 危险的充分必要条件[13]。其他危险因素都不能同时反映肾单位及肾实质功能改变。

（二）肾功能损害

CIN 危险因素包括基础血清肌酐异常、GFR 降低和基础肾疾病，而且所有的多因素分析均显示基础肾功能损害是 CIN 的独立预测因子[14]。综合各种资料后发现，eGFR<60 ml/min（相当于男性血清肌酐≥1.3 mg/dl 或 115 μmol/L，女性血清肌酐≥1.0 mg/dl 或 88.4 μmol/L）的患者发生 CIN 的危险显著升高，应特别小心。

（三）高龄

随着年龄的增加 CIN 的发生率升高，可能和肾功能下降有关。随着年龄的增长，血管僵硬度增加，内皮功能下降，导致血管舒张功能减退及多能干细胞修复血管的功能下降。这些因素导致老年人发生 CIN 的危险增加，肾快速修复功能下降。

（四）糖尿病

糖尿病是 CIN 的独立预测因子。但在没有肾损害的糖尿病患者中 CIN 的危险性是否增加尚不清楚。一项大规模研究显示，基础血清肌酐水平正常的患者，糖尿病是 CIN 的独立预测因子［比值比（OR）为 1.90，95%可信区间（CI）为 1.38～2.61］。在接受 PCI 治疗的糖尿病患者中，肾功能损害是 CIN 的独立预测因子，然而，在肾功能正常［血清肌酐<1.5 mg/dl 或 eGFR>60 ml/(min·1.73 m^2)］的糖尿病患者 CIN 的发生率也有 15%。另外一项回顾性分析显示，糖尿病基础肾功能正常或轻度受损的患者（血清肌酐<1.2 mg/dl 或 1.2～1.9 mg/dl），PCI 术后发生肾衰竭的危险增加；但基础肾功能中重度受损的患者，PCI 术后发生肾衰竭的危险并没有显著增加。但更早的一项试验表明，没有肾损害的糖尿病患者应用造影剂和不应用造影剂相比，肾损害的危险并没有显著增加。糖尿病病程很长及出现并发症的患者发生 CIN 的危险增加。最近一项前瞻性的观察研究表明，急性血糖升高是危险因素。在接受心脏造影术的患者，19 例急性血糖升高的糖尿病患者中 42%发生了 CIN，而 19 例血糖正常的糖尿病患者中仅有 1 例发生了 CIN。糖尿病是在肾功能损害的基础上导致 CIN 危险倍增，这是对二者之间相关性最恰当的表述。也就是说，eGFR<60 ml/min 时，糖尿病进一步增加了 CIN 的危险，并增加了操作后控制血糖及治疗其他合并症的复杂程度。相反，肾功能正常时，单纯糖尿病并不必然导致 CIN。

（五）心力衰竭

心力衰竭（HF）常常与 CIN 危险增加相关，但这种相关性目前仅在接受心导管检查的患者中观察到。

（六）围术期血流动力学不稳定

CIN 与 PCI 围术期血流动力学不稳定相关，如围术期低血压和使用主动脉内球囊反搏泵（IABP）。低血压增加 CIN 危险。使用 IABP 对 CIN 的影响比较复杂，可能的机制包括：使用 IABP 是血流动力学不稳定的标志，是围术期并发症的标志，也是严重动脉粥样硬化性疾病的标志。使用 IABP 还可能使主动脉斑块处动脉粥样硬化血栓脱落，可能损害肾功能。也有研究认为贫血在 CIN 的发生中可能具有作用。

（七）肾毒性药物

使用肾毒性药物（包括利尿剂、NSAID、环氧化酶-2 抑制剂、氨基糖苷类、两性霉素 B）的患者发生 CIN 的危险有升高的趋势（$P=0.07$）。有报道使用利尿剂增加 CIN 危险，但这可能意味着 HF 的存在。研究血管紧张素转化酶（ACE）抑制剂对 CIN 影响的结果不一致。有报道称，已经有肾功能不全的患者使用 ACE 抑制剂增加 CIN 危险，在接受非诺多泮治疗的患者中使用 ACE 抑制剂也有增加 CIN 危险的趋势（$P=0.08$）。但 Dangash 等认为慢性肾病患者术前使用 ACE 抑制剂可降低 CIN 危险（OR=0.61；$P=0.005$）。总之，应用这些药物会使基础血清肌酐升高 10%～25%，造影前后评估肾功能时对此应予考虑。顺铂具有剂量依赖性的蓄积肾毒性，与肾小管上皮细胞坏死有关。

（八）肝病

一项研究显示，肝、肾联合损害的患者发生CIN的危险特别高。但更多新近围绕肝损害影响的研究表明，肝硬化本身并不是CIN的危险因素。一项回顾性的病例对照研究显示，肝硬化和非肝硬化患者接受强化CT扫描后CIN的发生率没有显著差别。其他前瞻性研究也发现，肝硬化患者使用造影剂对肾功能没有副作用。对60例肝硬化合并肾衰竭的患者研究发现，没有1例肾衰竭是由造影剂导致。这种情况不同于接受动脉内化疗栓塞的肝癌患者，在这些患者严重的肝硬化是CIN的危险因素。

（九）累加危险

危险因素具有累加效应，危险因素数量的增多将导致CIN危险急剧升高。这种累加危险由Cochran及其同事首次证实，他们发现接受肾动脉造影的患者中，具有多重危险因素的患者发生CIN的危险高达50%。其他研究者的结果与Cochran一致，也证实了多重危险因素与CIN危险增加的相关性，无论在外周动脉造影还是PCI患者。危险因素具有的累加效应促使建立预后评分系统以简化危险评估，满足临床需要。

四、高危人群

（一）术前进行冠状动脉造影的冠状动脉旁路移植术（CABG）患者

在CABG手术之前通常要行冠状动脉造影检查来了解冠状动脉的病变情况，而冠状动脉造影术中所用的造影剂有可能会增加患者心脏外科术后发生肾衰竭的风险。在外科手术前24 h之内接受冠状动脉造影术的患者在术后发生肾功能障碍的风险会明显增高。但是，在复杂大动脉外科手术前5天应用造影剂的患者，发生急性肾衰竭的风险并没有增加。

（二）肝病患者

肝硬化患者更容易发生肾功能不全的情况，而且易出现肝肾综合征的情况，其特点是肾功能异常而肾本身无病理性改变。机体组织和内脏血管的舒张导致了动脉血压的下降，机体通过代偿机制，引起肾血管的强烈收缩，进而导致了肾血流量和GFR的下降，但这种肾衰竭是功能性的，在肝移植后能够明显逆转。基于肝肾综合征患者这种自身的病理学基础，这部分患者在使用造影剂后，发生造影剂肾病的风险可能会明显增加。专家一致的观点认为，很多CIN的危险因素可能存在于肝肾综合征患者中，这些危险因素在评估危险程度时应该被考虑到。

（三）肾移植患者

肾移植的患者由于存在慢性排斥反应、原有疾病复发、使用具有肾毒性的免疫抑制剂（如环孢素等）等引起肾功能恶化的潜在因素，所以这部分患者发生CIN的风险较高。

（四）腹膜透析患者

肾病终末期患者为保护残存的肾功能，通常会接受连续的或间断的腹膜透析治疗。但在一项探讨影响腹膜透析患者肾功能的可能因素研究中，造影剂对腹膜透析患者肾功能的影响并不明显。

五、造影剂肾病的定义及诊断标准

（一）CIN定义

临床上血清肌酐的变化是造影剂肾病最常用的衡量指标。造影剂肾病的定义为血清肌酐水平在应用碘造影剂后24 h内升高，并在随后的5天内达峰值，其中血清肌酐绝对值升高0.5～1.0 mg/dl（44.2～88.4 μmol/l），或者比基础值升高25%～50%。在临床试验中最常用的造影剂肾病的定义是应用碘造影剂后48 h内血清肌酐水平升高0.5 mg/dl（44.2 μmol/l）或比基础值升高25%。欧洲的泌尿生殖放射协会的造影剂安全委员会把造影剂肾病定义为血管内注射碘造影剂后3天内，在排除其他病因的前提下，肾功能发生损害，血清肌酐水平升高0.5 mg/dl（44.2 μmol/l）或比基础值升高25%[15]。

（二）CIN鉴别诊断

胆固醇栓子是放射检查后发生肾功能损伤的一个原因，且难与CIN鉴别。动脉粥样硬化栓塞导致的肾衰竭常常发生于伴有心血管疾病和危险因素的老年患者，而且，通常合并有其他特点，如皮肤体征、红细胞增多症和低补体血症。血管造影可能促使其形成，有报道使用华法林也是一个危险因素。动脉粥样硬化栓塞所致的肾损伤可能轻微、无症状，也可能危及生命。与 CIN 的发生不同，肾功能减退通常出现在第 3～8 周，但是其表现也可以是急性或是超急性的[16]。

六、CIN 临床表现与预后

CIN 的临床表现为非少尿型急性肾衰竭，故使用造影剂后 2～5 天忽略检查尿及肾功能时易造成漏诊，多数肾衰竭于 7～10 天后恢复。大多数 CIN 患者仅表现为短暂、轻微的肾功能损伤，但是仍有一小部分患者需要透析治疗。在 CIN 预防小组制订的共识中，需要透析治疗的 CIN 患者与应用造影剂时本身的潜在危险因素有关，通常发生率不超过 1%。CIN 发生与晚期心血管事件、死亡风险增加相关。PCI 术后 Scr 升高者心肌梗死或死亡风险为 16%，若同时伴有肌酸激酶（CK-MB）升高，则风险可达 26.3%。不论既往是否存在肾功能不全，发生 CIN 的患者院内事件发生率较高。同时还发现，CIN 发生与住院时间延长有关，死亡风险显著增高[17]。

七、CIN 防治策略

（一）基础肾功能评估

基础肾功能损害［eGFR＜60 ml/(min・1.73 m^2)］是预测接受碘造影剂检查的患者发生 CIN 危险的最重要标志[18]。因此，在应用碘造影剂之前评估基础肾功能以确保采取恰当的策略降低 CIN 危险是非常重要的。单用血清肌酐水平不足以准确评价肾功能。CIN 共识工作委员会建议，所有患者在使用碘造影剂检查之前均应计算 eGFR 值。共识工作委员会同意采纳肾病预后质量指南（K/DOQI）推荐的简化肾病饮食修正（MDRD）公式计算成人 eGFR，该公式以标准方法（^{125}I 肾清除率试验）测定的 GFR 作为参照，公式中血清肌酐的测定方法也是目前普遍采用的碱性苦味酸法。MDRD 公式为：

GFR［ml/(min・1.73 m^2)］＝186×SCr(mg/dl)－1.154×年龄－0.203×(0.742 女性)×(1.21 黑人)

MDRD 公式的有效性已在不同的人群中得到验证，如高加索人、非裔美国人、糖尿病肾病或非糖尿病肾病患者以及肾移植受者。应用碘造影剂之前如不能获得血清肌酐及 eGFR 值，可以通过简单的调查或问卷形式识别出 CIN 高危患者。急诊 PCI 时，如果使用碘造影剂进行影像检查的获益大于等待的危险，CIN 共识工作委员会同意在没有评估肾功能的情况下进行操作[19]。

（二）危险因素评估

应用造影剂前应常规进行危险因素的评估，确定高危人群，评估相关危险因素，确定应用造影剂的危险程度。

（三）造影剂的选择

50 年前就有报道探讨了造影剂与肾损害之间的关系。众所周知，高渗性造影剂的渗透压是造成其副作用的主要原因，因此，降低造影剂的渗透压是非常重要的。造影剂的其他特性，如造影剂的黏度、药理学毒性等都是导致造影剂副作用的可能因素，但是尚没有临床证据表明这些因素对造影剂副作用的具体影响。

一项荟萃研究对比了低渗性造影剂和高渗性造影剂的肾毒性，这项分析共汇总了 31 项对比低渗性造影剂和高渗性造影剂的相关临床研究资料，结果发现：低渗性造影剂的肾毒性明显低于高渗性造影剂（$P=0.02$）[20]。另一项荟萃分析中，研究者共汇总了 16 项对比动脉内应用等渗造影剂和低渗造影剂的临床双盲研究资料，这些资料共观察了 2727 例进行动脉内应用上述两种造影剂的患者，结果等渗造影剂组患者造影剂肾病的比例明显低于低渗造影剂组患者；在原有肾功能不全和肾功能不全合并糖尿病的患者中，等渗造影剂这种降低 CIN 发生率的作用表现得更为显著。经常用等渗造影剂比用低渗造影剂的患者发生造影剂肾病的情况也明显要少。在临床实际工作中，对于准备在动脉内应用造影剂的慢性肾功能不全患者［eGFR＜60 ml/(min・1.73 m^2)］应该选择等渗性造影剂，而对于准备静脉内应用造影剂的慢性肾功能不全患者建议选用等渗或低渗性造影剂[21]。

（四）造影剂的用量

碘含量决定造影剂的对比性。最常见的造影剂的碘含量在 300～370 mg/ml 范围内。冠状动脉介入术中冠状动脉病变越复杂，需要造影剂的量就越大。随着多排 CT 的问世，临床实践中越来越多地采用小剂量造影剂联合较快的注射速度方法。冠状动脉 CT 造影剂的用量一般不超过 100 ml，然而许多患者需要多次含碘造影剂的检查，这样将增加造影剂肾病的发病率。多因素分析显示，在冠状动脉介入治疗和周围血管造影中，造影剂的用量是造影剂肾病的独立预测因子。术后血清肌酐的升高（或造影剂肾病的发生率）与造影剂的用量有显著关系。有关报道显示，如果造影剂用量小于 5 ml/kg（血清肌酐以 mg/dl 分类时），造影剂肾病发生较少。如果用量大于 5 ml/kg，则发生率将升高。CIN 共识工作委员会得出结论，在有风险的患者中使用大于 100 ml 的造影剂造成造影剂肾病的发生率将会更高。该小组还认为并不存在发生肾病的阈值。即使造影剂的用量很少，也有很高的风险出现造影剂肾病，共识工作委员会认为对于 GFR＜60 ml/(min・1.73 m^2) 的患者，造影剂的用量应小于 100 ml。

（五）造影剂应用原则

许多研究证实，通过动脉比通过静脉使用造影剂更易出现造影剂肾病。在一项 478 名患者的研究中，发现通过动脉应用碘沙葡胺、碘海醇、碘帕醇比通过静脉应用更易升高血清肌酐。共识工作委员会认为有证据支持经动脉应用造影剂比经静脉应用造影剂有更高的造影剂肾病风险。

（六）阶段性措施

临床中为明确诊断及治疗需要多次使用造影剂。一些研究显示反复造影是造影剂肾病的危险因素。72 h 再次应用造影剂是造影剂肾病风险的独立预测因子。一项不同时间血清肌酐水平变化的研究显示，造影剂对肾功能的影响持续至少 10 天。CIN 共识工作委员会建议如果条件允许两次造影间隔时间最好为 2 周，因为这个时间可以使肾功能得以修复。共识工作委员会还建议在再次造影前检测肾功能。

（七）预防措施

1. 水化

水化可以降低造影剂肾病的发生[22]。许多造影剂肾病的患者出现了脱水，水化可以增加肾血流量，降低肾血管收缩，减少造影剂在肾内停留时间，改善肾小管中尿酸流量，减少管型形成，发挥神经激素的有益效应，从而降低造影剂肾病的发生率。有研究显示碱化尿液可以降低造影剂的肾毒性，因为碱化尿液可以改变氧化还原的能力和降低肾直小血管内造影剂黏度。CIN 共识工作委员会认为口服液体水化可能有某些益处，取决于手术时间和预期出院的时间[23]。降低造影剂肾病的合理方案为在造影前 12 h 和术后 6～24 h 给予等渗晶体液［1～1.5 ml/(kg・h)］，这一方案对住院患者是可行的，对非住院患者，则至少术前 3 h、术后 12 h 输液。

2. 血液透析

虽然血液透析是将碘造影剂从人体内排出的有效方法，但造影剂一旦通过肾，造影剂肾病过程就出现了。血液透析对这一结果并无影响。然而对严重肾病的患者在术前数小时和术后即刻进行血液透析仍是必要的措施。

3. 药物

没有强有力的试验证实任何一个药物可以降低造影剂肾病[24]。对造影剂肾病存在可能保护作用药物的临床试验多数是动脉内应用造影剂，很少有经静脉应用造影剂。目前没有任何一种药物通过权威机构验证[25]。

（1）有保护作用的药物

①茶碱/氨茶碱：腺苷是肾内缩血管物质，并且可以调节肾的球管反馈机制，因此，腺苷拮抗剂理论上可以降低造影剂肾病的发生率。CIN 共识工作委员会认为，虽然还需要进一步的研究证实，但现有结果足以使临床医生考虑对 CIN 高危患者预防性应用腺苷拮抗剂茶碱/氨茶碱。

②他汀类药物：有研究显示，他汀类药物羟甲基戊二酰辅酶 A 抑制剂具有对内皮细胞的保护作用、维持氧化亚氮产物，并能减少氧化应激，从而降低了 CIN 发生的风险。有研究显示强化 PCI 术前使用他汀类药物治疗可减少 CIN 的发生。但是，没有足够的证据支持将他汀类药物用于没有其他适应证的放射科患者。

③维生素 C：鉴于氧化应激和自由基产物在 CIN 中可能的作用，维生素 C 是一种易于获得且耐受性良好的抗氧化剂。一项对 231 例行心脏导管术患者的双盲、安慰剂对照试验显示，与对照组比较，使用维生素 C 的患者 CIN 的发病率明显降低[26]。

④前列腺素 E_1：肾血管收缩与 CIN 的发病机制有关。一项研究显示，米索前列醇能减轻放射手

术后肌酐清除率的降低。另一项研究显示与对照组比较，使用前列腺素 E_1 的患者术后血清肌酐增高的幅度减低。

(2) 可能有保护作用的药物

①N-乙酰半胱氨酸：活性氧自由基在 CIN 发病机制中的可能作用，引起了人们对氧化抑制剂 N-乙酰半胱氨酸（NAC）在 CIN 中的作用评估[27]。经过对 26 个试验和 9 个公开荟萃分析的鉴定，证明各项研究之间具有显著异质性。研究发现，有轻度肾损伤的患者冠状动脉造影术中给予 1 g NAC，对肌酐清除具有有利作用[28]。但是，在其他研究中，1200 mg 或 1500 mg 剂量却无效。

②非诺多泮/多巴胺：通过使肾血管扩张和增加肾血流量，多巴胺可能降低 CIN 风险的假说，引起了对多巴胺的临床评价。一项前瞻性、随机、双盲试验显示，对于患有轻度或中度肾损伤的患者，小剂量多巴胺［2 μg/(kg・min)］加入 0.45%盐水静脉内用药与充分扩容相比，在减少 CIN 风险上效果一致。对于患有外周血管疾病的患者，使用多巴胺后血清肌酐升高得更加明显，提示多巴胺对此亚组具有不利作用。

非诺多泮是一种选择性激动剂，作用于多巴胺 A_1 受体，理论上可以选择性地增加肾髓质血流量。但两个前瞻性随机试验却得出阴性结果。

③钙通道阻滞剂：鉴于钙通道阻滞剂的扩血管特性，有研究评价了二氢吡啶类钙拮抗剂用于预防 CIN 的作用，却没有一致有利的证据。硝苯地平、尼群地平、非洛地平和氨氯地平都被用于有 CIN 风险患者的小型研究中，研究证明它们之中没有一个能有效减少 CIN 的发病率。

④L-精氨酸：理论上，L-精氨酸对肾应该具有保护作用，因为它是氧化亚氮合成的底物。但是，在一项随机、双盲、安慰剂对照试验中，冠状动脉造影术前即刻单剂量注射 L-精氨酸（300 mg/kg），并不能阻止患有轻至中度肾衰竭的患者 48 h 内肌酐清除的降低。

(3) 无作用药物

总的来说，研究还没有发现呋塞米的有利作用，因为它具有减少血管内容量和减少肾血流量的作用。虽然通过强制性利尿可缩短造影剂的肾循环时间是一个很吸引人的假说，但一项试验显示，包括甘露醇、呋塞米在内，它们对 CIN 的整体发病率没有作用。

八、小结

老年患者病情复杂，并发症多，在临床应用造影剂中，应注意以下事项。

1. 造影剂肾病（CIN）是使用碘化造影剂的一个严重并发症，可导致老年患者发生医院获得性肾衰竭。CIN 使老年患者死亡风险增高了 5.5 倍，其疾病临床过程是肾衰竭相关并发症。

2. 老年患者首选评价肾小球滤过率的计算公式是 MDRD 公式。

3. 发生 CIN 的高危因素有：冠状动脉旁路移植术前行冠状动脉造影术、肝病、肾移植和腹膜透析。

4. 动脉内应用造影剂发生 CIN 的风险更高。

5. 当 CIN 的患病风险超过 5%（高危患者）时，应选择等渗的碘克沙醇等造影剂。

（郭素峡　羊镇宇）

参考文献

[1] Gupta R, Moza A, Cooper CJ. Intravenous hydration and contrast-induced acute kidney injury: too much of a good thing. J Am Heart Assoc, 2016, 5 (6): e003777.

[2] 路建饶，易扬，陈秀峰，等. 低钙透析液对老年血液透析伴低转化肾性骨病患者的影响. 中华老年医学杂志，2015，34 (5)：522-526.

[3] Taguchi N, Oda S, Utsunomiya D, et al. Using 80 kVp on a 320-row scanner for hepatic multiphasic CT reduces the contrast dose by 50% in patients at risk for contrast-induced nephropathy. Eur Radiol, 2016: 1-9.

[4] 侯香华，张加勤，邵思南，等. 维持血液透析患者血清铝负荷及其相关因素研究. 中国全科医学，2015，(8)：898-902.

[5] 余毅，黄恬，霍苗苗，等. 硫代硫酸钠减轻高磷诱导 5/6 肾切除大鼠的血管钙化. 中华肾脏病杂志，2016，32 (3)：212-218.

[6] Honicker T, Holt K. Contrast-induced acute kidney injury: comparison of preventative therapies. Nephrol Nurs J, 2016, 43 (2): 109-116.

[7] 孙黎，於佳炜，项方方，等. 慢性肾脏病非透析患者血清高敏心肌肌钙蛋白 T 的影响因素分析. 中华肾脏

病杂志，2015，31（12）：887-892.
[8] 焦晓燕，徐夏莲，方艺，等. 微RNA-21在肾缺血预处理中的保护作用及其机制. 中华肾脏病杂志，2015，31（9）：674-679.
[9] 李晓羽，毛用敏，付乃宽. N-乙酰半胱氨酸对大鼠造影剂诱导的急性肾损伤保护作用的研究. 中华老年心脑血管病杂志，2015，（9）：964-967.
[10] 崔立文，徐金升，白亚玲，等. 终末期肾脏病患者冠状动脉钙化的影响因素. 中华医学杂志，2015，95（38）：3133-3137.
[11] Tsai CY，Wang SH，Hsu MH，et al. Do false positive alerts in naive clinical decision support system lead to false adoption by physicians? A randomized controlled trial. Comput Methods Programs Biomed，2016，132：83-91.
[12] Wu YW，Leow KS，Zhu Y，et al. Prevention and management of adverse reactions induced by iodinated contrast media. Ann Acad Med Singapore，2016，45（4）：157-164.
[13] Karetnikova VN，Kalaeva VV，Evseeva MV，et al. The role of chronic kidney disease in assessing the risk of the poor course of hospital ST-segment elevation myocardial infarction. Ter Arkh，2016，88（6）：26-32.
[14] Aksu F，Aksu B，Unlu N，et al. Antioxidant and renoprotective effects of sphingosylphosphorylcholine on contrast-induced nephropathy in rats. Ren Fail，2016，38（7）：1-10.
[15] Christakopoulos GE，Karmpaliotis D，Alaswad K，et al. Contrast utilization during chronic total occlusion percutaneous coronary intervention：insights from a contemporary multicenter registry. J Invasive Cardiol，2016，28（7）：288-294.
[16] Wang F，Peng C，Zhang G，et al. Delayed kidney injury following coronary angiography. Exp Ther Med，2016，12（1）：530-534.
[17] Villablanca PA，Briceno DF，Massera D，et al. Culprit-lesion only versus complete multivessel percutaneous intervention in ST-elevation myocardial infarction：a systematic review and meta-analysis of randomized trials. Int J Cardiol，2016，220：251-259.
[18] Azzalini L，Spagnoli V，Ly HQ. Contrast-induced nephropathy：from pathophysiology to preventive strategies. Can J Cardiol，2016，32（2）：247-255.
[19] ZhD K，Villeval'de SV，Gaskina AA，et al. Contrast-induced acute kidney injury after primary percutaneous coronary interventions：prevalence，predictive factors，and outcomes. Ter Arkh，2015，87（6）：50-55.
[20] Li H，Huang S，He Y，et al. Impact of an early decrease in systolic blood pressure on the risk of contrast-induced nephropathy after percutaneous coronary intervention. Heart Lung Circ，2016，25（2）：118-123.
[21] Zhang MM，Lv QZ，Li XY. Drug effects and clinical investigations for contrast-induced nephropathy after coronary angiography or percutaneous coronary intervention in patients with diabetes. Am J Ther，2015.
[22] Solomon R，Gordon P，Manoukian SV，et al. Randomized trial of bicarbonate or saline study for the prevention of contrast-induced nephropathy in patients with CKD. Clin J Am Soc Nephrol，2015，10（9）：1519-1524.
[23] ten DMA，Wetzels JF. Are the current guidelines on contrast-induced nephropathy prevention superfluous. Neth J Med，2015，73（1）：45.
[24] Hong SI，Ahn S，Lee YS，et al. Contrast-induced nephropathy in patients with active cancer undergoing contrast-enhanced computed tomography. Support Care Cancer，2016，24（3）：1011-1017.
[25] Zhao K，Lin Y，Li YJ，et al. Efficacy of short-term cordyceps sinensis for prevention of contrast-induced nephropathy in patients with acute coronary syndrome undergoing elective percutaneous coronary intervention. Int J Clin Exp Med，2014，7（12）：5758-5764.
[26] von TH，Kara L，Klink T，et al. Contrast agents and ionization with respect to safety for patients and doctors. Contrib Nephrol，2015，184：59-74.
[27] Kurtul A，Murat SN，Yarlioglues M，et al. Procalcitonin as an early predictor of contrast-induced acute kidney injury in patients with acute coronary syndromes who underwent percutaneous coronary intervention. Angiology，2015，66（10）：957-963.
[28] Bhatt H，Turkistani A，Sanghani D，et al. Do cardiovascular risk factors and coronary SYNTAX score predict contrast volume use during cardiac catheterization. Angiology，2015，66（10）：933-940.

第二十二章　老年人跌倒原因分析及应对策略

随着人口老龄化的加剧，老年人的健康问题得到了越来越多的关注。其中老年人跌倒不仅与其患病率和死亡率密切相关，还影响着老年人的整体功能和生活质量[1]。据美国疾病控制中心（CDC）报道，在美国，每年有数百万超过 65 岁的老年人会发生跌倒，这意味着每三个人中就会有一个人发生跌倒，而只要发生过一次跌倒，再次跌倒的可能性就会加倍，其中 1/5 的跌倒会致严重的损伤，例如骨折或颅脑损伤。而每年在美国会有 250 万人因为跌倒所致的损伤在急诊接受治疗，超过 70 万的人会因为跌倒损伤而住院，其中大部分的病因是因为颅脑损伤和股骨骨折；并且每年 95%的股骨骨折是由于跌倒引起的，跌倒是引起脑外伤的最常见因素；每年跌倒所致的直接医疗费用大概是 340 亿美元[2]。在我国，根据 2011 年国家卫生计生委发布的《老年人跌倒干预技术指南》提供的数据显示，我国 65 岁以上老年人跌倒死亡率男性为 49.56/100 000，女性为 52.80/100 000，是我国伤害死亡的第四位原因[3]。同年轻人相比，老年人更容易跌倒，且跌倒后更容易产生并发症。因此，分析老年人跌倒原因及应对策略以期降低老年人跌倒发生率显得尤为重要。2008 年，Tinetti 等人的研究证明进行有效的老年人跌倒危险因素评估并积极制订有效的防治策略，同采取跌倒相关的医疗措施一样，可以极大地减少老年人严重摔伤（股骨及其他骨折、头外伤、关节错位等）[4]。美国等发达国家已经逐渐认识到跌倒所致的损伤会为国家带来巨大的医疗负担及经济负担，目前有更多的家庭医生及医务人员参与了跌倒的预防及应对，且针对跌倒的原因研究也日趋细化，在一定程度上降低了跌倒的发生。而我国已进入老龄社会，超过 65 岁的老年人口已超过 1.5 亿，同欧美国家比我国医疗基础设施仍然较为薄弱，医疗资源较为集中，目前跌倒的预防主要在于对住院患者进行的护士宣教；而在偏远地区，很多老年人尚无跌倒预防这个概念，即使在大中城市也缺乏大规模、多中心的研究分析我国老年人跌倒的主要原因及应对策略，故本文总结了国际上比较前沿的跌倒相关研究以期对中国的老年人跌倒预防及应对有所帮助。

第一节　跌倒原因分析

尽管是无意识的和自主的，行走过程是一项非常复杂的活动。人类正常行走的能力取决于以下生物机械组件：关节的自由活动，特别是下肢关节；恰当时机和适当强度的肌肉运动及正常的感官输入，包括视觉、本体感觉和前庭系统。当上述组件发生异常时容易使人发生跌倒，且跌倒的发生率随着年龄的增长稳步上升，因此，在老年人群中的跌倒发生流行病学调查显得尤为重要[5]。Rusenstein 等人针对老年人跌倒发生的流行病学研究指出环境因素是导致跌倒发生的最主要原因（平均发生率为 31%），其次是步态或平衡障碍或乏力（平均发生率为 17%），然后是其他特殊原因（平均发生率为 15%，包括关节炎、药物、乙醇等），再次是认知障碍（平均发生率为 14%），随后是头晕或眩晕（平均发生率为 13%），接下来是体位性低血压、视力障碍和未知原因（平均发生率分别为 3%、2%、5%）[5]。以下章节将对上述原因逐个进行阐述。

一、跌倒的内因

（一）步态及平衡障碍

老年人很容易出现步态障碍，在美国 20%～40%年龄超过 65 岁的老人（40%～50%年龄超过 85 岁的老人）会出现步态异常，其中半数以上会出现严重的步态障碍[5]。正常情况下，行走时从一侧足跟着地起到再次该侧足跟着地为止所用的时间为一个步态周期，它由“支撑期”和“摆动期”构成。一个正常的步态周期过程首先是右脚跟着地，意味着右腿“支撑期”的开始，随即左脚抬起，进入左脚的“摆动期”，然后左脚跟着地，进入左脚的“支撑期”，随后右脚离开地面，进入了右脚的“摆动期”，然后右脚跟再次着地进入了“支撑期”重复一个新的步态过程，在这个过程中双腿部分“摆动期”是相互重叠的[6]。在一个正常步态周期过程中，为了保持平衡，身体的重力中心必须保持在与脚接触的支撑面上，而躯干和腿部肌肉要进行一系列的调整，这个调节的过程称为扶正反射，这种扶正反射是依赖于视觉系统、前庭系统及下肢的本体感觉系统的感觉输入而形成的。在老年人中，由于感觉系统变得比中青人迟钝，依赖于更高质量的传入信息来形成反射，因此导致这种体位反射形成变慢[6]。综上所述，在整个步态周期过程中，肌肉系统和神经系统任一环节出现问题都会导致步态异常及平衡障碍，从而发生跌倒。

（二）下肢无力

下肢无力与跌倒的发生密切相关，它的主要机制是因为老年人神经肌肉活性降低，导致肌肉力量减弱和行动不便，因此，老年人在行动时会感觉到下肢无力，并导致平衡功能异常和步态障碍，从而发生跌倒。而老年人产生的行动不便这种认知会进一步降低神经肌肉活性和肌肉功能，从此进入了发生跌倒的恶行循环[7]。

（三）认知障碍

认知障碍表现为掌握新知识、熟练运用能力及社交能力下降，并随时间的推移而加重。轻者可仅表现为记忆障碍，严重时可出现定向力障碍，先出现时间定向障碍，再出现空间定向障碍[8]。认知障碍的患者每年发生跌倒的风险为60%～80%，是认知功能正常人群的2～3倍[9]。目前大多数研究都认为认知功能在调节老年人的步态和平衡过程中发挥着重要作用。但是认知障碍的概念比较广泛，它既可以指一种特殊疾病的诊断如痴呆、轻度认知障碍，也可以指总体认知功能评估的异常或特殊认知范围损害，包括执行功能和记忆力。Muir等人回顾性地分析了1988—2009年间针对认知障碍与跌倒发生关系的27项研究，当把认知障碍的概念细化为痴呆时，它与每一次发生的跌倒相关；当认知障碍指总体认知功能评估异常时［使用简易精神状态检查（MMSE）量表评估最为常见］，仅有6项（38%）研究发现它与跌倒有统计学意义的相关；当认知障碍指执行功能异常时，对于社区老人它与跌倒发生密切相关，对于护理中心老人则未发现统计学意义上的关联；但总体来说，大多数研究（57%）提示认知障碍与跌倒发生相关（护理中心老人OR=1.88，社区居住老人OR=1.32）[10-11]。

（四）头晕或眩晕

头晕在曾经发生过跌倒的老年人中是一个极为常见的主诉。在不同人群中，头晕导致跌倒的比例从0%～30%不等[5]。临床上导致头晕的病因复杂，需要详细的病史回顾及鉴别诊断。真正的眩晕，是指患者感觉到周围物体或自身在旋转、升降和倾斜的运动幻觉，这可能提示了前庭功能障碍（例如，良性体位性眩晕、急性迷路炎和梅尼埃病）[8]。此外，很多患者头晕的症状不确切，这时还需考虑到这可能是心血管功能障碍（如心律不齐和心力衰竭）、过度换气、体位性低血压、药物的副作用、焦虑或者抑郁等所致[5]。但是部分发作性头晕事后患者不能回忆，且很多跌倒研究未把头晕列入原因分析，因此，这可能导致头晕致跌倒的比例被低估[5]。

（五）视力障碍

WHO将视力障碍定义为视敏度减退或者视野缺损[12]。存在视力障碍的人在生活过程中可能会经历更多的问题，特别是活动障碍。根据美国CDC的统计，2014年大概280万年龄超过65岁的老年人存在严重视力障碍，其中大概130万人发生过跌倒[13]。Lord等人进行了更进一步的研究，认为中度的视敏度缺损就会增加跌倒的风险，因为人的视觉功能障碍与危险发现和移动能力密切相关；在通过障碍物和危险的环境中，精确判断距离与感知空间的能力对于做出恰当的决定非常重要，而那些存在视力障碍的人群中，这种能力减弱。此外，那些双眼视力正常的人跌倒发生率很低，而一只眼睛视力正常另外一只眼睛视力发生中至重度障碍的人及双眼中至重度视力障碍的人跌倒发生率则增加[14]。

（六）体位性低血压

目前有关体位性低血压是否会引起跌倒的研究是存在争议的。一部分研究认为体位性低血压与老年人的跌倒明显相关，因为体位性低血压与头晕、晕厥直接相关，虽然两者是不同的概念，但实际上很难区分，都可以导致人无意识地跌倒在地，且体位性低血压也与跌倒间接相关，因为它会增加其他危险因素致跌倒的可能性[15-16]。而另一些研究认为它既与跌倒无关，也不增加跌倒的风险，但是起立性症状（起立性试验后站立，受试者出现头晕、眩晕或者昏倒）则与跌倒相关[17-19]。这种争议的产生可能与各项研究中采用的研究方法不同有关；采用直立倾斜试验方法的研究发现了体位性低血压与跌倒发生之间重要的相关性，而相反，采用躺下站立试验方法的研究则没有发现二者之间的相关性[15]。

（七）抑郁

目前大多数的研究认为抑郁是老年人跌倒的危险因素之一[20-22]。因为在老年抑郁患者中，小脑与大脑皮质之间的神经网状结构存在异常，而这种异常可以直接影响人体的运动功能，特别是平衡功能和协调功能[23]，从而导致跌倒的发生。Menkes 等人的研究也表明抑郁症患者左额叶功能减退会导致运动障碍[24]。还有研究认为抑郁和运动的主要联系在于神经递质多巴胺的缺乏，抑郁症患者会出现一些神经递质的缺乏，例如 5-羟色胺、去甲肾上腺素和多巴胺，随着多巴胺的减少，运动能力会减退[25-26]，从而导致跌倒。但也有理论认为抑郁本身并不增加跌倒的风险，而是与这些患者使用抗抑郁药有关（见下文）[27]。

（八）尿失禁

尿失禁是目前公认的导致跌倒发生的危险因素之一，它同时也容易导致再次跌倒。尿失禁导致跌倒的可能机制为：尿失禁可能致地面湿滑，匆忙跑去厕所致跌倒；尿路感染产生的尿频等症状也使人易跌倒，特别是在严重感染的情况下患者可出现精神症状如谵妄、嗜睡等；或存在视力障碍的人起夜致跌倒等[28]。

（九）高龄女性

在美国，每年超过 65 岁的老年人有 1/3 会发生跌倒，其中 80 岁以上的占 50%[29]。有研究也表明，老年人对姿势控制的空间位移感减弱，稳定性减弱，从而容易导致跌倒[30]。且随着年龄的增长，中枢神经系统和肌肉系统的生理活动退化，这些都会影响跌倒的发生[31]。此外，Greenberg 等人的一项研究显示女性发生跌倒的情况比男性多，且她们更容易对跌倒产生恐惧，这可能与老年人的生活习惯有关，如女性更加喜欢独居，且不喜欢与保健人员谈论家庭环境的安全性[32]。

（十）既往曾经发生过跌倒

超过 1/4 年龄大于 65 岁的老年人跌倒一次后发生再次跌倒的风险增加，因为此类人可能存在运动功能障碍，例如肌张力或膝腱反射异常、髋或膝关节疼痛、髋或膝关节力量减退等，导致老人活动严重受限；或者此类人存在慢性疾病，如关节炎、帕金森病等，这些人可能由于疼痛、异常关节活动导致下肢肌肉力量减弱；或者老人存在视力异常、精神障碍等导致跌倒的发生[33]。这些跌倒因素在临床上存在一种聚集现象，这些老年人存在越多的跌倒危险因素，他们发生反复跌倒的可能性就越大。

二、跌倒的外因

（一）跌倒相关药物

跌倒相关药物（fall-risk-increasing drug, FRID）包括心血管药物（α 和 β 受体阻滞剂、钙通道阻滞剂、利尿剂、血管紧张素转化酶抑制剂、血管紧张素受体拮抗剂和血管舒张药）、中枢神经系统药物（抗精神病药物、镇静催眠药、苯二氮䓬类抗抑郁药和抗帕金森病药）、止痛剂（非甾体抗炎药）、甲状腺药物和抗糖尿病药（双胍类、磺酰脲类药物、其他口服降糖药和胰岛素）[34]。Zia 等人进行的一项以 202 例患者为研究对象的随机对照试验表明，使用 2 种或以上的 FRID 时，跌倒发生率显著升高[34]。此外，几乎所有的研究都表明精神类药物与跌倒相关[35]。镇静安眠药和抗抑郁药与跌倒关系最为密切[36]。这些药物引起跌倒发生风险增加的原因在于它们可能引起潜在的平衡障碍，而在日常活动中，行走姿势的不平衡是导致跌倒发生的主要因素之一[37]。

此外，有研究发现，鼻部用药、眼科用药、治疗酸性物质分泌过多疾病的药物都与跌倒的再发生相关，如质子泵抑制剂与骨折的发生风险相关，这可能是因其抑制钙的吸收，导致骨密度减低，从而增加骨折的风险，发生跌倒；另一种解释是质子泵抑制剂可以引起肌力减弱和步态障碍[37]。

（二）多重用药

多重用药（polypharmacy）是指常规使用5种或5种以上的处方药[34]。Lucie等人进行的一项以64 399例患者为研究对象的大规模随机对照试验结果显示，当使用5种药品时，多重用药与跌倒发生的OR值是1.41（95% CI：1.34～1.48），使用6种药品时，它们的OR值是1.57（95% CI：1.49～1.66），提示多重用药与跌倒发生相关；在该研究中即使没有使用上述跌倒相关的药物，有些患者也发生了跌倒，这很可能与患者的健康状态有关，因为用药越多的患者疾病的种类可能越多；此外，跌倒的发生也可能与药物之间的相互作用有关[38]。值得一提的是，在Maartjie等人的研究中还发现作用于感觉性器官的泻剂及用于治疗消化性溃疡和反流性疾病的药物与行走速度减慢及步幅的多变性密切相关，因此，服用这些药物后可能导致步态不稳；并且这些药物都有可能是患者虚弱的标志，如体弱的患者由于活动减少引发便秘，从而使用泻药，因此，这些药物的使用常预示着跌倒的发生[37]。

（三）环境因素

周围环境对老年人的运动功能、身体状况有显著的影响。在充满噪音、垃圾、犯罪等条件下长期生存的人们会经常感觉到不适，并且这种环境会使人们日常活动减少。此外，恶劣的周围环境，如过度的噪声、过多的垃圾、微弱的灯光等可以使人们自控性减低，出现情感障碍[39]，这些问题都可以引发跌倒。在灯光弱、浴室缺乏安全设施等环境中长期生活的老人，发生再次跌倒的风险增加[33]。

鉴于以上描述，我们可以看出尽管有些因素是导致跌倒发生的独立危险因素，如步态及平衡障碍等，这些危险因素之间常常相互关联，而跌倒发生通常是由多因素的作用结果导致的，存在一种临床聚集现象，危险因素越多，跌倒的风险越大。

第二节　跌倒发生的危险评估

美国CDC针对具有独立生活能力的老年人制订了跌倒危险评估及干预法则（图22-1）[40]。根据可能发生跌倒的危险相关性，这项法则将人群分为低危组、中危组及高危组，并且针对不同的危险因素提供了一定的干预措施。

在跌倒发生危险评估的过程中，患者首先应当完成美国CDC制订的《独立生活手册评估》，然后进行跌倒因素筛查，主要就以下几个问题进行提问：①过去一年是否曾经跌倒？②站立或者行走的时候是否存在平衡障碍？③是否担心会发生跌倒？如果患者对上述任一问题的回答为“是”，则应进一步评估他们的步态、力量及平衡能力。如果患者对上述所有问题的答案都是否定的，且不存在步态、力量或者平衡障碍，则把他们评定为发生跌倒的低危人群。如果患者存在步态、力量或者平衡障碍，就要根据他们是否发生过跌倒及发生跌倒后是否受伤来进行下一步的判断；这类患者如果未发生过跌倒或者仅发生过1次跌倒但未受伤，则把他们评定为发生跌倒的中危人群。如果患者既存在步态、力量或者平衡障碍，又发生过2次及2次以上的跌倒或发生过1次跌倒但导致受伤，则评定他们为发生跌倒的高危人群；对于高危人群，应当对他们进行多种危险因素综合评估，包括重新评估独立生活能力，询问跌倒发生史，进行体格检查（是否存在体位性眩晕或者体位性低血压，药物服用史，认知功能评估，足部问题及视力筛查等），然后根据患者存在的危险因素进行相应的干预，包括监测血压、更换药物、补充维生素D和钙、治疗足部疾病、优化视野、优化家庭环境、健康宣教和对患者进行力量及平衡功能的训练，并且对这类患者应当进行随访，以便及时完善照顾计划[40]。

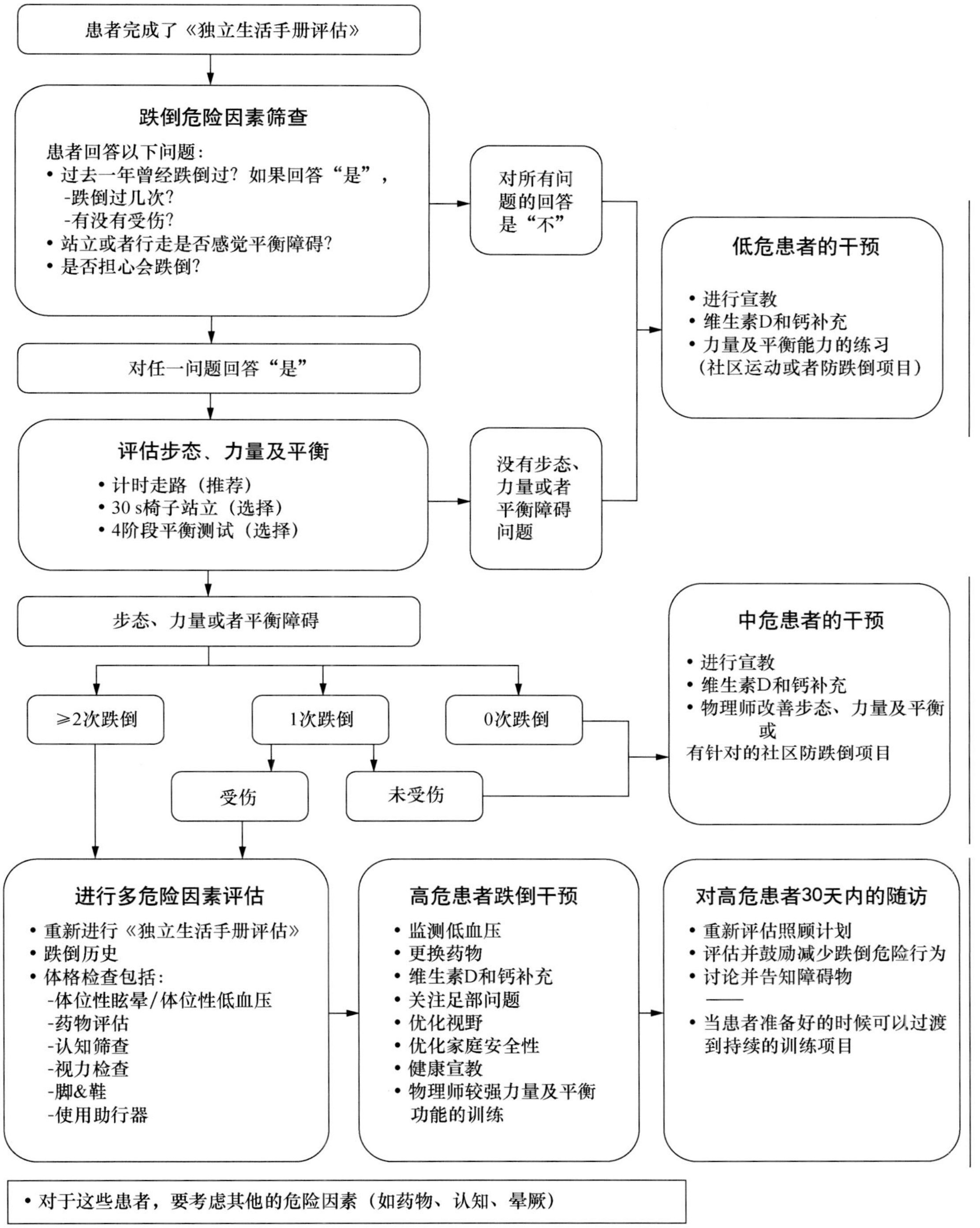

图 22-1 美国 CDC 老年人跌倒危险评估及干预法则

第三节 跌倒的预防策略

在美国 CDC 制订的跌倒危险评估及干预法则的基础上,根据美国老年医学会(AGS)《老年人跌倒预防指南(2010 版)》涵盖了不能完全独立生活的人群,将可能发生跌倒的人群分为社区老年人、护理中心老年人及存在认知障碍的老年人三类,来进一步探讨跌倒的预防策略。

一、社区老年人跌倒预防策略

对于这类人来说，大多数跌倒是由于环境中的各种因素相互作用导致的。导致他们跌倒的主要因素有：平衡障碍及步态不稳、肌肉力量减退、关节炎、多重用药、使用精神类药物、视力障碍、抑郁、体位性低血压等；且随着危险因素的增加，发生跌倒的概率也增加[41]。

这类人群应当首先对致跌倒的危险因素进行评估和管理，针对导致跌倒的因素，采取相关措施，主要措施如下。

1. 开展个体化的运动训练。在预防跌倒的措施中，运动训练被广泛推广。运动的形式可以多种多样，包括力量、步态及平衡训练，经过一段时间后还可以对相关内容重新评估进行调整。尽管运动疗法对预防跌倒发生的疗效是肯定的，但 Hill 等人的研究认为单独运动疗法并不能显著降低跌倒发生率，它应与其他改善环境的措施相结合[42]。

2. 减少药物用量。精神类药物应当使用最小剂量，且在病情允许的情况下逐渐减少用量。此外，建议减少用药的数量和剂量，必要时应针对应用的所有药物进行重新评估[43]。

3. 治疗视力缺损。2005 年 Harwood 等人选取了社区居住的 306 例患有白内障的老年女性作为研究对象，同对照组相比，12 个月后手术组的跌倒发生率降低了 34%，再跌倒发生率降低了 40%，因此对于患白内障等具有手术适应证的患者应当尽早进行手术[44]。此外，Cumming 等人进行的以 616 位男性和 70 位女性为研究对象的一项随机研究表明，经过视力检测和纠正后（92 例老人配眼镜，24 例由职业治疗师随访，17 例经过青光眼治疗，15 例白内障手术），老年人发生跌倒的风险增加，这可能主要与使用新的眼镜有关，他们需要一定的时间去适应这种改变，在这期间可使跌倒的风险增加，且老年人走路的时候不推荐配戴双或多焦点镜片，特别是在上下楼梯时，因为这种镜片可在行走时会使低位视野模糊，从而导致跌倒[45]。

4. 管理体位性低血压。美国 AGS 发布的《老年人跌倒预防指南（2010 版）》指出减少和简化用药，联合改善体位性低血压可以预防跌倒发生，但是目前尚缺乏临床 RCT 研究表明改善体位性低血压作为单一因素可以预防跌倒[43]。

5. 监测心率及心律。与跌倒相关的心血管疾病包括颈动脉窦过敏、血管性迷走神经症状、心动过缓和心动过速等，这些患者可能表现为头晕或一过性记忆丧失，从而可能导致步态不稳或平衡障碍而致跌倒。对于这类患者，建议监测心率及心律，治疗原发病，如发生反复跌倒的颈动脉窦过敏患者应当考虑植入心脏双腔起搏器[46]。

6. 补充维生素 D。由于维生素 D 缺乏在老年人群中很常见，它可能通过中枢神经系统介导的通路导致肌肉力量减弱，美国 AGS《老年人跌倒预防指南（2010 版）》作为 A 级推荐，建议确定有维生素缺乏的老年人每天至少补充 800 IU 的维生素 D；作为 B 级推荐，建议怀疑有维生素 D 缺乏的老年人或者跌倒风险增加的老年人也每天至少补充 800 IU 的维生素 D[43]。

7. 关注足部问题并选择合适的鞋子。Menz 等人回顾性地研究了老年人常见的足部问题（各种原因导致的足部疼痛问题最为常见，其次还包括各种外翻畸形等）与跌倒之间的联系，结果发现这些足部问题与老人的协调稳定性及上下楼梯的能力关系密切。社区居住的发生多次跌倒的老年人足部出现问题的情况要高于未发生或仅发生一次跌倒的人群，提示足部疾病是导致跌倒相关的危险因素之一，并且多种足部疾病比单一足部疾病增加了跌倒发生的风险[47]。因此，当老年人出现足部问题时，人们应当高度重视并对此进行积极治疗。此外，鞋子的特性也与跌倒相关，Tencer 等人进行的一项成组对照试验结果显示，当人们穿鞋跟高于 2.5 cm 的鞋时跌倒发生风险增倍，并且脚底与支撑物接触的面积越大发生跌倒的风险越低；但是在这项研究中，鞋子的其他特性如鞋底的厚度和弹性与跌倒发生无统计学意义的联系[48]。尽管如此，仍然建议老年人选择适合自己的舒适的鞋子。

8. 改善家庭环境。作为多种干预因素之一，应当评估家庭环境的危险性，改善家庭环境，包括移走危险物品（如收拾杂物并移走地毯）、安装特殊的辅助用具（如扶手和坡道）、移走家具以保持通道畅通、改变活动空间（如在一楼睡觉而非二楼）等；并且建议在老年人居住的地方进行普遍性设计，以将跌倒风险降至最低，这些普遍性设计可以包括进入家门用较低的坡度代替台阶、安装高对比度装饰的地板以防止老年人眩晕、使用宽敞无底框的带扶手适合残疾人应用的浴室、宽而短能让轮椅通过的走廊、声控电灯（当老年人进入或离开时可以自动开关）等[49]。

9. 增强宣教。健康宣教可以增强人们对跌倒危险因素的认识能力，使思想转化为行动，致力于改善这些危险因素[44]。在大多数的研究中，健康宣教并非是单独干预手段，它常常与药物评估、改善家庭环境、加强运动锻炼等联合应用，可以显著降低跌倒发生率[50-51]。Rucker 等人进行的一项包含 102 例患者的小样本研究中表明，健康宣教（发放宣教手册，随后做简短的电话咨询）作为一项单独干预措施，并没有显著地降低跌倒发生率，这可能与它会引起人们内心的恐惧有关[52]。

二、护理中心老年人跌倒预防策略

长期在护理中心居住的老年人比在社区居住的老年人更容易发生跌倒，他们大概每年会发生一次跌倒，跌倒原因与社区居住人群类似，因此，也建议采取多因素干预措施预防跌倒，如平衡和步态训练、力量训练、适应环境、练习使用辅助设备、减少精神类药物摄入等[43]。但是有两点特别提出：①运动训练在这类人群中效果不确切。瑞士的一项以 191 位老年人为研究对象的随机对照试验中，在进行干预的期间及以后的 6 个月内，运动疗法并没有显著降低跌倒发生率[53]。在芬兰的一项以 278 名老年人为研究对象的为期 20 周并伴随 52 周随访的多中心研究发现，运动训练反而增加跌倒的发生[54]。②维生素 D 的摄入。在这类人群中，如果已经证实或者怀疑有维生素缺乏，建议每天补充至少 800 IU 的维生素；或者当这类人群出现步态异常、平衡功能异常或跌倒风险增加时，也建议每天补充至少 800 IU 维生素 D[43,55-56]。

三、认知功能障碍的老年人跌倒预防策略

认知障碍是老年人跌倒的独立危险因素之一。尽管如此，大多数设计严谨、结果可靠的随机试验中，都把这部分人群排除在外。Hauer 等人分析了 11 项物理训练在认知障碍的老年人群中预防跌倒作用的研究，认为这些随机试验最终提示在这些人群中物理训练预防跌倒的作用有限[57]。2003 年 Jensen 等人进行的多因素预防跌倒（包括专业人员培训、锻炼、环境调整、药物分析、护理帮助、髋关节保护器、曾经致跌倒因素分析）的研究表明，这些干预措施在 MMSE 量表得分高的人群中有用，而在 MMSE 得分低的人群则没有显著效果[58]。综上所述，我们认为缺乏跌倒干预因素在认知障碍人群中的大规模、多中心研究，这些干预因素的效果未得到确切证实。

第四节 总　结

老年人跌倒重在预防。当我们医务人员接触到所有老年人时，首先要对其进行跌倒危险评估，应当询问他们是否曾经发生过跌倒、每年发生跌倒的次数或者他们是否在行走或保持平衡方面存在困难。这种多因素评估应当包括既往病史（包括跌倒发生史及药物使用情况）、体格检查、生理功能评估及生存环境评估。针对不同的跌倒发生危险因素，采取个体化的干预措施，积极预防跌倒的发生。根据 PDCA（plan，do，check，action）原则，我们建议在采取有效的应对措施后应当继续进行随访以检测措施是否有效，当仍有跌倒发生时，应当对所采取的措施进行改善，以达到医疗质量的良好循环。

总而言之，随着中国人口老龄化的加剧，医疗问题会显得尤为突出，而跌倒所致的医疗负担不容小觑，因此，跌倒相关问题值得更多的关注，为此需要社会及所有医务工作者的共同努力，防治跌倒发生的工作任重而道远。

（关文卓　任景怡）

参考文献

[1] Brown AP. Reducing falls in elderly people：a review of exercise interventions. Physiotherapy Theory and Practice，1999，15（15）：59-68.

[2] Centers for Disease Control and Prevention. Important facts about falls [Internet]. Available from：http://www.cdc.gov/homeandrecreationalsafety/falls/adultfalls.html.

[3] 中华人民共和国国家卫生和计划生育委员会.《老年人

跌倒干预技术指南》［Internet］. Available from：http://www. nhfpc. gov. cn/zhuzhan/wsbmgz/201304/729e74b51ab5434c965ec03164eca46d. shtml.
［4］ Tinetti ME，Baker DI，King M，et al. Effect of dissemination of evidence in reducing injuries from falls. New England Journal of Medicine，2008，359（3）：252-261.
［5］ Rubenstein LZ. Falls in older people：epidemiology，risk factors and strategies for prevention. Age and Ageing，2006，35（Supplement 2）：37-41.
［6］ Sudarsky L. Geriatrics：gait disorders in the elderly. New England Journal of Medicine，1990，322（20）：1441-1446.
［7］ Minkemeyer VM，Meriweather M，Shuler FD，et al. Primary care fall risk assessment for elderly west Virginians. West Virginia Medical Journal，2015，111（6）：18-23.
［8］ 吴江. 神经病学. 北京：人民卫生出版社，2005：18，300.
［9］ Harlein J，Dassen T，Halfens RJG，et al. Fall risk factors in older people with dementia or cognitive impairment：a systematic review. Journal of Advanced Nursing，2009，65（5）：922-933.
［10］ Muir S，Gopaul K，Odasso M. The role of cognitive impairment in fall risk among older adults：a systematic review and meta-analysis. Age and aging，2012，41（3）：299-308.
［11］ Olsson E. Gait analysis in hip and knee surgery. Scandinavian Journal of Rehabilitation Medicine Supplement，1986，15（15）：1-55.
［12］ World Health Organization. International statistical classification of disease chapter VII H54 blindness and low vision［Internet］. 2015 May 20. Available from：http://www. who. int/classifications/icd/en/.
［13］ Crews JE，Chou CF，Stevens JA，et al. Falls among persons aged ≥65 years with and without severe vision impairment. MMWR Morbidity and Mortality Weekly Report，2016，65（17）：433-437.
［14］ Lord SR，Dayhew J. Visual risk factors for falls in older people. Journal of the American Geriatrics Society，2001，49（5）：508-515.
［15］ Shaw BH，Claydon VE. The relationship between orthostatic hypotension and falling in older adults. Clinical Autonomy Research，2014，24（1）：3-13.
［16］ Scheffer AC，Hensbroek PBV，Dijk NV，et al. Risk factors associated with visiting or not visiting the accident and emergency department after a fall. BMC Health Services Research，2013，13（1）：286.
［17］ Hateren KJ，Kleefstra N，Blanker MH，et al. Orthostatic hypotension，diabetes，and falling in older patients：a cross-sectional study. British Journal of General Practice，2012，62（603）：696-702.
［18］ Ramdas WD，Velde NVD，Cammen TJM，et al. Evaluation of risk of falls and orthostatic hypotensionin older，long-term topical beta-blocker users. Graefes Archive for Clinical and Experimental Ophthalmology，2009，247（9）：1235-1241.
［19］ Hartog LC，Cizmar-Sweelssen M，Knipscheer A，et al. The association between orthostatic hypotension，falling and successful rehabilitation in a nursing home population. Archives of Gerontology and Geriatrics，2015，61（2）：190-196.
［20］ Gabel NM，Crane NA，Avery ET，et al. Dual-tasking gait variability and cognition in late-life depression. International Journal of Geriatrics Psychiatry，2015，30（11）：1120-1128.
［21］ Kamińska MS，Brodowski J，Karakiewicz B. Fall risk factors in community-dwelling elderly depending on their physical function，cognitive status and symptoms of depression. International Journal of Environmental Research and Public Health，2015，12（4）：3406-3416.
［22］ Thais AB，Raildo SC，Marcos HF，et al. Determinants of falls in community-dwelling elderly：hierarchical analysis. Public Health Nursing，2014，31（4）：290-297.
［23］ Alalade E，Denny K，Potter G，et al. Altered cerebellar-cerebral functional connectivity in geriatric depression. PLOS ONE，2011，6（5）：200-235.
［24］ Menkes DL，Bodnar P，Ballesteros R，et al. Right frontal lobe slow frequency repetitive transcranial magnetic stimulation（SF r-TMS）is an effective treatment for depression：a case-control pilot study of safety and efficacy. Journal of Neurology，Neurosurgery and Psychiatry，1999，67（1）：113-115.
［25］ Hasler G. Pathophysiology of depression：Do we have any solid evidence of interest to clinicians? World Psychiatry，2010，9（3）：155-161.
［26］ Kano O，Ikeda K，Cridebring D，et al. Neurobiology of depression and anxiety in Parkinson's disease. Parkinson's Disease，2011，2011（2）：143547.
［27］ Kallin K，Lundin-Olsson L，Jensen J，et al. Predisposing and precipitating factors for falls among older people in residential care. Public Health，2002，116

(5): 263-271.
[28] Batchelor FA, Dow B, Low MA. Do continence management strategies reduce falls? A systematic review. Australian Journal of Aging, 2013, 194 (32): 211-216.
[29] Inouye SK, Brown CJ, Tinetti ME. Medicare nonpayment, hospital falls, and unintended consequences. New England Journal of Medicine, 2009, 360 (23): 2390-2393.
[30] Papa EV, Foreman KB, Dibble LE. Effects of age and acute muscle fatigue on reactive postural control in healthy adults. Clinical Biomechanics, 2015, 30 (3): 1108-1113.
[31] Lacroix A, Kressig RW, Muehlbauer T, et al. Effects of a supervised versus an unsupervised combined balance and strength training program on balance and muscle power in healthy older adults: a randomized controlled trial. Gerontology, 2015, 62: 275-288.
[32] Greenberg MR, Moore ZC, Nguyen MC, et al. Perceived fall risk and functional decline: gender differences in patient's willingness to discuss fall risk, fall history, or to have a home safety evaluation. The Yale Journal of Biology and Medicine, 2016, 89 (2): 261-267.
[33] Nevitt MC, Cummings SR, Kidd S, et al. Risk factors for recurrent nonsyncopal falls: a prospective study. JAMA, 1989, 261 (18): 2663-2668.
[34] Zia A, Kamaruzzaman SB, Tan MP. The consumption of two or more fall risk-increasing drugs rather than polypharmacy is associated with falls. Geriatrics & Gerontology International, 2016, Jan 28. doi: 10. 111/ggi. 12741.
[35] Cumming RG, Miller JP, Kelsey JL, et al. Medications and multiple falls in elderly people: the St Louis OASIS study. Age and Ageing, 1991, 20 (6): 455-461.
[36] Woolcott JC, Richardson KJ, Wiens MO, et al. Meta-analysis of the impact of 9 medication classes on falls in elderly persons. Archives of Internal Medicine, 2009, 169 (21): 1952-1960.
[37] Groot M, Campen JP, Kosse NM, et al. The association of medication-use and frailty-related factors with gait performance in older patients. PLOS ONE, 2016, 11 (2): e0149888.
[38] Laflamme L, Monárrez-Espino J, Johnell K, et al. Type, number or both? A population-based matched case-control study on the risk of fall injuries among older people and number of medications beyond fall-inducing drugs. PLOS ONE, 2015, 10 (3): e0123390.
[39] Schafer MH, Upenieks L. Environmental disorder and functional decline among older adults: a layered context approach. Social Science and Medicine, 2015, 124c (1982): 152-161.
[40] Centers for Disease Control and Prevention. Algorithm for fall risk assessment & Intervention [Internet]. Available from: http://www. cdc. gov/steadi/pdf/algorithm2015-04-a. pdf.
[41] Tinetti ME, Speechley M, Ginter SF. Risk factors for falls among elderly persons living in the community. New England Journal of Medicine, 1988, 319 (319): 1701-1707.
[42] Hill K. Review: intrinsic and environmental risk-factor modification reduces falls in elderly persons. ACP Journal Club, 2002, 137 (1): 9.
[43] British Geriatrics Society. AGS/BGS clinical practice guideline prevention of falls in older person (2010) [Internet]. Available from: http://www. bgs. org. uk/index. php? option = com _ content&view = article&id = 320: bgsagsfalls2010&catid = 47: fallsandbones&Itemid = 307.
[44] Scott, Ingrid U. Falls and health status in elderly women following first eye cataract surgery: a randomized controlled trial. Evidence-Based Ophthalmology, 2005, 6 (3): 119-120.
[45] Cumming RG, Ivers R, Clemson L, et al. Improving vision to prevent falls in frail older people: a randomized trial. Journal of the American Geriatrics Society, 2007, 55 (2): 175-181.
[46] Kenny RA, Richardson DA, Steen N, et al. Carotid sinus syndrome: a modifiable risk factor for nonaccidental falls in older adults (SAFE PACE). Journal of the American College Cardiology, 2001, 11 (2): 1491-1496.
[47] Pod B, Lord SR. The contribution of foot problems to mobility impairment and falls in community-dwelling older people. Journal of the American Geriatrics Society, 2001, 49 (12): 1651-1656.
[48] Tencer AF, Koepsell TD, Wolf ME, et al. Biomechanical properties of shoes and risk of falls in older adults. Journal of the American Geriatrics Society, 2004, 52 (11): 1840-1846.
[49] Pynoos J, Steinman BA, Nguyen A. Environmental assessment and modification as fall-prevention strate-

gies for older adults. Clinics in Geriatric Medicine, 2010, 26 (4): 633-644.
[50] Jeon MY, Jeong H, Lee H, et al. Effects of a randomized controlled recurrent fall prevention program on risk factors for falls in frail elderly living at home in rural communities. Medical Science Monitor, 2014, 20 (20): 2283-2291.
[51] Downey PA, Perry SB, Anderson JM. Screening postmenopausal women for fall and fracture prevention. Journal of Geriatric Physical Therapy, 2012, 36 (3): 138-145.
[52] Rucker D, Rowe BH, Johnson JA, et al. Educational intervention to reduce falls and fear of falling in patients after fragility fracture: results of a controlled pilot study. Preventive Medicine, 2006, 42 (4): 316-319.
[53] Rosendahl E, Gustafson Y, Nordin E, et al. A randomized controlled trial of fall prevention by a high-intensity functional exercise program for older people living in residential care facilities. Aging Clinical and Experimental Research, 2008, 20 (1): 67-75.
[54] Faber MJ, Bosscher RJ, Paw MJCA, et al. Effects of exercise programs on falls and mobility in frail and pre-frail older adults: a multicenter randomized controlled trial. Archives of Physical Medicine Rehabilitation, 2006, 87 (7): 885-896.
[55] Broe KE, Chen TC, Weinberg J, et al. A higher dose of vitamin D reduces the risk of falls in nursing home residents: a randomized, multiple-dose study. Journal of the American Geriatrics Society, 2007, 55 (2): 234-239.
[56] Flicker L, MacInnis RJ, Stein MS, et al. Should older people in residential care receive vitamin D to prevent falls? Results of a randomized trial. Journal of the American Geriatrics Society, 2005, 53 (11): 1881-1888.
[57] Hauer K, Lamb SE, Jorstad EC, et al. Systematic review of definitions and methods of measuring falls in randomised controlled fall prevention trials. Age and Ageing, 2006, 35 (1): 5-10.
[58] Jensen J, Nyberg L, Gustafson Y, et al. Fall and injury prevention in residential care-effects in residents with higher and lower levels of cognition. Journal of the American Geriatrics Society, 2003, 51 (5): 627-635.